rowohlt
POLARIS

DR. JULIE SMITH

Unbedingt lesen, wenn …

Schnelle Hilfe für deine mentale Gesundheit

Aus dem Englischen von
Karen Witthuhn und Stefanie Kremer

ROWOHLT POLARIS

Die englische Originalausgabe erschien 2025 unter dem Titel
«Open When» bei Penguin Michael Joseph, London.

2. Auflage März 2025
Deutsche Erstausgabe
Veröffentlicht im Rowohlt Taschenbuch Verlag,
Hamburg, März 2025

Covergestaltung Hauptmann & Kompanie Werbeagentur, Zürich
Satz aus der Chronicle
Gesamtherstellung CPI books GmbH, Leck
ISBN 978-3-499-01432-1

Kontaktadresse nach EU-Produktsicherheitsverordnung:
produktsicherheit@rowohlt.de

MIX
Papier | Fördert
gute Waldnutzung
FSC® C083411

Für Sienna, Luke und Leon.
Ich wünsche mir, dass ihr dieses Buch niemals braucht.
Trotzdem habe ich es geschrieben, nur für den Fall.

Inhalt

EINLEITUNG

«Strebe also zum Ziel, gib leere Hoffnungen auf und komm, solange du es noch kannst, dir selber zu Hilfe, wenn du dich selbst einigermaßen lieb hast.»
Marc Aurel, *Selbstbetrachtungen*, 3.14

MEIN BRIEF AN DICH

Ungeachtet aller Wörter, die jetzt vor dir liegen, war ich nie eine große Rednerin. Schon als Kind habe ich beobachtet und alles in mir aufgesogen, mich in Zeiten der Not aber nur selten an andere gewandt. Wenn ich Hilfe brauchte, tat ich, was viele stille Kinder tun: Ich fragte Bücher um Rat. Im Rückblick erkenne ich eine Art Suche in meinem Impuls zu lesen. Ich bat die Seiten um das, worum ich echte Menschen nicht bitten konnte. Ich arbeitete mich durch ein Buch nach dem anderen. Manchmal fand ich, was ich brauchte. Manchmal nicht.

Vor diesem Hintergrund und angesichts der Tatsache, dass ich als klinische Psychologin arbeite, wäre es durchaus verzeihlich, wenn du mich nun für eine Fürsprecherin ichbezogener Selbstbespiegelung halten würdest. Doch das stimmt nicht. Unser Innenleben ist wie eine Sauna: Es tut uns gut, sie zu besuchen, solange wir uns nicht zu lang darin aufhalten. Infolgedessen fordere ich dich dringend auf, in herausfordernden Zeiten möglichst immer auf andere Menschen in der echten Welt zuzugehen. Dort sind die meisten Antworten auf unsere angesichts der Höhen und Tiefen des Lebens naturgemäß schwankende psychische Verfassung zu finden. Aber ich bin auch realistisch genug, um zu wissen, dass wir nicht alle in unseren kritischsten Momenten eine verlässliche und vertrauenswürdige Person an der Seite haben. Wenn du also merkst, dass du immer alles alleine löst und Schwierigkeiten damit hast, selbst die Stimme zu sein, die du hören musst, ist dieses Buch für dich gedacht.

Dass ich dieses Buch schreiben muss, wurde mir klar, als ich Geschichten darüber hörte, dass Menschen mein erstes Buch, Aufstehen oder liegen bleiben?, *immer mit sich tragen, um es in schwierigen Momenten zurate ziehen zu können. Obwohl die Leute es oft als Kompliment meinten, wenn sie mir davon erzählten, dachte ich doch unwillkürlich, dass es nicht zu diesem Zweck geschrieben wurde. Es ist das falsche Buch dafür. Darin finden sich die Konzepte und Werkzeuge, die den Leuten helfen sollen, an ihrer künftigen seelischen Verfassung zu arbeiten, oft durch eine Rückschau auf schwierige Situationen, die in der Vergangenheit liegen. Auf keiner einzigen dieser Seiten aber stehen die Worte, die ich zu den Menschen sage, wenn sie in ihren verletzlichsten Momenten bei mir sitzen, überwältigt von ihren Gefühlen.*

In den Tagen vor einem Wirbelsturm sind Hammer und Nägel genau das richtige Werkzeug, das du brauchst, um dich gegen das zu wappnen, was kommen könnte. In dem Moment jedoch, wo der Sturm zuschlägt, ist jemand, der dir sagt, wie du dich besser hättest vorbereiten können, wohl das Letzte, was du brauchst. In einem solchen Augenblick brauchen wir alle einen Menschen, der uns fest in die Augen blickt und die Worte ausspricht, die uns genau jetzt helfen. Worte, die sagen: Ich bin da. Lass uns die Sache gemeinsam anpacken, ich weiß, wie wir das schaffen. In dem Sinne könnte man mein vorheriges Buch als Hammer und Nägel bezeichnen. Dieses Buch jetzt ist meine Hand, die ich dir mitten im Chaos des Sturms reiche, während ich sage: Komm, hier geht's lang, machen wir uns an die Arbeit.

In schmerzlichen und unübersichtlichen Zeiten fällt es den meisten von uns schwer, selbst die Stimme zu sein, die wir so dringend hören müssen. Nicht, weil etwas mit uns nicht stimmen würde, sondern einfach, weil wir alle aus unseren Erfahrungen lernen. Dieses Buch ist daher für uns alle, für unsere Kinder, wenn sie das Nest verlassen, für unsere Freunde, die außerhalb unserer Reichweite wohnen, für unsere Familie, wenn wir nicht die richtigen

Worte finden, und für uns selbst, wenn wir auf der Suche nach einer Lösung sind.

Aus meiner eigenen Erfahrung als Leserin ebenso wie als praktizierende klinische Psychologin weiß ich, dass Wörter uns in düsteren Zeiten den Weg leuchten, Licht auf einen neuen Pfad werfen können, von dem wir nichts wussten, dem gegenüber wir blind waren. Während ich diese Briefe an dich schrieb, die am Anfang jedes Kapitels stehen, wünschte ich mir manchmal, ich könnte deine Gedanken lesen und genau wissen, was du gerade bewältigen musst und welche Wörter du am nötigsten brauchst. Doch das ist unmöglich. Ich kann nicht vorhersagen, vor welchen Herausforderungen du im Einzelnen stehst. Ich habe nur die Juwelen, die ich auf meinem eigenen Weg entdeckt habe, und die Chance, sie dir auf deinen Weg zu legen. Dieses Buch kann daher nur als Leuchtturm dienen. Es kann dich nicht aus dem Wasser ziehen, aber es kann ein Licht in diese und jene Richtung werfen, damit du in Zeiten der Desorientierung herausfinden kannst, welche Wege es gibt. Benutze es, wie du willst, aber die aktive Navigation in ruhigere Gewässer ist allein deine Aufgabe.

In den vor dir liegenden Prüfungen erwarte ich sehr viel von dir, weil ich von zweierlei überzeugt bin. Erstens: dass dein Potenzial weit jenseits dessen liegt, was du von deinem heutigen Standpunkt aus überhaupt erfassen kannst. Zweitens: dass der Weg zu jeder Verbesserung immer durch Mühsal und Lernbereitschaft führt, ganz gleich, welche Startposition wir haben. Niemand kann wissen, was er oder sie nicht weiß, das trifft auf uns alle zu. Deshalb vertrau mir bitte, wenn ich dir sage, dass du, bevor du diesen Punkt in deinem Leben erreicht hast, gar keine Vorstellung davon hast, wie sehr sich alles für dich verbessern könnte.

Herzlich

Julie

1

Wenn dir das Zusammensein mit anderen Menschen schwerfällt

KAPITEL 1

Wenn du dich mit anderen vergleichst und schlecht dabei wegkommst

«Es hat nichts Edles, sich seinen Mitmenschen überlegen zu fühlen. Wahrhaft edel ist, wer sich seinem früheren Ich überlegen fühlt.»
Ernest Hemingway

MEIN BRIEF AN DICH

Wenn du dich mit jemandem vergleichst und dabei schlecht wegkommst, gibt es zwei Möglichkeiten, wie sich das auf dich auswirken kann. Du fühlst dich entweder inspiriert und spürst Antrieb und Motivation, von dem zu lernen, was du als erreichbar erkannt hast, oder du fällst unkontrolliert in eine Abwärtsspirale. Wenn deiner Erfahrung nach die zweite Wirkung bei dir eintritt, liegt das Problem nicht bei dir und all deinen scheinbaren Unzulänglichkeiten, sondern an der Wahl deiner Vergleiche.

Wenn du tief im Innern selbstzerstörerische Zweifel hegst, ob du überhaupt etwas taugst, wählst du auch keine Vergleiche, die dir helfen, dich weiterzuentwickeln. Du wählst Vergleiche, die diese fundamentalen Überzeugungen bestätigen, wie sehr sie dir auch schaden mögen. In vollem Bewusstsein deiner eigenen Schwäche blickst du gebannt auf die geballte Demonstration der Stärke einer anderen Person, als wäre das ein Vergleich auf

Augenhöhe. Doch dabei siehst du diese Person nicht auf eine umfassende, realistischere Weise, die all jene Aspekte ihres Lebens mit einschließt, die sie nicht offen zeigt. Und selbst wenn du einen kurzen Blick auf ihre Unvollkommenheiten erhaschen könntest, würdest du das wohl ignorieren. Du stellst diese Person in deiner Vorstellung auf ein so hohes Podest, dass die einzige Möglichkeit, dich selbst wieder aufzurichten, darin besteht, sie niederzumachen – womit du zu der Art Mensch wirst, die du nie sein wolltest.

Wenn die Menschen, mit denen du dich vergleichst, zu deinem Familien- oder Freundeskreis gehören, kann sich das zerstörerisch auf deine Beziehungen auswirken. Vergleiche stehen persönlichen Bindungen im Wege, da sie den Gedanken nahelegen, dass die Erfolge deiner Lieben zugleich bedeuten, dass du gescheitert bist. Das bahnt Missgunst und Verbitterung den Weg, die schließlich zwischen euch stehen. Je mehr du dich von den Menschen in deinem Leben abkapselst, desto anfälliger bist du für solche Vergleiche. Du kannst dieser Art Vergleich jedoch entgegenwirken, indem du die Menschen in deinem Umfeld besser kennenlernst. Je besser du eine Person kennst, desto weniger neigst du zu oberflächlichen und trügerischen Urteilen. Du kannst Freundschaften schließen, in denen du euer gemeinsames Menschsein anerkennst und euch als Team begreifst, das sich in seinen unterschiedlichen Bestrebungen gegenseitig unterstützt. Dann kannst du dich allmählich für die persönlichen Erfolge der anderen freuen und aufrichtig mit ihnen fühlen, wenn sie Rückschläge erleiden. Wenn du andere Menschen richtig kennenlernst, merkst du mit der Zeit, dass sie sich nicht denselben Komplikationen im Leben stellen müssen wie du und daher absolut ungeeignete Maßstäbe für deine Selbsteinschätzung abgeben.

Sehr viele Leute werden dir sagen, dass es ganz leicht sei: Hör einfach auf, dich mit anderen zu vergleichen. Aber es wird nicht lang dauern, bis du mit einem solchen Versuch scheiterst und erkennst, dass es in Wahrheit eben nicht so leicht ist. Die Neigung, sich mit anderen zu vergleichen, ist tief im Menschen verwurzelt und kann so hilfreich wie gefährlich sein. Wenn du richtig damit umgehst, kann sie dich in die korrekte Richtung lotsen, dich inspirieren und dir helfen, über dich hinauszuwachsen. Wenn du aber falsch damit umgehst, kann sie einen weitreichenden und dauerhaften Schaden anrichten.

Sich mit anderen zu vergleichen und dabei schlecht abzuschneiden, muss nichts Schlechtes sein. Es bedeutet nicht, dass wir uns gar nicht erst hätten vergleichen sollen. Wenn der Vergleich zu einem konstruktiven Schritt nach vorn führt und den Glauben in uns festigt, dass wir mehr aus uns machen können, hat er uns gute Dienste geleistet. Wenn er jedoch zu Neid, Missgunst, Verbitterung und einem Verlust des Selbstwertgefühls führt, haben wir ihn völlig falsch verstanden, und sowohl unsere Bemühungen als auch unsere Aufmerksamkeit wurden auf eine Weise fehlgeleitet, die uns teuer zu stehen kommen kann. Entscheidend ist, dass wir wissen, wie wir Vergleiche zu unserem Vorteil nutzen, und zugleich erkennen können, wann sie selbstzerstörerisch sind.

Toolkit

Die hier aufgelisteten Tools gehen über die weitverbreitete Haltung hinaus, Vergleiche mit einem «Hör einfach auf, dich zu vergleichen» abzutun. Der menschliche Instinkt, unseren Platz in der Welt durch den Blick auf unsere Mitmenschen verstehen zu wollen, ist ebenso ein Teil unserer Natur wie das Atmen. Wenn dir also jemand sagt, du solltest aufhören, dich mit anderen zu vergleichen, flackert im besten Fall ein kurzes Hochgefühl in dir auf. Doch sobald du deine Lieblings-App in den sozialen Medien wieder öffnest, ist dieses Feuerchen im Nu ausgeblasen. Im selben Augenblick, in dem du einen Raum mit Menschen betrittst, bekommst du ein Gefühl für deinen sozialen und beruflichen

Status in diesem Umfeld. Sich mit anderen zu vergleichen, ist nicht immer das Ergebnis einer bewussten Willensentscheidung. Unser Kopf arbeitet viel zu schnell, als dass wir uns immer erst eine Strategie zurechtlegen könnten, wie wir mit einer bestimmten Situation umgehen sollen. Gleichzeitig aber sind wir der Abwärtsspirale, die ein sozialer Vergleich unserem Verstand aufzwingen will, nicht unbedingt schutzlos ausgeliefert. Es gibt Möglichkeiten, die destruktiven Formen unserer Vergleiche zu erkennen und uns bewusst zu bemühen, zu solchen Vergleichen zu gelangen, die uns wirklich von Nutzen sein können.

Was Vergleiche zerstörerisch macht

Es ist schwer, ohne ein gewisses Maß an Vergleichen zu einer Selbsteinschätzung zu gelangen, denn wir leben nicht in Isolation. Wir leben in Gemeinschaften, in denen es Regeln und gegenseitige Erwartungen gibt. Das hilft uns, Demütigung und Zurückweisung sowie den Verlust des sozialen Status zu vermeiden, die drohen könnten, wenn wir unbedacht gegen diese Erwartungen verstoßen. Es hilft uns dabei, uns in sämtlichen sozialen Interaktionen des Lebens zurechtzufinden, lässt uns erkennen, ob wir genug zur Gemeinschaft beitragen und uns angemessen verhalten, und unterstützt uns bei der Wahl, wen wir uns zum Vorbild nehmen wollen und wen nicht. Wenn du in deiner Gemeinschaft Erfolg haben willst, ist die Frage, inwieweit du ihren Erwartungen gerecht wirst, ein entscheidender Faktor. Deine Fähigkeit, soziale Vergleiche anzustellen, ist also nicht zwingend negativ, sondern eine zentrale Lebenskompetenz, ohne die du dich nicht so gut schlagen würdest.

Doch auch wenn es hilfreich ist, dich im Rahmen deiner Selbsteinschätzung mit deiner Umgebung auseinanderzusetzen: All das, was du siehst, wenn du soziale Medien konsumierst, stellt nicht deine echte Gemeinschaft dar. Genau genommen ist vieles dort in keinerlei Hinsicht echt. Es ist eine Sammlung sorgfältig gestalteter, digital bearbeiteter Bilder, die eine Person oder ein Unternehmen dich sehen lassen will.

Und innerhalb weniger Minuten, in denen du dich von einigen äußerst unfairen und immens destruktiven Aufwärtsvergleichen berieseln lässt, hat der Algorithmus bereits haargenau erfasst, womit er deine Aufmerksamkeit bei der Stange halten kann, und füttert dich mit einem endlosen Stream von Inhalten, die dir massiv schaden. Anstelle von sozialen Vergleichen, die dir helfen könnten, dein Leben bestmöglich zu gestalten, bist du also einer Endlosschleife aus hochgradig zersetzenden, toxischen Vergleichen ausgesetzt, die ein Gefühl der Unzufriedenheit mit dir selbst als Person und dem Leben, das du anstelle des tollen Lebens da draußen führst, in dir hinterlässt.

Das durch diesen ganzen Prozess erzeugte psychische Gift wird entweder nach innen, in Form von Selbsthass und Depression, gegen uns selbst gewendet oder durch böswillige Beschädigung jener anderen Personen, mit denen wir uns vergleichen, in Form von Missgunst und Bitterkeit nach außen getragen. Man muss nicht lang scrollen, um auf jene Horden zu stoßen, die an der Tastatur ihre Wut auf andere Menschen ausspeien, sich auf jede Unvollkommenheit stürzen und alles versuchen, anderen einen empfindlichen Dämpfer zu verpassen und die Meinungen der Gruppe bezüglich einer Person, die es gewagt hat, so viel Erfolg zu haben, von Bewunderung in Hass und Verachtung umzulenken.

Den Drang, andere online niederzumachen, verspüren mehr Menschen, als es zugeben wollen. Solltest auch du ihn in dir feststellen oder merken, dass sich die Zufriedenheit mit deinem Leben erheblich vermindert, ist es höchste Eisenbahn, dich von den sozialen Medien abzuwenden und mehr Zeit im echten Leben mit echten Menschen und echten Beziehungen zu verbringen.

Vergleiche mit Menschen, die dir nahestehen

Der gefährlichste Vergleich, den du anstellen kannst, ist der zwischen dir und den Menschen, die dir im Leben am meisten bedeuten, denn das sind die Beziehungen, in denen du am meisten zu verlieren hast. Wenn du anfängst, dich mit Geschwistern, Eltern oder Freund:innen zu vergleichen, setzt ein destruktiver Vorgang ein, der die gesamte Beziehung gefährdet.

Wenn du dich durch die Erfolge deiner Liebsten in deinem Selbstwert oder Status bedroht fühlst, sind Neid und Bitterkeit unvermeidlich, die sich immer weiter ausbreiten und genau den Beziehungen, die zu den größten positiven Kräften in deinem Leben zählen sollten, irreparable Schäden zufügen. Wenn das Spiel so gestaltet ist, dass ihr nicht beide zugleich gewinnen könnt, könnt ihr euch nicht mehr als Team fühlen.

Alain de Botton drückt es so aus: «Nur wenige Erfolge sind schwerer erträglich als die unserer engsten Freunde.» Ehe du dich's versiehst, hast du dich von einer Person, die sich immer freut mitzuerleben, wie ihre Freunde und Freundinnen Erfolg haben, in eine Person verwandelt, die es kaum mehr im selben Raum mit ihnen aushält. Ob du ihnen nun aus dem Weg gehst, sie nach und nach aus deinem weiteren Bekanntenkreis ausschließt oder dich selbst zurückziehst, die Folgen sind für alle verheerend. An solche finsteren Orte können uns unbedachte und destruktive Vergleiche führen.

Gehst du diesem speziellen Freund, dieser speziellen Freundin fortan aus dem Weg, gehst du in Wirklichkeit den Gefühlen aus dem Weg, die ihre Erfolge in dir ausgelöst haben. Solltest du mutig genug sein, betrachte diese Gefühle mit Interesse, anstatt zu versuchen, sie zu verdrängen, indem du deinen Freund schlechtmachst oder deine Freundin meidest. Das gibt dir die Chance, eine klare Perspektive zurückzugewinnen und eure Beziehung zu retten. Es ist möglich, sich aufrichtig für unsere

Freunde und Freundinnen zu freuen, wenn es gut für sie läuft. Hängt dein Selbstwertgefühl aber davon ab, dass du dich deinen Freund:innen oder Familienmitgliedern überlegen fühlst, nimm das als Zeichen, nicht dafür, deine Liebsten zurückzuweisen, sondern dafür, dein eigenes Leben neu zu betrachten. Wenn du dir über deine eigenen Werte im Klaren bist und im Einklang damit lebst, können sich oberflächliche Hinweise auf scheinbaren Erfolg oder Misserfolg nicht mehr so welterschütternd auf dich auswirken wie andernfalls.

Wenn also eine Freundin plötzlich Erfolg hat oder ein Freund im Kampf mit seinen eigenen Dämonen einen schweren Schlag erleidet und das einige höchst unangenehme Gefühle in dir wachruft – und das wird es –, höre nicht auf deinen Impuls, diese Gefühle zu unterdrücken, sondern spüre ihnen nach und frage dich aufrichtig, was sie dir über dich selbst verraten. Manchmal wird es sich nur um flüchtige Emotionen handeln, die vorbeiziehen und es dir ermöglichen, bald wieder mit deinem Leben zufrieden zu sein. Und manchmal bilden sie den zündenden Funken für positive Veränderungen. Doch damit das geschehen kann, muss es sich in der Regel um konstruktive Vergleiche handeln. Im Folgenden habe ich daher ein paar Anregungen gesammelt, wie du Vergleiche so gestalten kannst, dass sie von Nutzen für dich sind.

Wie man Vergleiche konstruktiv gestaltet

Verwandle Neid in Inspiration

Wenn wir richtig mit Vergleichen umgehen, können wir uns zunutze machen, dass sie die Macht besitzen, Einfluss auf unsere Gefühle und unser Verhalten zu nehmen. Gehen wir zum Beispiel davon aus, du willst dich in deinem Lieblingssport verbessern und weißt, dass du eine ganz spezielle Schwachstelle hast, die dich daran hindert. In einer solchen Situation bietet dir ein Aufwärtsvergleich mit einer Mitspielerin oder anderen Sportlerin, der es gelungen ist, diese Anforderung zu meistern, die Riesenmöglichkeit, von ihr zu lernen und dabei deine eigenen Leistungen zu verbessern. Doch damit das gelingt, musst du bei deinem Vergleich drei Dinge beachten:

1. Konzentriere dich zielgerichtet auf jene spezielle Fähigkeit bzw. Leistung, um die du die Sportlerin beneidest. Konzentriere dich mit aller Kraft auf die Details und widersteh der Versuchung, einen erschöpfenden Vergleich zwischen deinem und ihrem gesamten Ich anzustellen. Du willst nicht jene andere Person sein, sondern dir etwas ganz Bestimmtes an der Art und Weise, wie sie eine bestimmte Handlung ausführt, abschauen und davon für dich und dein Leben profitieren.
2. Wappne dich mit einem dynamischen Selbstbild. Das bedeutet, dir immer wieder klarzumachen, dass du in deinem Leben über Handlungsmacht verfügst und das meiste lernen und verbessern kannst, wenn du dich anstrengst. Mit diesem Selbstbild arbeitest du aktiv und konsequent auf deine Ziele hin, statt in einem statischen Selbstbild zu verharren und davon auszugehen, dass deine Fähigkeiten unveränderbar wären und manche Menschen einfach Glück hätten. Ein statisches Selbstbild führt in der Regel zu weiteren destruktiven Vergleichen, Bitterkeit und Brüchen in Beziehungen.
3. Dein Selbstwert ist zu keiner Zeit verhandelbar. Er darf niemals auf dem Spiel stehen. Dieser Punkt ist absolut unverzichtbar. Andere zum Maßstab für die Einschätzung des Selbstwerts zu nehmen, ist die schlechte Zutat, die alles verdirbt. Neid in Inspiration zu verwandeln ist kein Problem, solange du deinen Selbstwert nicht daran misst, wie andere

Leute abzuschneiden scheinen. Wir alle können Personen finden, die in irgendetwas besser sind als wir. Aber das sagt nichts über unseren grundlegenden Wert als Menschen aus. Solange du deinen Selbstwert nie infrage stellst, verleiht dir das eine innere Stabilität, die dich stark genug macht, um Vergleiche zu deinem Vorteil zu nutzen. Solange du aber schon das kleinste Anzeichen dafür, dass du nicht die oder der Beste bist, als Rechtfertigung für die Überzeugung benutzt, du seist wertlos und zu ewiger Unzulänglichkeit verdammt, kannst du nicht an dir selbst arbeiten. Die Aussicht, dich deinen eigenen Schwächen zu stellen, wird dann zu bedrohlich und zu schmerzlich. An deinen Leistungen kannst du also immer arbeiten, dein Wert aber ist eine Konstante. Das ist allerdings nicht mit einer Einladung zu verwechseln, dich gehen zu lassen. Tatsächlich musst du dich von jedem Anspruchsdenken freimachen. Die Neigung zu der Annahme, das Universum habe alle anderen einfach nur mit Glück und guten Gaben beschenkt und die Welt wäre dir dasselbe schuldig, weil du ebenso wertvoll bist, lässt dich viel eher in Bitterkeit und Missgunst versinken, als wenn du selbst alles Notwendige unternimmst, um deine Ziele zu erreichen.

Um dieses Vorgehen konstruktiv zu gestalten und es nicht in pauschale Selbstkritik ausufern zu lassen, müssen wir uns Fragen stellen wie:

- Worauf genau bin ich neidisch?
- Welche spezifischen Fähigkeiten hat die andere Person, die ich auch gerne haben würde?
- Würde es mir helfen, meine eigenen Ziele zu erreichen, wenn ich diese Fähigkeiten erlerne?
- Wie hat die andere Person das erreicht?

- Gibt es etwas an dieser Methode, das ich mir zum Vorbild nehmen kann, um meinen eigenen Zielen näher zu kommen?

Mit diesem Vorgehen kannst du Neid, anstatt dir von ihm immer wieder neues Salz in die Wunden reiben zu lassen, in Inspiration verwandeln. Dann wird der Vergleich mit anderen zu einem wertvollen Bestandteil deines Lernprozesses.

Wähle sorgfältig, mit wem du dich vergleichen willst

Die nützlichsten Aufwärtsvergleiche, die uns dazu inspirieren, aktiv auf unsere Ziele hinzuarbeiten, stellen wir mit Individuen an, die in der Disziplin, in der wir uns verbessern wollen, auf einem ähnlichen Leistungslevel sind wie wir, nicht mit denen, die deutlich weiter sind. Was noch ein Grund dafür ist, für konstruktive Vergleiche keine sozialen Medien zu nutzen. Selbst wenn der Content real ist, siehst du dort nur selten Menschen, die noch dabei sind, sich in dem, was sie zeigen, zu verbessern. Der Algorithmus schüttet dich mit Extremen zu, und auf einmal vergleichst du dich mit den Weltbesten, die auf ihrer Reise schon sehr viel weiter sind als du.

Wie inspirierend und fesselnd das kurzfristig auch sein mag, mit solchen Extremen bombardiert zu werden, löst wahrscheinlich eher Minderwertigkeitsgefühle und Depressionen bei dir aus, als dass es dir zeigt, wie deine nächsten Schritte aussehen könnten, und dich ermuntert, sie in Angriff zu nehmen. Es kann sogar dazu führen, dass du darin eine Rechtfertigung zur Selbstsabotage siehst. Wir fokussieren uns auf Extreme, die in ihrer Überlegenheit so unerreichbar wirken, dass wir uns lieber von vornherein ersparen, mit dem Versuch, der oder die Beste zu sein, zu scheitern, denn das täte uns zu weh.

Wenn du also merkst, dass du dich mit Extremen vergleichst

und dadurch entmutigt und verzagt fühlst, fasse den festen Vorsatz, Inspiration bei einer Person zu suchen, die dir nur ein paar Schritte voraus ist. Der Schub, den du erfährst, wenn du ihr Level erreicht hast, wird deinem Impuls, dich weiter anzustrengen und zu verbessern, neue Nahrung geben.

Von Missgunst zu Dankbarkeit

Schenke einem Kind ein Bonbon und beobachte, wie sein Gesicht sich aufhellt. Schenke dem Kind daneben zwei Bonbons und beobachte, wie sich im Gesicht des ersten sofort Enttäuschung über etwas breitmacht, was ihm nur einen Moment zuvor noch solche Freude bereitet hat. Wenn du dich stets auf das konzentrierst, was andere haben und du nicht, riskierst du, mit einem Leben, das du hättest lieben können, von Grund auf unzufrieden zu sein. Was ich habe, ist unwichtig, wichtig ist nur, dass du mehr hast. Es ist völlig in Ordnung, Besseres für sich erreichen zu wollen, aber wenn dahinter ein Gefühl der Missgunst steht, wird nichts, was du erreichst und anhäufst, sich je genug anfühlen. Du wirst nie ans Ziel kommen. Dein Leben wird dadurch bestimmt, dass du ständig die Ziellinie verschiebst und dir immer neue Personen suchst, mit denen du dich vergleichst.

Missgunst spiegelt nicht wider, was die Welt dir schuldet. Sie zeigt dir, woran du arbeiten musst. Das erkennst du, wenn du dich unter Menschen umschaust, die mehr als genug haben, wofür sie dankbar sein könnten, und dennoch in Bitterkeit und Missgunst leben. Das kann so leicht passieren, wenn wir Vergleiche anstellen, die nicht nützlich für uns sind. Wenn du Vergleiche ziehst, die dir nicht helfen, wirst du dir wünschen, im Spiel des Lebens das Blatt eines anderen bekommen zu haben.

Sieh dir die Missgunst also genau an. Sie könnte bedeuten,

dass du anfangen solltest, mehr Engagement für dich selbst zu zeigen und dich stärker für dich einzusetzen. Sie könnte aber auch bedeuten, dass du Dankbarkeit üben solltest, indem du dein Hauptaugenmerk bewusst in eine Richtung verschiebst, von der du stärker profitierst.

Dankbarkeit zu üben wird oft als zu einfach oder unerheblich zurückgewiesen. Wäre es aber wirklich so einfach, wie es klingt, gäbe es sehr viel weniger Bitterkeit und Missgunst auf der Welt. Mach Dankbarkeit daher zu einem Teil deines täglichen Lebens und trainiere, dich auf dankbare Gedanken zu konzentrieren. Wenn du dich nur zwei Minuten am Tag auf das besinnst, wofür du dankbar bist, kann das zu einer grundlegenden Veränderung führen und einen Teil des durch destruktive Vergleiche angerichteten Schadens heilen.

Tauch ein in eine tiefe Dankbarkeit für die Möglichkeiten mitzuerleben, wie etwas Wunderbares erreicht wird, und empfinde Dankbarkeit dafür, in einer Zeit zu leben, in der du frei bist, etwas Ähnliches anzustreben, wenn du willst. Entdecke ganz bewusst Dankbarkeit in dir für die Chance, Dinge versuchen zu können, und die Freude, die du während deiner Bemühungen erfährst. Auf diese Weise verschwindet die Notwendigkeit, deiner Vergleichsperson das Wasser reichen zu müssen, bevor du mit deinem eigenen Leben zufrieden sein kannst. Da wir uns ohnehin immer mit Menschen vergleichen, die auf ihrer Reise weiter fortgeschritten sind als wir, ist es keine gute Strategie, unseren Erfolg an unserer Fähigkeit zu messen, mit ihnen gleichzuziehen. Damit verlagern wir unsere eigene Zufriedenheit nur immer wieder in die Zukunft, denn dieses trügerische Ziel erreichen wir nie. Es bleibt immer irgendwo vor uns.

Um ein Gespür für Dankbarkeit zu entwickeln, können Abwärtsvergleiche ungeheuer hilfreich sein. Selbst in unseren dunkelsten Momenten gibt es immer noch etwas, wofür wir dankbar sein können, aber mitunter ist es schwer, das zu finden.

Dann kann es hilfreich sein, deine Situation mit der Lage zahlloser anderer Menschen zu vergleichen, denen es noch schlechter geht, um deine Perspektive wieder ins Gleichgewicht zu bringen. (Allerdings nur, solange du das nicht dazu benutzt, deine eigenen Probleme für nichtig zu erklären, denn das ist alles andere als hilfreich. Dass es anderen Menschen schlechter geht als dir, ist kein triftiger Grund, dir nicht selbst zu helfen).

Besinne dich auf deine Werte

Wenn du in einem Muster destruktiver Vergleiche feststeckst, hast du fraglos den Bezug zu einigen Dingen verloren, die dir im Leben am meisten bedeuten. Wenn uns das passiert, suchen wir an den falschen Stellen nach Maßstäben für uns selbst.

Wir richten unseren Blick auf eine Welt, die uns das Hirngespinst verkaufen will, wir könnten ein Gefühl der Zufriedenheit erreichen, wenn wir nur mehr Krempel hätten, extremen Reichtum, Ruhm und ein Erscheinungsbild, das nur durch Schönheitschirurgie erkauft werden kann. Das nährt immer neue negative Vergleiche, denn die einzige Möglichkeit herauszufinden, ob wir mit unseren Nachbarn mithalten können, besteht darin, sie nicht aus den Augen zu lassen und fortwährend abzugleichen, ob wir an sie heranreichen. Wenn du diese Marketinginstrumente zu deinen eigenen Werten machst, erhöhst du dein Risiko für Depressionen, Ängste, Sucht, Narzissmus und den ganzen Rest. Warte nicht darauf, dass jemand anders dir sagt, was wichtig für dich ist. Es dauert nicht lang, dich auf all das zurückzubesinnen, was deinem Leben garantiert eine viel tiefere Sinnhaftigkeit verleiht.

Im Anhang habe ich Übungen zusammengestellt, die dir dabei helfen können, nicht zuletzt deswegen, weil ein Bewusstsein für deine Werte für jedes Problem im Leben wichtig ist. Wenn du, bevor du dich zu sehr auf andere konzentrierst, weißt, wer du sein möchtest, nimmst du selbst das Steuerruder in die Hand, mit dem du dein Leben in die Richtung lenken kannst, die für dich die beste ist.

Der nützlichste Vergleich für dich

Der beste Vergleich, den du anstellen kannst, ist der mit dir selbst. Frag dich, ob du heute um jenen winzigen Hauch besser warst als gestern. Auf diese Weise kannst du deine Fortschritte hautnah miterleben. Lass es aber nicht dabei bewenden. Nimm als Nächstes in den Blick, wo du heute stehst und wo du morgen, nächsten Monat und nächstes Jahr stehen willst. Unternimmst du heute schon Schritte, die dich deinen Zielen näher bringen? Inwiefern verrät dir das etwas darüber, was du jetzt in Angriff nehmen solltest?

Stell dir einmal vor, was du in nur einem Jahr alles erreichen könntest, wenn du gelernt hast, einen Rückfall in selbstzerstörerische Vergleichsmuster zu erkennen und durch ganz auf deine eigenen Ziele ausgerichtete Vergleiche zu ersetzen. Stell dir vor, wie anders du auf dich selbst und dein Leben blicken könntest. Es gibt nur eine Möglichkeit, das herauszufinden.

Zusammengefasst

- Wenn du dich mit anderen vergleichst und schlecht dabei abschneidest, lässt du dich entweder von dem, was möglich ist, inspirieren und motivieren, dazuzulernen, oder aber du gerätst in eine Abwärtsspirale der Unzufriedenheit mit dir selbst und deinem Leben. Sollte Letzteres auf dich zutreffen, liegt das Problem nicht bei dir und all deinen scheinbaren Unzulänglichkeiten, sondern bei der Wahl deiner Vergleiche.
- So leicht, einfach zu beschließen, sich nicht mehr mit anderen zu vergleichen, ist es aber nicht. Die Fähigkeit, sich mit anderen zu vergleichen, ist tief im Menschen verwurzelt und ebenso hilfreich wie gefährlich. Nutzt du sie richtig, kann sie dir die korrekte Richtung weisen, dich inspirieren und dir helfen, über dich hinauszuwachsen. Nutzt du sie falsch, kann sie weitreichende, dauerhafte Schäden anrichten.
- Dich mit Menschen in den sozialen Medien oder aus einem Kreis von Personen, die du anhimmelst, zu vergleichen, schadet dir und deinen Beziehungen. Wenn du merkst, dass du das tust, handle schnell und ruf dir die grundlegenden Merkmale eines nützlichen Vergleichs ins Gedächtnis.
- Richte jeden Vergleich auf deine ganz speziellen Ziele aus und konzentriere dich darauf, welche Fortschritte du machen willst und wie du das erreichen kannst.
- Halte deinen Selbstwert heraus. Das ist keine Einladung, dich gehen zu lassen, sondern notwendig, um aus Vergleichen lernen zu können.
- Vergleiche dich mit Personen, deren Leistung eine Herausforderung für dich darstellt, die du aber meistern kannst, wenn du dich anstrengst.

- Wenn ein Vergleich Missgunst in dir wachruft, zieh die Reißleine und wende dich wieder deinem eigenen Leben zu. Stecke all deine Energie in die Rückbesinnung auf ein Gefühl der Dankbarkeit für alles, was dir wichtig ist.
- Vergleiche dich nie mit Personen, deren Werte nicht deine eigenen widerspiegeln.
- Denk immer daran, wo du gestern noch warst, um dich von deinen Fortschritten mitreißen zu lassen, und vergiss nicht, wo du morgen sein willst, um auf Kurs zu bleiben.

«Missgunst spiegelt nicht wider, was die Welt dir schuldet. Sie zeigt dir, woran du arbeiten musst.»

Unbedingt lesen ...

KAPITEL 2

Wenn deine Freunde nicht deine Freunde sind

«Lieber ein ehrlicher Feind als ein falscher Freund.»
Deutsches Sprichwort

MEIN BRIEF AN DICH

Es gibt Zeiten im Leben, da merkst du, dass sich dein Gefühl gewissen Menschen gegenüber verändert. Das kann sogar langjährige Freunde und Freundinnen betreffen. Es muss gar nichts Besonderes oder Dramatisches passiert sein, aber plötzlich hast du dieses Bauchgefühl, dass du nicht mehr aufrichtig willkommen bist. Wenn du dich hierin wiedererkennst, solltest du dir über einige Dinge klar werden.

Erstens haben wir eine unglaublich starke Neigung, dieses Bauchgefühl zu ignorieren. Du erinnerst dich nicht unbedingt an jeden Einzelfall, wenn gelegentlich eine Augenbraue in die Höhe ging oder ein Lob sich irgendwie vergiftet angehört hat, du weißt nur, dass du dich in Gegenwart dieser Menschen auf einmal angespannt und nervös gefühlt hast, unsicher, ob du noch du selbst sein kannst. Vielleicht ist dir aufgefallen, dass du dich jetzt jedes Mal, nachdem du sie getroffen hast, erschöpft fühlst und dich fragst, ob sie dich überhaupt mögen. Solche emotionalen Spuren eines Beisammenseins bleiben länger im Gedächtnis haften als die Erinnerung an Einzelheiten, daher solltest du die Gefühle, die diese Menschen in dir auslösen, nicht einfach übergehen. Sie geben dir vielleicht keine eindeutige Antwort auf all deine Fragen, aber sie geben dir Hinweise, die du nicht vernachlässigen darfst.

Zweitens ist eine Freundschaft, die davon abhängt, dass du etwas anderes mitbringst als dich selbst, um akzeptiert zu werden, überhaupt keine Freundschaft. Vielleicht bemerkst du, dass du, wenn du dazugehören willst, besser nichts von all dem Guten in deinem Leben erzählst, weil eine bestimmte Person sich davon offenbar bedroht fühlt. Du musst dich klein machen, bis du schließlich klein genug bist, um von dieser Person geduldet zu werden. Auf diese Weise die Verantwortung für das Ego einer anderen Person zu übernehmen, ist jedoch riskant, da es im Grunde nichts anderes heißt, als ihr Spiel zu spielen und jedes Mal zu verlieren, um überhaupt weiter mitspielen zu dürfen.

Drittens ist es nicht in Ordnung, wenn ein sogenannter Freund, eine sogenannte Freundin dich auf eine Weise behandelt, die dich verletzt. Und das musst du auch nicht schweigend hinnehmen, selbst wenn ihr schon jahrelang miteinander befreundet seid. Du bist nicht verpflichtet, eine Freundschaft aufrechtzuerhalten, die dir nicht guttut. Damit haben viele von uns sehr lange zu kämpfen, bevor wir uns endlich ein Herz fassen und sagen: Genug ist genug. Wir fühlen uns unfähig, diesen Schritt zu machen, wie gelähmt von den Tonnen von Glückwunschkarten, die uns zuflüstern: «Freundschaft währt ewig». Aber nicht nur darfst du deine Freunde und Freundinnen frei wählen, du bist auch moralisch verpflichtet, bestmöglich für dich selbst zu sorgen, und dazu gehört nicht zuletzt, wohlüberlegte Entscheidungen darüber zu treffen, mit wem du deine Zeit verbringst. Nicht Freundschaften an sich stellen einen essenziellen Faktor für ein stabiles und erfülltes Leben dar, sondern Freundschaften von guter Qualität.

Viertens, wenn ein Freund, eine Freundin dir gegenüber Tendenzen von Neid, Geringschätzung oder Arglist an den Tag legt, sei auf der Hut und lerne. Wenn du einen persönlichen Erfolg mit ihnen teilen willst und abgeblockt wirst oder Blicke erntest, die töten könnten, sei auf der Hut und lerne. Und wenn du ihnen schlechte Nachrichten mitteilst und das sofort bagatellisiert oder mit etwas «viel Schlimmerem», das ihnen selbst vor Jahren zugestoßen ist, übertrumpft wird, wobei deine Bitte um Unterstützung in ihrem Kampf ums Rampenlicht untergeht, sei auf der Hut und lerne. Lerne, diesen Anzeichen dafür, dass jemandem nicht dein Bestes am Herzen liegt, Aufmerksamkeit zu schenken.

Sobald sich erwiesen hat, dass du ihnen nicht vertrauen kannst, musst du eine Entscheidung treffen. Vergiss dabei nicht, dass du niemanden zwingen kannst, ein besserer Freund zu sein. Du kannst nur selbst darauf achten, mit wem du deine Zeit verbringst. Wenn du aber lange Jahre mit der Person, die dich schlecht behandelt, befreundet warst, wird die Stimme in deinem Innern sagen: Wenn ich mir nur ein bisschen mehr Mühe gebe, ein bisschen mehr so und weniger so bin, dann hat sie mich, dann hat er mich vielleicht gern. Dann passe ich dazu. Was vielleicht sogar stimmt. Aber möchtest du wirklich dazupassen, wenn das bedeutet, dass du jemand anderes sein musst als du selbst? Dazupassen ist nicht dasselbe wie dazugehören. Dazugehören bedeutet, genauso akzeptiert zu werden, wie du bist.

Vielleicht besteht ein wesentlicher Aspekt der Reise auf der Suche nach Zugehörigkeitsgefühl ja darin, unterwegs zu lernen, dass niemand je von allen gemocht werden kann. Und wenn wir uns nicht selbst mit der Vorstellung auf den Leim gehen, alle Freundschaft müsse ewig halten, können wir das leichter akzeptieren und sind frei, uns auch gegen eine Freundschaft zu entscheiden, wenn sich zeigt, dass sie sich ganz und gar nicht wie eine Freundschaft anfühlt.

Trotzdem ist es natürlich nicht leicht, sich von alten Freund-

schaften zu lösen, selbst wenn sie einem nicht guttun. Aber dich mit Menschen zu umgeben, die das Schlechteste in dir hervorrufen oder dich niedermachen wollen, wird dein Leben nicht bereichern. Es wird es nur ärmer machen.

Toolkit

Den Sprüchen auf Grußkarten und Kaffeebechern zufolge hält wahre Freundschaft ewig, egal, was passiert. Aber das lässt sich nur schwer mit dem echten Leben in Einklang bringen. Dass es in einer Freundschaft mal besser und mal schlechter läuft, ist ganz normal, aber woher weiß man, ab wann sie überhaupt keine echte Freundschaft mehr ist? Und wann ist es in Ordnung zu sagen, das ist nichts für mich? Das sind natürlich Entscheidungen, die nur du selbst treffen kannst. Im Folgenden findest du einige Anhaltspunkte, die du bei deinen Überlegungen berücksichtigen solltest.

Den Unterschied zwischen konstruktiver und vernichtender Kritik erkennen

Wenn deine Freundin sich zunehmend kritisch über deine Entscheidungen oder Handlungen äußert, ist es verlockend, daraus zu schließen, dass sie gar keine echte Freundin ist. Das beruht auf der Annahme, dass Freunde uns immer bei allem unterstützen sollten. Allerdings würde das voraussetzen, dass du stets nur gute Entscheidungen triffst. Nun zeigen aber viele von uns im Laufe ihres Lebens destruktive Verhaltensweisen, nicht ohne sich einzureden, das Richtige zu tun. Wenn deine Freundin dieses Verhalten nun kritisiert, solltest du wirklich annehmen, dass sie keine wahre Freundin ist, die Freundschaft beenden und einfach so weitermachen? Was, wenn diese Freundin eine Stimme der Vernunft war, die du all die Jahre geschätzt und respektiert hast? Was, wenn sie nicht die Einzige in deinem Freundeskreis ist, die das sagt?

Freunde und Freundinnen sind nicht bloß dazu da, uns eine Echokammer zu bieten. Und doch funktionieren viele Freundschaften auf genau diese Weise. Aus Angst, uns gegenseitig zu verletzen oder die Freundschaft kaputtzumachen, stimmen wir Aussagen zu, von denen wir nur zu gut wissen, dass sie wie Ausflüchte oder Rechtfertigungen klingen. Ein wahrer Freund erinnert dich an deine Werte, wenn du deinen Kompass verloren hast. Das Beste für dich zu wollen bedeutet auch, dich auf schlechte Entscheidungen hinzuweisen und den Mut zu haben, ein unbequemes Gespräch mit dir zu führen, das dich dazu bringt, dir selbst gegenüber Rechenschaft abzulegen, wenn du in destruktive Muster verfällst. Um deinerseits Freunden zu widersprechen und mit der Wahrheit zu konfrontieren, wenn sie keine Verantwortung für ihr Handeln übernehmen oder Spielchen mit anderen Menschen treiben wollen, brauchst du eine gute Portion Mut und einiges an Geschick. Denn damit riskierst du, zurückgewiesen zu werden, schließlich möchte niemand hören, dass ihm sein Handeln gerade nicht zur Ehre gereicht. Doch Dinge zu sagen, an die du nicht glaubst, nur um die Verbindung aufrechtzuerhalten, beinhaltet auch ein gewisses Maß an Selbstbetrug. Du zeigst nicht dein wahres Selbst, sondern spielst eine ganz bestimmte Version von dir, die den anderen hinnehmbar erscheint. Aufrichtige Freunde können unterschiedlicher Meinung sein und trotzdem Liebe und Mitgefühl füreinander bewahren. Wenn aber jemand nicht die Wahrheit sagt – kennt ihr euch dann überhaupt wirklich?

Kritik ist also nicht gleich Kritik. Manche Freundinnen wenden sich mit schmerzlichen, aber aufrichtigen Worten an dich, weil sie dir helfen wollen, deine Werte nicht aus den Augen zu verlieren. Andere kritisieren dich, um dich niederzumachen und die Bedrohung, die sie in dir sehen, zu minimieren.

Der Punkt, ab wann man Kritik ignorieren sollte, ist gekommen, wenn sie mit Missachtung und Geringschätzung garniert wird. Wenn du das bemerkst, liegt deinem Freund nicht dein Bestes am Herzen, auch wenn ihr euch schon lange kennt. Wenn du dir unsicher bist, ist es der Mühe wert, dich ehrlich und liebevoll zu fragen, ob die Kritik berechtigt ist: Könnte sie mir helfen, mich zu verbessern? Oder geht es in Wirklichkeit nur um den anderen?

Wann ist genug genug?

Auf das Ende einer Freundschaft, die dir einmal viel bedeutet hat, folgt immer eine tiefe Traurigkeit. Die Entscheidung, eine Freundschaft zu beenden, sollte daher niemals leichtfertig getroffen werden, sondern erst nach reiflicher und gründlicher Überlegung. Es gibt auch keine Patentregeln, die dir die Entscheidung abnehmen. Im Netz kursieren jede Menge Einzeiler, die lauthals verkünden, du solltest deine Freundin abservieren, wenn sie deine Erfolge nicht mit dir feiern kann, denn dann ist sie nicht deine Freundin. Wie aber sollst du das in einer komplexeren Situation im wirklichen Leben anwenden? Stell dir zwei Freundinnen vor: die eine kämpft seit zehn Jahren darum, ihren Kinderwunsch zu erfüllen, und die andere wird schwanger. Nun von der ersten Freundin zu erwarten, freudestrahlend und ausgelassen auf der Babyparty zu erscheinen, wäre ziemlich selbstsüchtig. Das Leben steckt voller gravierender, komplexer Situationen wie dieser, die nach einer nuancierten Herangehensweise verlangen. Beide Seiten müssen Behutsamkeit und Mitgefühl sowie die Bereitschaft zu schwierigen, aber extrem wichtigen Gesprächen darüber mitbringen, wie sie mit all den ganz natürlichen Emotionen umgehen wollen, die nun einmal entstehen, solange wir uns bemühen, unsere Freundschaft zu bewahren und füreinander da zu sein.

Andererseits: Ein Freund, der dir das Gefühl gibt, dich eigentlich übertreffen zu wollen, der in deiner Abwesenheit schlecht über dich spricht und dich ausgrenzt oder ignoriert, wenn du einen Erfolg im Leben verbuchen kannst, ist wahrscheinlich kein echter Freund. Wenn du merkst, dass du grundsätzlich zufrieden mit dir bist, so wie du bist, nur nicht in Gesellschaft dieses Freundes, solltest du diesem Gefühl Beachtung schenken.

Angst vor dem Alleinsein

Aus Angst, zu wenig andere Freundinnen zu haben, an einer Freundschaft festzuhalten, die dir nicht guttut oder gar schadet, ist normal, kann dich aber oft unnötig behindern. Es ähnelt der Art und Weise, in der manche Menschen sich davon überzeugen, in einer destruktiven Liebesbeziehung zu verharren: Sie verallgemeinern zu stark, indem sie aus der Tatsache, dass diese Beziehung nicht funktioniert hat, schließen, dass niemals eine funktionieren wird. Meistens aber müssen wir gar nicht zwischen einer verderblichen Freundschaft und Einsamkeit wählen. Wir wählen zwischen der verderblichen Freundschaft und der spannenden (wenn auch angsteinflößenden) Herausforderung, neue Freundinnen zu finden.

An einer zerstörerischen Freundschaft festzuhalten, um Einsamkeit zu vermeiden, ist in Bezug auf deine seelische Verfassung langfristig keine brauchbare Strategie. Gute Freundschaften tragen enorm zu deinem Wohlbefinden bei. Schlechte Freundschaften eher nicht. Der Sinn einer Freundschaft besteht nicht darin, dich niederzumachen und kleinzuhalten. Wenn du also merkst, dass deine Freunde dein psychisches Wohlbefinden beeinträchtigen, ist das ein Zeichen, das du nicht ignorieren solltest. Eine Freundschaft, die dich nicht stärkt, sondern deinem Leben Schaden zufügt, ist alles andere als eine Freundschaft.

Behalte daher im Hinterkopf, dass die Neigung, von einer jetzigen Freundschaft viel zu verallgemeinernd auf mögliche künftige zu schließen, dich ziemlich sicher im Schlamassel feststecken lässt, anstatt dich nach vorn zu bringen.

Sei selbst ein:e gute:r Freund:in

Wir neigen dazu, uns auf uns selbst und unsere Wünsche, Bedürfnisse und Erwartungen an unsere Freundinnen und Freunde zu konzentrieren. Daher kann es uns guttun, uns hin und wieder zu fragen, was *wir selbst* in eine Freundschaft einbringen. Wenn man echte Freunde daran erkennt, dass sie nur das Beste für uns wollen, sollten auch wir nur das Beste für sie wollen. Solltest du also merken, dass ein guter Freund sich von dir zurückzieht, ist es sinnvoll, dich auf die Frage zu konzentrieren, was du tun kannst, um ihm ein besserer Freund oder eine bessere Freundin zu sein und das Band zwischen euch zu stärken. Frag dich: Bin ich auf Distanz zu ihm gegangen? War ich zu sehr mit meinem eigenen Leben beschäftigt und habe zugelassen, dass wir uns voneinander entfernen? Habe ich seine Hilfe und Unterstützung dankend angenommen, kann mich aber nicht erinnern, wann ich ihm das letzte Mal zugehört und erfahren habe, was er gerade durchmacht? Habe ich mit meinem Verhalten eine Atmosphäre geschaffen, die andere davon abhält, in meiner Gegenwart einfach sie selbst zu sein?

Dabei geht es nicht darum, dich selbst zu geißeln oder dir die Schuld dafür zu geben, dass eine Freundschaft zerbrochen ist. Doch wenn du unerschrocken genug bist, der Tatsache Rechnung zu tragen, dass beide etwas auf den Tisch legen müssen, damit eine Freundschaft funktioniert, wirst du dich sicher bewusst darum bemühen, einen fairen Beitrag zu leisten.

Widersteh der Opferrolle

Ein Großteil des Kummers, den wir nach dem Verrat durch eine Freundin empfinden, rührt daher, dass wir von Natur aus dazu neigen, alles persönlich zu nehmen. Du solltest aber nicht vergessen, dass das Verhalten dieser Freundin viel mehr damit zu tun hat, wie sie zu sich selbst steht und welchen verhängnisvollen Freundschaftsmustern sie folgt. Wenn du alles in dich hineinfrisst und dich in die Frage verbeißt: «Wie konnte sie mir das antun?», führt das nur dazu, dass du dich als Opfer siehst und den wütenden Drang verspürst, dich zu rächen und jemanden niederzumachen. Dieser Weg bringt dich keinen Schritt weiter. Widersteh dem abschüssigen Pfad, indem du stets deine Alternativen im Auge behältst. Wie du auch auf die Situation reagierst, in der du gerade steckst, mach eine bewusste Entscheidung daraus und übe, selbst aktiv zu handeln.

Gestatte allen Erfahrungen, von den himmelhoch jauchzenden bis zu den zu Tode betrüblichen, dir unterschiedliche Lektionen im lebenslangen Studium menschlicher Beziehungen zu geben. Wenn du ein neues Kapitel in deinem Leben aufschlägst, hast du die Möglichkeit zu entscheiden, wessen Geschichten du zusammen mit deinen eigenen mitnehmen willst. Wenn die Heilung einer Freundschaft nach einem Missverständnis oder schwierigen Zeiten ein Kapitel ist, das du in dein Lebensbuch aufnehmen willst, übernimm selbst die Kontrolle und schreite behutsam voran. Und wenn diese spezielle Figur deine Geschichte in Richtungen führt, in die du nicht gehen willst, möchtest du ihr vielleicht nur eine kleinere Rolle zugestehen.

Zusammengefasst

- Nicht Freundschaft an sich ist essenziell für ein glückliches und stabiles Leben, sondern Freundschaft von hoher Qualität. Menschen, die sich selbst Freunde nennen, dir mit ihrem Verhalten aber schaden, bereichern dein Leben nicht, sondern machen es ärmer.
- Ob es sich nun um gute oder schlechte Neuigkeiten handelt, wenn du Aspekte deines Lebens für dich behalten musst, um dazu zu passen, handelt es sich nicht um eine Freundschaft, die dich nach vorn bringt und das Beste aus dir herausholt.
- Eine gute Freundin bietet dir keine fortwährende Echokammer, während du in eine Abwärtsspirale schlechter Lebensentscheidungen gerätst. Eine gute Freundin besitzt den Mut, dich an deine Werte zu erinnern, wenn du auf einem selbstzerstörerischen Weg deinen Kompass verloren hast. Kritik an sich ist also kein Grund, eine Freundschaft zu beenden. Wenn Kritik (oder auch Lob) aber mit Geringschätzung einhergeht, weist das darauf hin, dass dieser Freundin womöglich nicht dein Bestes am Herzen liegt.
- Sei in deinen Entscheidungen nicht unbarmherzig. Es ist dein Leben. Handle behutsam, überlegt und bewusst. Und wenn du eine Freundschaft beendest, sei mitfühlend. Wünsche deinem Freund alles Gute und vergewissere dich, dass deine Entscheidung so gut durchdacht ist, dass du keine Bitterkeit daraus mitnimmst.
- Wir sollten uns immer um Ausgleich bemühen. Statt unser Augenmerk nur darauf zu legen, ob unsere Freundinnen auch wirklich ihr Bestes geben, sollten wir auch immer bereit sein, uns Gedanken darüber zu

machen, ob wir selbst das in unsere Freundschaften und gesellschaftlichen Gruppen einbringen, was wir zu bekommen hoffen.

«Dazupassen ist nicht dasselbe wie dazugehören. Dazugehören bedeutet, genauso akzeptiert zu werden, wie du bist.»

Unbedingt lesen ...

KAPITEL 3

Wenn du dich in Gesellschaft nicht mehr so unwohl fühlen willst

«Wenn du interessant sein willst, sei interessiert.»
Dale Carnegie, *Wie man Freunde gewinnt*

MEIN BRIEF AN DICH

Wenn du dich in Unterhaltungen unwohl fühlst, liegt das normalerweise daran, dass du von der Sorge abgelenkt wirst, welchen Eindruck du auf dein Gegenüber machst. Das hält dich davon ab, dich voll und ganz auf das Gespräch einzulassen. Eine solche Situation macht uns vor allem dann Angst, wenn wir glauben, nicht in der Lage zu sein, so «rüberzukommen», wie wir uns das wünschten.

Je öfter wir uns so fühlen, desto mehr beginnen wir, Unterhaltungen mit anderen Menschen als Last zu empfinden statt als Bereicherung. Das Hauptziel besteht zunehmend darin, schnell zu entkommen, ohne uns zu blamieren. Und nach den Gesprächen, auch nach denen, die gut gelaufen sind, beginnt das große Grübeln, wenn du alles im Kopf noch einmal durchgehst. Dir einredest, welche vielfältigen negativen Urteile dein Gegenüber über dich gefällt haben muss, wenn du dich doch einmal getraut hast, aus der Deckung zu gehen und dich ganz auf das Gespräch einzu-

lassen. All das macht Unterhaltungen mit der Zeit zu einer Riesensache, auf die du dich vorbereiten und von der du dich erholen musst.

Aber Schüchternheit und einige unangenehme Augenblicke müssen zwei Menschen nicht davon abhalten, eine tiefe und erfüllende Beziehung zueinander aufzubauen. Beides ist ganz natürlich. Und beides verliert einen Gutteil seiner Macht über uns, wenn wir aufhören, darauf zu warten, dass es von allein verschwindet, und uns der Herausforderung stattdessen stellen.

Dir einzureden, du hättest keine Sozialkompetenz, löst dein Problem nicht. Wir alle feilen unser Leben lang an der Kunst des Umgangs mit anderen Menschen. Da gibt es immer noch etwas zu lernen, und im Laufe dieses Prozesses wirst du merken, dass du es aushalten kannst, wenn hier und da peinliche Momente entstehen. Du wirst lernen, dass peinliche Momente immer und überall auftreten können und dass das nie verschwindet. Nur das Selbstvertrauen, dass du sie aushalten kannst, wird wachsen. Je mehr Fortschritte du machst, desto weniger wird diese Hürde zum Problem. Und die einzige Möglichkeit, an diesen Punkt zu kommen und mit der Zeit zu zeigen, was in dir steckt, besteht in unablässiger Übung.

Wenn du also mit einem anderen Menschen ins Gespräch kommst, zerbrich dir weniger den Kopf darüber, was du sagen sollst und wie du selbstbewusst wirkst. Mach es stattdessen zu deiner neuen Aufgabe, die guten Seiten deines Gegenübers hervorzulocken. Konzentriere dich in den Momenten, in denen du dir früher Gedanken darüber gemacht hättest, ob du nicht vielleicht fehl am Platz bist, darauf, dafür zu sorgen, dass die Menschen in deiner Umgebung sich wohl, interessant und zugehörig fühlen. Versuche, den Austausch so zu gestalten, dass dein Gegenüber mit dem Gefühl davongeht, mindestens zehn Zentimeter gewachsen zu sein, dem Gefühl, dass jemand ehrlich daran interessiert war, ihn oder sie kennenzulernen. Wenn dir das auch nur ansatzweise gelingt, wird deine Gesprächspartnerin nicht vergessen, wie sie sich in deiner Gegenwart gefühlt hat. Solche Begegnungen führen zu Beziehungen, die uns viel stärker bereichern können, als wenn wir uns nur darauf konzentriert hätten, unser Gegenüber mit selbstsicherem Auftreten zu beeindrucken. Wenn es um deine Gesprächspartner geht, musst du kein Gesellschaftslöwe sein. Du kannst dich genauso geben, wie du bist.

In Reaktion auf das Gefühl der Sicherheit, das du ihm gibst, wird dein Gesprächspartner zweifellos das Gleiche für dich tun, sodass in der Folge eine tiefere Verbindung zwischen euch entsteht. Einen Großteil der Zeit sind wir so stark auf die Frage fokussiert, ob wir das Gefühl haben, dazuzugehören, dass wir versäumen, uns Gedanken darüber zu machen, ob andere sich vielleicht verloren fühlen und dass es in unserer Macht steht, das zu ändern. Wir können eine Atmosphäre schaffen, die anderen ein Zugehörigkeitsgefühl vermittelt, und indem wir das tun, fangen wir unweigerlich an, dasselbe zu fühlen.

Toolkit

Es gibt unzählige Artikel und Bücher, die von sich behaupten, dir das Geheimnis jenes einen Kniffs verraten zu können, mit dessen Hilfe du dich im Gespräch mit anderen Menschen im Handumdrehen pudelwohl fühlst. Aber wenn du dein Selbstvertrauen im Umgang mit anderen aufbauen und stärken willst, geht es nicht nur um dein Verhalten während eines Gesprächs. Die vielen Arten, wie wir uns selbst in der Falle unserer sozialen Ängste gefangen halten, zeigen sich tendenziell vor, während und nach der sozialen Interaktion an sich. Aus diesem Grund findest du im Folgenden einige Tools, die alle diese Phasen abdecken.

Erkenne deine verborgenen Vermeidungsstrategien

Wenn wir uns in Gesellschaft unsicher oder unwohl fühlen, ist es nur natürlich, dass wir immer nach kleinen Erholungspausen Ausschau halten. Vielleicht gehen wir der Angst davor, ein Gespräch anzufangen, dadurch aus dem Weg, dass wir zur Toilette flüchten oder früh nach Hause aufbrechen. Oder wir klammern uns aus Unsicherheit, mit wem wir reden oder was wir als Nächstes sagen sollen, an die Sicherheit eines Bildschirms und blicken auf unser Handy hinab, um unangenehme Momente zu vermeiden. Damit aber schlagen wir vielleicht jemand anderem, der auf der Suche nach einem freundlichen Gesicht ist, die Tür vor der Nase zu. So fokussiert darauf, unser eigenes Unwohlsein zu erleichtern, merken wir überhaupt nicht, welches Desinteresse wir damit anderen Menschen signalisieren, die daraufhin beschließen, uns Raum zu lassen und nicht zu unterbrechen. In dieser reibungslosen Rückkopplungsschleife gefangen, fühlen wir uns auf dem Heimweg einsam und wieder einmal bestätigt in unserem Glauben, dass uns sowieso niemand kennenlernen will.

Versuche also nächstes Mal, wenn du wieder unter Menschen bist, aufs Ganze zu gehen und der Verlockung zu widerstehen, insgeheim Chancen auf ein Gespräch von vornherein abzuwehren.

Menschen, die in Gesellschaft selbstbewusst auftreten, haben nicht zwingend herausgefunden, wie man unangenehme Momente verhindert. Vielmehr fokussieren sie sich nicht auf solche Momente. Stattdessen konzentrieren sie sich darauf, Spaß zu haben oder bestimmte Leute besser kennenzulernen. Wenn man sich nur auf das konzentriert, was man unbedingt vermeiden will, landet man manchmal genau dort. Wenn dir immer nur Gedanken durch den Kopf gehen wie: «Schau nicht so gehemmt; sag bloß nichts Falsches», läufst du, ehe du dich's versiehst, knallrot an, dein Kopf ist plötzlich wie leer gefegt und schwupp, schon herrscht das peinliche Schweigen, das du um jeden Preis verhindern wolltest.

Üben, üben, üben

Je mehr Zeit du allein verbringst und jede Gesellschaft meidest, desto stärker wird die daraus resultierende Angst, sobald du mit anderen kommunizieren musst. Das aber zeigt nicht nur, wie wir in die Falle hineingeraten, es zeigt auch, wie wir da wieder herauskommen. Habituation bezeichnet den Vorgang, in dem dein Gehirn seine Stressreaktion allmählich herunterschraubt, wenn es einem auslösenden Reiz wiederholt ausgesetzt wird. Je öfter du also in sozialen Situationen üben und dem Drang, Sicherheit durch Vermeidung zu erlangen, widerstehen kannst, desto stärker wird dein Gehirn die Stressreaktion herunterfahren. Dein Gehirn lernt aus der Erfahrung, dass die Situation nicht so gefährlich ist, wie sie ursprünglich schien. Während dieses Prozesses erwirbst du zugleich soziale Kompetenz und schaffst Erinnerungen an ergiebige Interaktionen, die sich gut angefühlt haben.

Die Antwort, wie du solche unangenehmen Augenblicke und die dazugehörigen sozialen Ängste bewältigen kannst, lautet also nicht, die Gesellschaft anderer Menschen zu meiden, sondern sie als Chance zu begreifen, dich diesen Ängsten zu stellen und die sozialen Kompetenzen, die du dir dabei aneignest, zu trainieren. Natürlich musst du nicht ins eiskalte Wasser springen und mit den sozialen Situationen anfangen, die dir am meisten Angst machen. Fang mit beliebig kleinen Schritten an, die du noch gut bewältigen kannst, und bau allmählich darauf auf. Der Schlüssel liegt darin, dir selbst die Möglichkeit zu geben, regelmäßige positive Erfahrungen mit sozialen Interaktionen zu machen.

Zieh Lehren, keine Vergleiche

Menschen zu beobachten, die gut mit anderen interagieren können, ist eine wertvolle Übung, allerdings nur, wenn du dabei das klare Ziel hast, von ihnen zu lernen. Schüchterne Menschen neigen dazu, sich den schillerndsten Partylöwen herauszupicken, mit dem sie sich dann in aller Härte und zum eigenen Nachteil vergleichen. Damit aber nährt man nur den Glauben, nicht der strahlende Mittelpunkt jeder Gesellschaft zu sein, wäre eine grundlegende Charakterschwäche, sowohl angeboren als auch unveränderlich. Einmal fest im Griff dieses Erklärungsmusters, werden wir nur noch verzagter und suchen noch dringender nach Flucht- und Vermeidungswegen, anstatt die Chance zu ergreifen, zu lernen und unsere sozialen Kompetenzen in der Kunst des Umgangs mit anderen Menschen weiterzuentwickeln.

Derartige Vergleiche vermitteln dir vermutlich den Eindruck, mit deinem Unbehagen ganz allein dazustehen. Diese Annahme trifft jedoch nicht zu, wie Untersuchungen gezeigt haben. Mindestens 90 % der befragten Studierenden berichten davon, dass sie sich schon irgendwann einmal verschüchtert gefühlt haben, und 48 % der befragten Erwachsenen geben zu Protokoll, dass sie sich selbst für schüchtern halten. Egal zu welchem Zeitpunkt, etwa die Hälfte der Menschen im Raum fühlt sich also gerade genau wie du, und die übrigen können sich noch daran erinnern, wie schüchtern sie in der Vergangenheit einmal waren. Mit dieser sehr menschlichen Erfahrung bist du nie wirklich allein. Wenn du deine Blicke also auf der Suche nach Anzeichen einer möglichen Zurückweisung durch den Raum schweifen lässt, wirst du oft auf Zeichen eines Zauderns stoßen, das in Wirklichkeit auf Schüchternheit und Angst basiert.

Konzentrier dich auf Gefühle, nicht auf Worte

Wenn wir uns eingeschüchtert oder ängstlich fühlen, verheddern wir uns oft in Überlegungen, was wir sagen und womit wir eine plötzliche Stille füllen sollen. Die Lösung für Schüchternheit oder solche peinlichen Momente besteht jedoch nicht darin, immer ein Drehbuch im Kopf zu haben, auf das wir uns stützen können. Eine Verbindung zu deinem Gegenüber schaffst du im Wesentlichen durch die Gefühle, die du in ihm wachrufst. Und es gibt so viele Wege, dem anderen ein angenehmes, entspannteres Gefühl zu vermitteln.

Die Angst flüstert uns ein, wir müssten andere beeindrucken und von ihnen akzeptiert werden. Wenn unser Ziel aber darin liegt, Verbindungen zu anderen Menschen herzustellen, verlangt das von uns, bescheiden aufzutreten und unser Gegenüber in den Mittelpunkt zu stellen, sich für diese Person zu interessieren, sie wahrzunehmen und zu würdigen. Das Ziel, der Person ein Gefühl der Sicherheit zu vermitteln, erfordert, dass wir einfühlsam, ehrlich und glaubwürdig auf sie zugehen. Die Konzentration darauf, wie du ein Umfeld schaffen kannst, in dem andere sich erwünscht, akzeptiert, umsorgt und interessant fühlen, lenkt dein Augenmerk nach außen und lässt die beklommenen Gedanken verstummen. Du kannst dich nicht auf beides zugleich konzentrieren, also nutze deine neue Aufgabe dazu, deine Sorgen über deine Wirkung auf andere zu zerstreuen.

Schieb der Grübelei nach sozialen Interaktionen einen Riegel vor

Selbst wenn eine soziale Interaktion angenehm verläuft, neigen scheue oder ängstliche Menschen dazu, hinterher noch eine ganze Weile darüber nachzugrübeln. Wir gehen einzelne Momente des Gesprächs noch einmal durch und versuchen, uns auszumalen, was der andere wohl gedacht, welches Urteil er wohl über uns gefällt hat. Für die allerkleinste Peinlichkeit bestrafen wir uns mit einer gehörigen Dosis Selbstvorwürfe, und angesichts der Möglichkeit, dass der andere nun ein unverrückbares Urteil über uns gefällt haben könnte, stürzen wir in tiefe Verzweiflung.

Eine solche Grübelei führt zu nichts Positivem. Sie verschlechtert sowohl deine Stimmung als auch deine Ängste. Erinnere dich daran, dass peinliche Momente ganz normal sind, und statt dich mit Selbstgeißelung zu strafen, solltest du dich lieber dafür loben, dass du es auf dich genommen hast, dich an einer sozialen Interaktion zu beteiligen. Vergiss nicht, dass jeder einzelne Tanz einen Wert besitzt, auch der, bei dem du gestolpert und deiner Partnerin auf die Füße gestiegen bist. Das ist vorbei, also auf zum nächsten Tanz.

Stell den Spotlight-Effekt infrage

Wir alle überschätzen, wie sehr andere auf uns achten, uns unter die Lupe nehmen und negativ beurteilen. Weil wir der Mittelpunkt unserer eigenen Welt sind, nehmen wir fälschlicherweise an, dass wir auch in den Welten aller anderen große Bedeutung haben. In Wirklichkeit jedoch geben die meisten Menschen vor allem darauf acht, wie sie selbst bei sozialen Interaktionen ankommen, und kümmern sich weniger um unser Abschneiden. Das bedeutet nicht, dass du unsichtbar für sie wärst oder ihnen nichts bedeutest, es heißt nur, dass sie nicht so intensiv und kritisch über deine Unsicherheiten nachdenken wie du selbst. Sie haben genug eigene, mit denen sie sich herumschlagen müssen.

Unter dem Einfluss dieser kognitiven Verzerrung neigen wir zu der weitverbreiteten, aber alles andere als hilfreichen Bewältigungsstrategie, uns zurückzulehnen und zu hoffen, dass die Gesellschaftslöwen kommen und uns an ihre gesellige Pranke nehmen. Wir schenken der Legende Glauben, dass, wenn wir uns nur selbst makellos genug präsentieren, das richtige Aussehen haben und die richtigen Dinge auf die richtige Weise sagen, die anderen den Rest der Arbeit erledigen und von sich aus das Risiko eingehen, eine soziale Interaktion anzustoßen und uns aus unserem Schneckenhaus hervorzulocken. Ein solches Verhalten aber verstärkt nur die verzerrte Vorstellung, alle würden uns anschauen und beurteilen, und wenn niemand auf uns zukommt, läge das nur daran, dass wir einen kümmerlichen Eindruck gemacht hätten. Außerdem kann es Angst auslösen, die Kontrolle anderen zu überlassen und zu erwarten, dass sie eine positive soziale Interaktion für uns schaffen. Wenn wir ein Gefühl der eigenen Wirkmacht über unsere zwischenmenschlichen Begegnungen erlangen wollen, müssen wir auch Verantwortung übernehmen, uns selbst dahinterklemmen, neue Interaktionen anstoßen und Energie investieren, um diese voranzubringen.

Sollte dir auffallen, dass du glaubst, alle würden dich beobachten und beurteilen, erinnere dich daran, dass wir wissen, wie unzutreffend das ist und wie wenig es dir weiterhilft, dem Zeit und Aufmerksamkeit zu widmen. Nimm es zur Kenntnis als Zeichen dafür, dass die Stressreaktion aufpoppt und dein Gehirn versucht, dich in der Sicherheit deiner sozialen Welt zu halten. Wenn wir es schaffen, unserem Verstand dafür zu danken, dass er uns auf die Worst-Case-Szenarien aufmerksam gemacht hat, und dann zu entscheiden, uns nicht mit diesen Gedanken herumzuschlagen, uns nicht mit ihnen zu beschäftigen und sie nicht für Tatsachen zu halten, sind wir frei, andere Möglichkeiten zur Wahrnehmung dieser Situation in Betracht zu ziehen, die wertvoller und nützlicher für uns sind.

Such nach einem Lächeln statt nach finsteren Blicken

Wenn du dir in Gesellschaft anderer einredest, dass das Wasser voller Haie ist, und dann Ausschau nach den Flossen hältst, wird dir bereits das geringste Zappeln des kleinsten Fischs bedrohlich vorkommen. Du solltest stattdessen, wenn du Kontakt zu anderen Menschen aufnehmen möchtest und ihren Gesprächen lauschst, in ihren Worten auf Verbindlichkeit achten, nicht auf Kälte. Achte auf Gedanken, Erfahrungen und Werte, die du teilen kannst. Davor brauchst du keine Angst zu haben. Tatsächlich sind das genau die Punkte, mit denen Small Talk den Weg zu einer Verbindung ebnet. Herrscht beim Betreten des Raums Einigkeit über das Wetter, ist das sprichwörtliche Eis bereits gebrochen. Eine Gemeinsamkeit zu finden, wie klein sie zunächst auch sein mag, kann dir und der anderen Person den nötigen Auftrieb geben, ein Gespräch in Gang zu bringen. Nichts lässt zwei Menschen, die sich nicht kennen, einander schneller zulächeln als die Entdeckung, dass sie früher einmal in derselben Stadt gewohnt, denselben Urlaubsort besucht, dieselben Leute gekannt haben oder einfach nur über dasselbe lachen können. All diese scheinbar kleinen und oberflächlichen Dinge besitzen in Wahrheit eine enorme Macht, die anfängliche Befangenheit zu lösen und uns zu gestatten, mit unserer Unterhaltung richtig in Fahrt zu kommen.

Zusammengefasst

- Wenn eine soziale Interaktion sich plötzlich unangenehm anfühlt, liegt das in der Regel daran, dass wir von der Sorge abgelenkt werden, welchen Eindruck wir wohl auf unsere Gesprächspartnerin machen. Das hindert uns daran, uns ganz auf das Gespräch einzulassen, und macht uns vor allem dann Angst, wenn wir glauben, unsere Wirkung nicht so steuern zu können, wie wir uns das wünschen.
- Wenn du dich mit anderen unterhältst, mach dir weniger Gedanken darum, was du sagen sollst oder wie du möglichst selbstsicher wirkst. Mach es stattdessen zu deiner neuen Aufgabe, das Selbstbewusstsein in deinem Gesprächspartner zum Vorschein zu bringen. Lenk deinen Fokus in Momenten, in denen du dir früher Gedanken darüber gemacht hättest, ob du vielleicht fehl am Platz bist, jetzt darauf, dafür Sorge zu tragen, dass die Menschen um dich herum sich wohl, interessant und zugehörig fühlen.
- Menschen, die in Gesellschaft selbstbewusst auftreten, haben nicht zwingend herausgefunden, wie man unangenehme Momente verhindert. Vielmehr bemühen sie sich gar nicht erst besonders, solche Momente zu vermeiden. Stattdessen konzentrieren sie sich darauf, Spaß zu haben oder bestimmte Leute besser kennenzulernen. Wenn man sich nur auf das fokussiert, was man unbedingt vermeiden will, landet man manchmal genau dort.
- Die Antwort, wie man unbehagliche Momente und die damit verbundenen sozialen Ängste bewältigt, lautet nicht, dass man die Gesellschaft anderer Menschen meiden sollte. Nutze soziale Interaktionen

stattdessen als Chance, dich diesen Ängsten zu stellen und die Sozialkompetenzen zu trainieren, die du dir dabei aneignest.

- Beende die Grübelei nach sozialen Interaktionen. Das führt nur dazu, dass deine Laune sinkt und deine Ängste sich verstärken. Beglückwünsche dich dafür, dass du dich deinen Ängsten gestellt hast, und mach gleich bei der nächsten Gelegenheit weiter, unabhängig davon, ob deine letzte Erfahrung nun positiv war oder nicht.
- Wenn du mit anderen Menschen zusammen bist, achte in ihren Worten auf Verbindlichkeit, nicht auf Kälte. Entdecke Gedanken, Erfahrungen und Werte, die du teilst.

«Menschen, die in Gesellschaft selbstbewusst auftreten, haben nicht zwingend herausgefunden, wie man unangenehme Momente verhindert. Vielmehr fokussieren sie sich nicht auf solche Momente. Wenn man sich nur auf das konzentriert, was man unbedingt vermeiden will, landet man manchmal genau dort.»

Unbedingt lesen ...

KAPITEL 4

Wenn du dich nicht willkommen fühlst, aber dazugehören möchtest

> «In einer Welt, die einen ständig anders haben will, ist man selbst zu sein die größte Errungenschaft.»
> Ralph Waldo Emerson

MEIN BRIEF AN DICH

Jedes Mal, wenn wir mit anderen Menschen zusammentreffen, fragen wir uns: Gehöre ich hier dazu? Wir suchen den Raum nach einem freundlichen Gesicht ab und warten höflich, dass man uns begrüßt. Unser Bedürfnis, sicher zu einer Gruppe dazuzugehören, ist so essenziell, dass unser Gehirn die Lage fortlaufend neu abschätzt, selbst wenn wir unsere Freundinnen schon jahrelang kennen. Wir sind so stark auf unseren Platz in der Gruppe geeicht, dass schon das Heben einer Braue oder ein Augenrollen unsere Alarmglocken schrillen lassen und Unruhe bei uns auslösen kann.

Wenn du merkst, dass du dich nicht willkommen fühlst, und beginnst, dich zu fragen, ob du hier am richtigen Platz bist, könntest du versucht sein, dich anzupassen, um dazuzugehören. Daran ist nichts verkehrt, und in einem gewissen Maß machen wir das alle jeden Tag. Gleichzeitig jedoch steckt darin eine Annahme, die du über die Bedeutung dieser Gruppe getroffen hast. Wenn die Gruppe dich nun aber nur dann akzeptiert, wenn du das, woran du glaubst, verleugnest, was dann? Oder wenn sie dich nur dann aufnimmt, wenn du Dinge tust, bei denen du dich unwohl fühlst, und jemanden spielen musst, der du gar nicht bist? In einer derartigen Situation fühlst du dich bald weniger zugehörig als fremdgesteuert.

Die anfängliche Antriebskraft, mit der wir uns anderen unbedingt anschließen wollen, ist so beherrschend, dass wir oft nicht einmal innehalten, um uns zu fragen: «Möchte ich da wirklich dazugehören?» Wenn du schon beim allerkleinsten Schnitzer Gefahr läufst, wieder ausgeschlossen zu werden, konnte diese Gruppe dir dann je ein ehrliches Gefühl tiefer Zugehörigkeit bieten? Ist das eine Gruppe, in der sich überhaupt jemand sicher fühlen kann? Lauert man nicht eher die ganze Zeit nur noch auf Zeichen der Ablehnung durch die anderen und wird im Bemühen, es immer allen recht zu machen, zum verängstigten Wrack?

Sich diese Fragen zu stellen, kann lebensverändernd wirken. Sie können uns die Augen für die Wahlmöglichkeiten öffnen, die wir haben, und zu der Erkenntnis führen, dass wir nicht überall dazugehören und nicht von allen akzeptiert werden müssen. Was aber, wenn die Antwort auf diese Fragen lautet: «Ja, da möchte ich unbedingt dazugehören»? Dann besteht der nächste Schritt nicht darin, sich abzuwenden, sondern darin, einen Weg zu finden, wie wir einen Draht zu den Menschen in dieser Gruppe herstellen können.

Ob wir nun generell unter sozialen Ängsten leiden oder nicht, unsere Gefahrenzentrale reagiert immer mit stark erhöhter Alarmbereitschaft, wenn wir in eine Situation geraten, in der wir uns nicht sicher sind, ob man uns dabeihaben will. Unsere natürliche Reaktion auf Unsicherheit besteht darin, uns zunächst zurückzuhalten und die Lage einzuschätzen. Also drücken wir uns erst einmal eine Weile am Rand herum und hoffen, dass jemand anderes für uns ein Gefühl der Zugehörigkeit schafft und wir uns entspannen können. Dabei aber vergessen wir, dass die meisten sich genau dasselbe von uns erhoffen. Alle erwarten, dass der andere ihr Bedürfnis stillt, sich erwünscht zu fühlen. Aber wenn wir alle uns zurückhalten, wird diese Hoffnung für niemanden in der Gruppe erfüllt.

So viele Leute sagen uns, dass wir in solchen Augenblicken den Mut besitzen müssten, mit uns selbst auszukommen. Allerdings habe ich herausgefunden, dass es unser Leben viel stärker verändern kann, wenn wir den Mut haben, selbst Verbindungen anzustoßen. Indem wir uns weniger auf das konzentrieren, was andere tun sollen, damit wir uns wohlfühlen, und mehr darauf, was wir für andere tun können, setzen wir sofort ein Gefühl der eigenen Handlungsmacht in uns frei. Du musst dich nicht mehr von der Sorge auffressen lassen, ob du hier wirklich willkommen bist und die anderen sich wohl die Mühe machen werden, auf dich zuzugehen. Du bist die Person, die auf die anderen zugeht. Du übernimmst die Verantwortung, Verbindungen herzustellen.

Sich zu entscheiden, selbst zu tun, was wir uns von anderen wünschen, und die Verantwortung zu übernehmen, solche Verbindungen anzustoßen, selbst dann, wenn wir uns fehl am Platz fühlen, kann sich überfordernd anfühlen, besteht unser natürlicher menschlicher Instinkt doch darin zu warten, bis andere die Situation in die Hand nehmen. Trotzdem fordere ich dich auf, es zu versuchen. Mach es dir zur Aufgabe, anderen das Gefühl zu geben, dass sie hier gern gesehen sind, wenn du einen Raum betrittst. Zeige aufrichtiges Interesse für jede einzelne Person, ohne im Gegenzug etwas zu erwarten, und warte ab, was passiert.

Toolkit

Wie zugehörig wir uns sowohl zu Hause als auch in unseren unterschiedlichen Umfeldern fühlen, hat einen großen Einfluss auf unsere seelische Gesundheit. Was also wäre sinnvoller, als uns in der Verbesserung unserer Fähigkeiten zu üben, zwischenmenschliche Verbindungen herzustellen? Für viele Menschen kann die Ausbildung und der Ausbau dieser Kunst bedeuten, dass sie zunächst soziale Ängste in Angriff nehmen, kommunikative Kompetenzen erlernen und ihr Durchsetzungsvermögen trainieren müssen. Hier findest du hingegen Tools, die du unmittelbar ausprobieren kannst, wenn du ein neues Gespür für deine Handlungsmacht im Umgang mit anderen Menschen entwickeln möchtest.

Such an den richtigen Orten

Als Allererstes solltest du dir unbedingt überlegen, ob die jeweilige Situation ein guter Ort für dich ist, um nach Anerkennung und Zugehörigkeit zu suchen. Viele von uns suchen Zugehörigkeit an den falschen Orten. Unsere Grundüberzeugungen, wer wir sind und was uns zusteht, sind tief in uns verwurzelt. Im Alltag denken wir darüber gar nicht bewusst nach. Wenn unser Weltbild uns aber als wenig liebenswerte Person voller Unzulänglichkeiten zeichnet, die es nie zu etwas bringen wird, glauben wir möglicherweise, eine Zugehörigkeit zu Gruppen, die diese Überzeugungen infrage stellen könnten, nicht verdient zu haben. Stattdessen suchen wir Aufnahme in Gruppen, die diese geringe Meinung von uns selbst bestärken und uns daran hindern, uns weiterzuentwickeln.

Auch wenn wir unser Bedürfnis nach Zugehörigkeit nicht abschalten können, haben wir doch die Möglichkeit, überlegt und klug auszuwählen, wo wir danach suchen. Wenn du dich in einer Gruppe nicht willkommen fühlst, kannst du dich immer fragen:

- Möchte ich hier wirklich dazugehören?
- Wäre es ein Plus in meinem Leben, als Mitglied dieser Gruppe anerkannt zu werden?

- Wie viel von mir selbst, meinen Überzeugungen und Werten müsste ich ändern, um akzeptiert zu werden? Wäre das in Ordnung für mich?

Such nach dem, was du finden möchtest

Begibst du dich bereits mit düsteren Vorahnungen in eine Situation und bist von vornherein davon überzeugt, dass du auf Missbilligung und Ablehnung stoßen wirst, wird dein Gehirn machen, was es tun muss, um dich zu beschützen. Es wird den Raum nach Anzeichen einer Bedrohung absuchen. Und wer sucht, der findet.

Wenn wir uns nur darauf konzentrieren, uns vor möglicher Bewertung oder Ablehnung zu schützen, halten wir uns zurück: «Je weniger du von mir weißt, desto weniger kannst du mir wehtun.» Aber wenn wir andere auf Distanz zu uns halten, werden sie sich fragen, was wir ihnen gegenüber empfinden. Denn auch sie suchen nach Hinweisen, ob sie sich in unserer Gesellschaft sicher fühlen können. Was also als Selbstschutz beginnt, führt nur dazu, Verbindungen zu verhindern. Wenn die anderen in Reaktion auf unseren vermeintlichen Mangel an Interesse für sie auf Distanz zu uns gehen, ist das wiederum ihr Versuch, sich aufgrund der Hinweise, die wir ihnen gegeben haben, vor Zurückweisung zu schützen.

Der Autor David Brooks hat das sehr treffend ausgedrückt: «Ein Mensch, der nach Schönheit sucht, entdeckt Wunder, während ein Mensch, der nach Bedrohungen sucht, Gefahren findet.» Wenn du immer im Kopf behältst, dass deine Aufmerksamkeit wie ein Scheinwerfer ist und du die Kontrolle darüber hast, änderst du das Spiel zwischenmenschlicher Interaktionen von Grund auf. Inwieweit wir uns angenommen und akzeptiert fühlen, hängt von den Verbindungen ab, die wir zu anderen Menschen herstellen. Und diese Verbindungen liegen nicht außerhalb unseres Einflussbereichs, sondern werden maßgeblich davon bestimmt, mit wie viel echter Neugier wir auf eine andere Person zugehen und ihr helfen, sich so wertgeschätzt und interessant zu fühlen, wie wir uns das auch für uns selbst wünschen. Dafür aber musst du deine Aufmerksamkeit darauf richten, etwas über das Leben deines Gegenübers und darüber, was ihm wichtig ist, zu erfahren.

Wenn du aufgrund von Unsicherheit Schwierigkeiten hast, dir neue Fragen einfallen zu lassen, ist es vollkommen in Ordnung, dir im Vorfeld einige Fragen zurechtzulegen, auf die du zurückgreifen kannst. Der Schlüssel aber liegt darin, aufrichtig an deinem Gegenüber interessiert zu sein, als jemand, den kennenzulernen sich lohnt. Wenn du dich darauf konzentrierst, wird sich das Gespräch ganz automatisch entwickeln, und deine Gesprächspartnerin wird das Gefühl haben, dass du gern in ihrer Gesellschaft bist.

Verlagere deinen Schwerpunkt und übernimm Verantwortung

Warte nicht darauf, dass andere auf dich zugehen. Sei du die Person, die auf andere zugeht.

Damit verlagerst du deine innere Einstellung von Risikovermeidung zu Annäherung. Du fühlst dich nicht mehr verschreckt wie ein Kaninchen vor der Schlange, sondern wechselst in einen aktiven und absichtsvollen Modus, in dem du ein klares Gespür für deine Handlungsmacht und ein eindeutiges Ziel hast.

Wenn du dich nur darauf konzentrierst, Ablehnung zu vermeiden, wirst du die ganze Zeit versuchen, unsichtbar zu bleiben, und dich wahrscheinlich von allen abgekoppelt fühlen.

Wenn du dir selbst die Verantwortung dafür überträgst, Verbindungen herzustellen und anderen dabei zu helfen, sich wohlzufühlen, brauchst du kein Drehbuch für jeden einzelnen

Schritt. Stell dir einfach bei jeder Interaktion, bei der Wahl deiner Gesten und bei allem, was du tust, denkst und sagst, die Frage: «Schaffe ich gerade Distanz oder sorge ich für Nähe?»

Das ist eine gewaltige Verlagerung, vor allem für Menschen, die unter sozialen Ängsten leiden, da sie typischerweise nach innen gekehrt sind und sich unablässig fragen, wie sie wahrgenommen und ob sie akzeptiert werden. Damit aber fühlen wir uns der Gruppe und ihren Urteilen auf Gedeih und Verderb ausgeliefert. Wenn die Gruppe uns nicht mit offenen Armen begrüßt, beginnen wir, an unserem Selbstwert zu zweifeln. Wir suchen in den Gesichtern nach einem Funken Freundlichkeit und der Einladung zu einer Verbindung, statt selbst das freundliche Gesicht zu sein, das andere dazu einlädt, sich willkommen zu fühlen. In einer Gruppe voller Menschen, die alle das Bedürfnis haben, sich angenommen zu fühlen, wer übernimmt da die Verantwortung, dieses Bedürfnis zu stillen? Natürlich besteht, wenn wir die Initiative ergreifen, immer auch die Möglichkeit, selbst verletzt zu werden. Einige werden deine Einladung zur Aufnahme einer Verbindung annehmen, andere vielleicht nicht. Wir dürfen daher unseren Selbstwert nicht an den Reaktionen aller Menschen messen, mit denen wir versuchen, in Kontakt zu treten. Ich könnte mehrere Bücher mit all den verschiedenen Gründen füllen, weswegen jemand ablehnend auf den Versuch einer Kontaktaufnahme reagieren könnte, und keiner dieser Gründe hat etwas mit der Person zu tun, von der die Initiative ausging. Das persönlich zu nehmen basiert auf einer verzerrten Wahrnehmung, die dich nur von deinem Ziel abbringt, in Gesellschaft anderer Menschen selbstbewusster aufzutreten.

Finde Gemeinsamkeiten

Wenn wir uns nun darauf konzentrieren wollen, anderen ein Gefühl der Zugehörigkeit zu vermitteln, weil wir wissen, dass sich alle danach sehnen – wie könnte unser allererster Schritt aussehen?

Wenn du zweifelst, ob du in einer Gruppe am rechten Platz bist, und dein Verstand wie verrückt nach Hinweisen dafür sucht, dass du anders bist und den anderen nicht das Wasser reichen kannst, wirst du alles, was dich von diesen Menschen unterscheidet, unverhältnismäßig aufbauschen. Damit aber fühlst du dich schon abgekoppelt und fremd, bevor du dich überhaupt an einem Gespräch beteiligt hast, und missachtest alle Anzeichen darauf, dass es mehr gibt, worin wir uns gleichen, als worin wir uns unterscheiden. Schon das Entdecken der kleinsten Gemeinsamkeit kann da Abhilfe schaffen, und ich glaube, genau das tun die Menschen, wenn sie übers Wetter sprechen und über den Verkehr klagen. Wir kennen uns zwar noch nicht, sind aber alle im Regen hier angekommen, also schaffen wir doch zunächst darüber eine Verbindung und brechen das psychologische Eis. Stand-up-Comedians stellen oft eine Verbindung zu ihrem Publikum her, indem sie ein paar Witze über die Stadt machen, in der sie gerade auftreten. Das ist eine Gemeinsamkeit, eine Grundlage für Verbindungen. «Das haben wir beide schon mal erlebt, wie banal es auch sein mag.» Solche zarten und schönen Momente öffnen die Pforten und sagen: «Komm rein, hier bist du gern gesehen.»

Setz dir also das Ziel, bei der nächsten Person, die du kennenlernst, Gemeinsamkeiten zu entdecken, das ist alles. Vielleicht hat sie schon einmal die Stadt besucht, in der du wohnst, oder ihr habt heute Morgen beide im selben Stau gesteckt. Vielleicht habt ihr beide Kinder oder findet beide das Buffet ungenießbar. Worum es genau geht, ist unwichtig. Entscheidend ist der Augenblick der Verbindung, der daraus entsteht.

Zusammengefasst

- Wir haben uns das allen Menschen gemeinsame Bedürfnis nach Zugehörigkeit nicht ausgesucht, aber wir können uns aussuchen, wo wir uns darum bemühen. Wenn du im Begriff stehst, dich zu verbiegen, um dazu zu passen, brauchst du diesen Kreis dann wirklich und willst du wirklich dazugehören?
- Wenn wir uns unter Menschen unsicher fühlen, rät man uns oft, Mut zur Eigenständigkeit zu zeigen. Wenn wir stattdessen aber den Mut haben, aktiv Verbindungen aufzubauen, kann das zu einem für alle besseren Ergebnis führen.
- Such nach dem Besten in anderen Menschen, und du findest es. Such nach dem Schlechtesten, und du findest auch das. Dich auf all die Bewertungen zu konzentrieren, die du vermeiden willst, verhindert Verbindungen, anstatt sie zu ermöglichen.
- Leg dein Hauptaugenmerk nicht darauf, dass andere auf dich zugehen, sondern sei lieber selbst die Person, die auf andere zugeht, und schau, was passiert.
- Finde Gemeinsamkeiten, um eine Kommunikation anzustoßen. Sie legen das Fundament für eine Verbindung, ganz gleich, wie gering oder unwichtig sie sind.

«Warte nicht darauf, dass andere auf dich zugehen. Sei du die Person, die auf andere zugeht.»

Unbedingt lesen …

KAPITEL 5

Wenn du immer wieder Ja sagst, obwohl du eigentlich Nein sagen willst

«Wenn du zu anderen Ja sagst, achte darauf, dass du nicht Nein zu dir selbst sagst.»
Paulo Coelho

MEIN BRIEF AN DICH

Wenn du dich außerstande fühlst, zu anderen Nein zu sagen, selbst wenn du es eigentlich willst, ist das ein Problem, das du wirklich sehr ernst nehmen musst. Für sich selbst einstehen und Nein sagen zu können, ist eine der wichtigsten Fähigkeiten, die du im Leben brauchst. Viele von uns lernen, ein guter Mensch zu sein sei gleichbedeutend damit, immer zu allen nett zu sein, dafür zu sorgen, dass alle sich wohlfühlen und ihre Bedürfnisse erfüllt werden. Doch was einen guten Menschen im Kern ausmacht, ist die Fähigkeit, im richtigen Augenblick Nein sagen zu können.

Wenn du immer und überall die nette Person sein willst, hängen deine Möglichkeiten, gut zu handeln, stets von den Launen und Anschauungen desjenigen ab, dessen Willen du dich beugst. Doch ein guter Mensch zu sein bedeutet nicht, dem, was andere denken, blind zu folgen oder darauf zu warten, dass andere dir sagen, was du tun darfst und wie du es tun sollst. Ein guter Mensch zu sein ist viel, viel schwieriger. Es erfordert, selbst so gründlich über richtig und falsch nachzudenken, dass man seine Überzeugungen nicht mehr leichtfertig für die Empfindungen anderer beiseiteschieben kann.

In deinem Leben wird es Zeiten geben, in denen dir niemand zur Seite steht und du allein kämpfen musst. Vielleicht musst du für dich Verhandlungen führen, vielleicht für einen nahestehenden Menschen, der es selbst nicht kann. So oder so wirst du das Werkzeug brauchen, um dich selbst zu behaupten und dir Gehör zu verschaffen, damit du nicht unter die Räder eines anderen gerätst, der gelernt hat, wie man sich durchsetzt, und dessen Selbstwertgefühl nicht darauf basiert, immer und überall «die nette Person» zu sein.

Wenn du nun merkst, dass du auf diesem Gebiet noch viel lernen musst, bist du vielleicht versucht, mit dir selbst hart ins Gericht zu gehen. Doch für die Gefühle anderer Verantwortung zu übernehmen, ist keine Charakterschwäche, die du loswerden müsstest. So leicht und unbarmherzig ist es nicht. Von Natur aus liebenswürdig zu sein, ist sogar eine große Stärke, zum Beispiel wenn es um so etwas wie Kindererziehung geht. Da wird deine Sensibilität für die Gefühle anderer zu deiner Superkraft, mit deren Hilfe du das sichere Band knüpfen kannst, das für das Wachsen und Gedeihen eines Kindes unerlässlich ist. Vielleicht war deine Neigung, die Menschen in deiner Umgebung zu beschwichtigen und zu beruhigen, aber auch eine Überlebensstrategie in einer schwierigen Kindheit. Wie auch immer, worauf ich an dieser Stelle hinauswill, ist, dass du deine liebenswürdige Natur nicht als Schwäche betrachten solltest. Allerdings bedeutet sie, dass du dich mit dem Mut und der Fähigkeit wappnen musst, von Zeit zu Zeit für dich selbst einzutreten. Wenn du das nicht tust, könnten sich Beziehungen zu anderen Erwachsenen als gefährlich herausstellen.

Du findest jetzt vielleicht, dass «gefährlich» ein allzu dramatisches Wort ist. Aber wenn du Ja sagst, obwohl du eigentlich Nein sagen willst, schadest du nicht nur deinen eigenen Präferenzen und Bedürfnissen, sondern verrätst auch dein Wissen darum, was richtig und was falsch ist. Schon wenn du den ersten Schritt über diese Grenze machst, dein eigenes Urteilsvermögen verleugnest und dir selbst so fundamental in den Rücken fällst, um jemand anderem zu gefallen, kippt alles in eine Abwärtsspirale.

All diese kleinen Selbstbetrügereien höhlen nach und nach deine Selbstachtung aus, dabei schien dir zum jeweiligen Zeitpunkt keine davon eine große Sache zu sein. Was soll so ein kleiner Riss in einem gewaltigen Damm schon ausmachen? Und wenn wir den einen hinnehmen, ohne dass großer Schaden entstanden ist, warum dann nicht noch einen und noch einen? Keine gesunde Beziehung wird über Nacht zu einer zerstörerischen. Wir verraten uns selbst Stück für Stück.

Woher aber weiß man, ob man sich auf diesem abschüssigen Weg befindet? Nun, vielleicht sagst du viel öfter «Meinetwegen» oder «Okay» als «Ja» oder «Nein». Vielleicht saugst du die Vorlieben, Bedürfnisse und Überzeugungen aller anderen so eifrig in dir auf, dass du gar nicht mehr weißt, ob du noch eigene hast. Vielleicht zeigst du mal mehr, mal weniger von deinem Ich, je nachdem, wie viel Raum dir zugestanden wird. Aber jedes Mal, wenn du in einer Interaktion nicht Nein sagen kannst oder möchtest, obwohl du es müsstest, gibst du automatisch einen Teil deiner eigenen Stärke auf. Wenn dir die Kraft fehlt, so für dich einzustehen, dass du im Einklang mit deinen Überzeugungen von richtig und falsch leben oder auch einfach nur dein körperliches und seelisches Wohlergehen sichern kannst, macht dich das anfällig dafür, manipuliert und ausgenutzt zu werden, bis selbst dein eigenes Moralempfinden in den Händen der Menschen, zu denen du nicht Nein sagen kannst, ohne viel Aufwand zerbröselt wird.

Dieser Brief ist daher so viel mehr als nur ein simpler Ratschlag von mir an dich, den Mut aufzubringen und hin und wieder Nein zu sagen, um ein glücklicheres Leben zu führen. Glaub mir, wenn du jetzt nicht anfängst, dieses Problem in Angriff zu nehmen, kannst du dir nicht einmal ansatzweise vorstellen, wie fremd du dir selbst werden wirst.

Nein zu sagen, nicht nur, wenn es einfach ist, sondern wenn es das Richtige ist, wird dir so viel mehr bringen, als nur dich und deine Beziehungen gesund und stabil zu halten. Mitunter wird es dein einziger Schutz vor Kräften außerhalb deiner selbst sein, die dich andernfalls spielend manipulieren und zu einem Menschen machen würden, den du nicht magst und der du nicht sein willst.

Geh also bitte niemals davon aus, dass es keine Bedeutung hätte, nicht Nein sagen zu können. Es hat große Bedeutung, sowohl für dich als auch für die Menschen in deinem Leben. Die gute Nachricht ist, dass du umso mutiger wirst, je intensiver du daran arbeitest. Und mit der Zeit spiegelt dein Leben dann deine eigenen Entscheidungen und Absichten wider, nicht mehr die aller anderen.

Es ist weder dir noch irgendeiner anderen Person gegenüber fair, ihr den Kompass für dein Leben in die Hand zu drücken und es dem Zufall zu überlassen, ob die Richtung, die sie einschlägt, die richtige für dich ist. Bei jeder falschen Abzweigung, und sei sie noch so klein, die diese andere Person unterwegs nimmt, wirst du dich immer mehr wie ein Opfer ihrer Entscheidungen fühlen. Du musst deinen eigenen Kompass in der Hand behalten und eine klare Vorstellung davon haben, was für ein Mensch du sein willst und warum. Dann ist es so viel leichter zu erkennen, wozu du Ja sagen musst und wozu Nein.

Toolkit

Das Dilemma, wann du auf deinen eigenen Wünschen beharren und wann du diese für andere hintanstellen solltest, ist im Eifer des Gefechts extrem schwierig zu überblicken, zum Teil auch deshalb, weil die Emotionen, die hierbei eine Rolle spielen, nicht nur in der Gegenwart entstanden sind, sondern auch in der Vergangenheit. Du tauschst nicht einfach nur ein Ja durch ein Nein aus. Diese starken Emotionen ziehen dich wie Ebbe und Flut in entgegengesetzte Richtungen. An welchem Punkt du auch stehst, du fühlst dich dort offensichtlich nicht wohl.

Wenn du lernen möchtest, Nein zu sagen, brauchst du eine gute Portion Mut, um mit diesen Emotionen umzugehen, die uns in ganz verschiedene Richtungen zerren, sowie einiges an Durchsetzungsfähigkeit. Daher wollen wir uns im Folgenden ein paar wirklich fundamentale Ratschläge aus der Literatur genauer ansehen, die dir dabei helfen werden.

Wie kannst du mit den Schuldgefühlen umgehen, wenn du Nein sagst?

Von allen Emotionen, die uns das Neinsagen so viel schwerer machen, als es klingt, zählen Schuldgefühle mit zu den wichtigsten. Ja zu sagen, wenn wir eigentlich Nein sagen sollten, ist ein emotionales Tauschgeschäft. Wir wollen die Schuldgefühle nicht ertragen, also geben wir nach, und die kleine Portion Bitterkeit, die zurückbleibt, erscheint uns wie das kleinere Übel – eine Zeit lang. Doch jedes Mal, wenn wir Schuldgefühle gegen Bitterkeit tauschen, wiegt diese Bitterkeit ein bisschen schwerer. Sie löst sich nicht auf, und sie verschwindet nicht. Sie wächst und führt zu Verbitterung und Wutanfällen, die aus heiterem Himmel zu kommen scheinen. Und je mehr sie mit der Zeit wächst, desto schwerer wird es, sie sowohl vor sich selbst als auch vor den Menschen im eigenen Leben zu verbergen. Man könnte sagen, du wirst immer unleidlicher. Wenn du nie deinen Standpunkt vertrittst und für deine Bedürfnisse einstehst, müssen deine Mitmenschen sich aufs Raten verlegen, und wenn sie falsch raten, dringt langsam die Bitterkeit durch, und diese trübselige, verbitterte Atmosphäre sickert überall ein, bis selbst diejenigen, für die du versucht hast, deine eigenen Bedürfnisse hintanzustellen, anfangen, dir gegenüber Groll zu empfinden.

Aber wie sagt man Nein, ohne sich schuldig zu fühlen? Die kurze Antwort lautet: Das musst du nicht. Wenn du weißt, dass eine bestimmte Entscheidung die beste ist, kannst du die Schuldgefühle zulassen. Gefühle sind eine großartige Informationsquelle, liefern aber nicht alle Fakten. Hör dir ihre Empfehlungen an, doch vergiss nicht, wer das Steuer in der Hand hält. Du musst deine Schuldgefühle nicht verdrängen oder ausschalten, bevor du weiter voranschreitest. Bist du bereit, sie zuzulassen, dann halten sie dich nicht zurück.

Wenn du weißt, dass du dich jedes Mal, wenn du Nein sagst, schuldig fühlst, selbst wenn ein Nein das Richtige ist, können Achtsamkeitsübungen deine Fähigkeit stärken, das Schuldgefühl bewusst wahrzunehmen und eine gewisse Distanz dazu zu gewinnen, es sozusagen aus der Vogelperspektive zu betrachten. Dadurch können wir erkennen, wann wir den Drang verspüren, auf Kontrolle zu verzichten und uns zu fügen, und gleichzeitig begreifen, dass wir die Wahl haben, ob wir uns dem beugen oder stattdessen anders handeln wollen, je nachdem, was das Richtige für uns ist. Falls du für den Anfang ein paar angeleitete Übungen zur Achtsamkeitsmeditation brauchst: Auf meinem YouTube-Kanal habe ich einige davon zusammengestellt, die du dort kostenlos abrufen kannst.

Wie du die Bedeutung dieser Emotionen aktualisieren kannst

Gefühle entstehen nicht nur aus dem Moment heraus. Sie sind auch Echos aus der Vergangenheit. Es gab eine Zeit in deinem Leben, als es wichtig für dich war, alles zu tun, um die Erwachsenen in deiner Umgebung zufriedenzustellen und ihre Anerkennung zu gewinnen, da du so die Bindung zu ihnen aufrechterhalten konntest. Als Kind hatte diese Bindung eine übergeordnete Relevanz für dich, die jedes andere Bedürfnis verdrängte. Damals ergab dein Verhalten absolut Sinn. In Beziehungen zwischen Erwachsenen kann dieses Schuldgefühl beinahe automatisch entstehen und immer dann zum Vorschein kommen, wenn du deine eigenen Bedürfnisse ins Spiel bringst. Aber während dieses Gefühl dich früher unter Umständen auf eine drohende Gefahr hingewiesen hat, muss seine Bedeutung nun vielleicht aktualisiert werden, hin zur Kennzeichnung von etwas Positivem: Du setzt dich zur Wehr, gibst acht auf dich, machst deine Bedürfnisse geltend, stehst für dich selbst ein und stellst dich dem Konflikt, statt einfach eine Niederlage einzustecken.

Lerne, dein eigenes Urteil mehr zu fürchten als das der anderen

Wenn wir lernen, wie wir uns selbst behaupten, spielen andere Menschen eine große Rolle. Wir wünschen uns so sehr, dass sie uns mögen und für gute Menschen halten, die es wert sind, sich mit ihnen zu beschäftigen. Gleichzeitig haben wir aber auch Angst davor, verlassen zu werden, und wenn wir es für möglich halten, eine Person zu verlieren, die uns viel bedeutet, stufen wir ihre Meinung von uns höher ein als unsere eigene. Dann sagen wir uns so etwas wie: «Solange ich dafür sorge, dass es allen in meinem Umfeld gut geht und sie mich mögen, fühle ich mich sicher in der Beziehung. Solange sie mich akzeptieren, ist es nicht so wichtig, was ich selbst von mir halte.» Wenn uns der Gedanke kommt, wir könnten in den Augen einer anderen Person nicht als guter Mensch angesehen werden, wenn wir Nein sagen, kann das an unserer umgänglichen Natur liegen, aber auch das Ergebnis von Erfahrungen in unserer Kindheit und frühen Jugend sein, aus denen wir gelernt haben. Genau wie die

Bedeutung, die wir Schuldgefühlen geben, müssen auch diese Lektionen aktualisiert werden.

Es ist ganz normal, Angst vor den Vorwürfen anderer zu haben, doch die Angst davor, dir selbst Vorwürfe machen zu müssen, muss größer sein. Natürlich gibt es immer Menschen in deinem Leben, auf deren Meinung du Wert legst, wenn es jedoch um deine grundlegenden Lebensentscheidungen geht, liegt die Verantwortung allein bei dir. Deshalb müssen deine eigenen Werte der Kompass sein, der bestimmt, ob du diese Richtung einschlägst oder jene.

Dies vorausgeschickt, ist es allerdings nicht so, als könnte man einfach eines Morgens aufwachen und sich sagen, dass man von nun an nur noch nach der eigenen Anerkennung strebt und nicht mehr so viel auf das gibt, was andere von einem denken könnten. Um ein Selbstbild aufzubauen, das mehr ist als ein Schwamm, der nur darauf wartet, den Überschuss der anderen in sich aufzusaugen, musst du aktiv werden. Du musst Routinen brechen, Neues ausprobieren, dich selbst in unterschiedlichste Situationen bringen, um herauszufinden, wie du daraus hervorgehst, oder auch Kontakte und Aktivitäten wiederaufnehmen, die früher zu deinem Leben gehörten, einfach weil du Freude daran hattest. Allein durch Nachdenken wirst du nie zu dem Menschen, der du sein willst. Das wirst du nur, indem du es lebst. Vor diesem Hintergrund musst du, wenn du lernen willst, wie du dich auch in Situationen behaupten kannst, in denen du Angst vor Ablehnung hast, dir selbst gegenüber die Verpflichtung eingehen, angesichts dieser Gefahr immer gut auf dich zu achten. Unsere tief sitzende Angst, verlassen zu werden, macht so viel von unserem Drang aus, Ja zu sagen, obwohl wir Nein sagen müssten. Damit gehen wir auf Nummer sicher, wenn man so will. Sich dagegen am eigenen Leben und dem eigenen Selbstbild zu orientieren, stärkt wiederum das Selbstvertrauen, dass man es überleben kann, verlassen zu werden. Bis dahin wird das

Einhalten gesunder Grenzen mit mehr Angst verbunden sein als nötig.

Finde heraus, wie ein Nein alles verändern kann

Wenn du dir angewöhnt hast, auf alle Möglichkeiten, die dir angeboten werden, pauschal mit «Meinetwegen» zu antworten, verlierst du nur zu leicht das Gespür für dich selbst als Menschen mit eigenen Präferenzen; schon bald kannst du dir nicht mehr vorstellen, wie das Leben aussehen könnte, wenn du für deine Bedürfnisse einstehen würdest. Nimm dir deshalb ein wenig Zeit, um dir ein Bild davon zu machen.

Probier's mal damit

Ohne eine klare Vorstellung von seinem Ziel kann man es kaum erreichen. Nimm dir also die Zeit, dir ein möglichst genaues Bild dessen auszumalen, worauf du hinarbeitest, indem du – schriftlich – detailliert auf die unten stehenden Fragen antwortest.

Stell dir einen Tag vor, an dem du all deine verschiedenen Tätigkeiten und Interaktionen mit dem festen Glauben in Angriff nimmst, dass deine eigenen Präferenzen, Werte und Prinzipien dieselbe Gültigkeit besitzen wie die aller anderen. Du hast dich dazu verpflichtet, einen ganzen Tag lang nicht auf deinen eigenen Bedürfnissen herumzutrampeln.

- Wie genau würde das aussehen?
- Beschreibe ganz konkret, was du anders machen würdest.
- Wo würde das Wort «Nein» auftauchen, wo es bisher nicht aufgetaucht ist?
- Wofür bräuchtest du den meisten Mut?
- Was könntest du verlieren, und was könntest du gewinnen?
- Und jetzt stell dir vor, du würdest das erfolgreich jeden Tag

durchziehen. Wie könnte dein Leben sich nach einem Jahr verändert haben?

- Auf welche Weise würden die Menschen in deinem Leben auch davon profitieren?

Wenn ein Nein nicht gehört wird

Hast du Probleme damit, Nein zu sagen, oder akzeptiert dein Gegenüber kein Nein als Antwort? Im zweiten Fall verletzt die andere Person deine Grenzen. Der Schlüssel zur Veränderung liegt darin, deine eigene Rolle dabei zu überprüfen. Es ist ein Fehler anzunehmen, dass andere Menschen sich lediglich neutral verhielten. Sei auf der Hut vor Anzeichen von Manipulation. Damit soll es dir schwerer gemacht werden, deine gesunden Grenzen aufrechtzuerhalten, und du sollst dich machtlos fühlen. Hier sind ein paar Alarmzeichen, auf die du achten solltest:

- Die andere Person lügt, macht Ausflüchte und gibt dir die Schuld an Dingen, für die sie verantwortlich ist.
- Sie hält unangenehme Wahrheiten zurück und erzählt dir nur den Teil der Wahrheit, der ihren Absichten dient.
- Gaslighting: Dies ist eine Form der Manipulation, die dazu führt, dass jemand beginnt, die eigene Wahrnehmung der Wirklichkeit und das eigene Urteil infrage zu stellen und anzuzweifeln. Dadurch entsteht eine Abhängigkeit von der als Gaslighter bezeichneten Person, die sich selbst als beste und einzige Wahrheitsquelle darstellt.
- Passiv-aggressives Verhalten.
- Freundliche Gesten und Gefälligkeiten, die an Bedingungen geknüpft sind und später dazu verwendet werden, deine Entscheidungen zu beeinflussen.
- Die andere Person schlüpft in eine Opferrolle, weist dir die Rolle als Retter:in zu und appelliert an deine Anteilnahme

und dein Verantwortungsgefühl ihr gegenüber. Wenn du dich nicht um sie kümmerst, weigert sie sich, das selbst zu tun.

- Wenn du versuchst, auf deinen eigenen Bedürfnissen zu bestehen, nimmt sie die Opferrolle ein und stellt dich als Übeltäter:in dar: «Wie kannst du es wagen, von deinen Bedürfnissen zu sprechen? Du glaubst, dir geht's schlecht? Hier ist eine Liste mit Dingen, weswegen es mir noch viel schlechter geht.»
- Sie lässt dich im Unklaren darüber, was sie genau will, und drückt bei dir auf die Gefühlstube, egal, ob sie nun an deine Schuldgefühle, deine Ängste oder dein Pflichtgefühl appelliert.
- Ständige in Liebesbeteuerungen verpackte Kritik und der Versuch, dir einzureden, dass alles nur zu deinem Besten geschieht, weshalb du es nicht so persönlich nehmen sollst.
- Du wirst in ein Alles-oder-nichts-Denken gedrängt: entweder deine Bedürfnisse oder die der anderen Person. Darin steckt die Implikation, dass du, wenn du dich um deine Bedürfnisse kümmerst, ihre völlig außer Acht lässt.

Wenn du eins oder mehrere dieser Anzeichen bemerken solltest, ist das kein Grund, nicht mehr für dich selbst einzustehen; vielmehr bedeutet es, dass du dich sehr gut mit den Durchsetzungsfähigkeiten vertraut machen musst, die dir zur Verfügung stehen. Du musst sie trainieren und lernen, genau hinzusehen, um zwischen gesunden sozialen Beziehungen und solchen zu unterscheiden, die an die Bedingung geknüpft sind, dass du keine eigenen Bedürfnisse und Präferenzen hast und dich nicht selbst behaupten kannst.

Wenn du künftig erfolgreicher für dich eintreten willst, musst du dich zunächst mit den wichtigsten Kommunikationsfähigkeiten wappnen. Der Erwerb dieser Kompetenzen gehört zu den wertvollsten Inhalten einer Therapie, und wenn du die Möglichkeit hast, gemeinsam mit einer Therapeutin oder einem Therapeuten daran zu arbeiten, profitierst du von regelmäßigen Rückschauen darauf, wie deine neuen Kenntnisse sich in deinem Leben niederschlagen und wie du dich bremsen kannst, wenn du Gefahr läufst, in alte Gewohnheiten zurückzufallen.

Durchsetzungsvermögen ist allerdings weit mehr als reine Kommunikationskompetenz. Es geht auch darum, eine so klare Vorstellung deiner Werte und Ziele sowie des Menschen zu entwickeln, der du sein willst, dass es dir viel leichter fällt zu erkennen, was du in unterschiedlichen Situationen willst und warum. Es wird leichter zu erkennen, wann du nachgeben kannst und wann du den Mut aufbringen musst, für deine Bedürfnisse einzustehen.

Nimm dir also zuallererst ein wenig Zeit dafür, eine klare Vorstellung davon herauszubilden, was dir wichtig ist und wie du dich im Leben und in deinen Beziehungen zu anderen Menschen verhalten möchtest, wobei deine persönlichen Werte im Mittelpunkt stehen müssen. Eine Anleitung hierfür findet sich im Anhang.

Sobald du deine Ziele klar abgesteckt hast, kannst du dich den Gefühlen zuwenden, die aufkommen, um dir zu signalisieren, wann du dich selbst behaupten musst, auch wenn du vielleicht den Drang verspürst, nachzugeben. In dieser Situation kannst du deine Gefühle nun mit den klaren Wertvorstellungen abgleichen, an denen du dich im Leben orientieren willst. Das leitet dich bei deinen Entscheidungen und verhindert, dass du vom Wunsch überrollt wirst, anderen zu gefallen.

Wenn du beschließt, für dich einzustehen, aber nicht sofort reagieren musst, nutze die Chance, um das überzeugendste Argument, das dir einfällt, vorzubereiten. Schreib auf, was du geltend machen willst, und die Gründe dafür. Vermeide dabei Bewertungen und Schuldzuweisungen, die dein Gegenüber in eine Abwehrhaltung drängen könnten. Vergiss nicht, dass es sich hier nicht um eine Angriffsschlacht handelt. Vermutlich willst du die Beziehung zur anderen Person nicht zerstören. Das kann jedoch leicht passieren, wenn du offene Aggression zeigst, in die Luft gehst, herumbrüllst und Forderungen stellst. Aber auch passive Aggression kann großen Schaden anrichten. Vermeide daher auch versteckte Aggressionen, die sich in Sarkasmus oder dem Präsentieren der kalten Schulter äußern könnten. Zeige deinem Gegenüber, dass du auch an seine Bedürfnisse und Wünsche denkst. Halte dabei jedoch immer an deiner Entscheidung und den Gründen dafür fest.

Hier findest du eine kleine Checkliste, wie du deine Bedürfnisse klar kommunizieren kannst:

1. Versuche, dein Verständnis der Situation so neutral und objektiv wie möglich darzulegen, um dein Gegenüber nicht in eine Verteidigungshaltung zu drängen.
2. Es ist vollkommen in Ordnung anzusprechen, wie du über die Situation denkst. Dabei solltest du dich aber stets auf die spezifischen Umstände und das konkrete Verhalten beziehen. Lass dich nicht zu Verallgemeinerungen verleiten, mit Behauptungen wie «Das passiert immer» oder pauschalen Aussagen über den Charakter der anderen Person. Versuch's doch statt mit «Ich hasse es, wie du immer ...» mal mit «Wenn du X machst, fühle ich mich Y».
3. Wenn du Nein sagen willst, schleich nicht um den heißen Brei herum. Komm direkt zur Sache und kommuniziere so klar und präzise wie möglich.

4. Wenn du eine positive Reaktion erhältst und die andere Person dir Zugeständnisse macht und deinen Standpunkt respektiert, sei anständig genug, dich im Gegenzug dankbar zu zeigen. Damit werden solche Verhaltensmuster für die Zukunft gefestigt und gestärkt.
5. Wenn die andere Person nicht so positiv reagiert und auf dem Versuch beharrt, die Grenzen, die du gezogen hast, zu überschreiten, oder anfängt, dich zu beschimpfen und anzuschreien, konzentriere dich weiter auf dein Anliegen. An dieser Stelle kommt der Trick mit dem Sprung in der Platte ins Spiel: Halte an deinen vorbereiteten Argumenten fest und scheue dich nicht, sie so oft wie nötig zu wiederholen.
6. Ob du dir nun feste Formulierungen zurechtgelegt hast oder nicht, entscheidend ist dein Auftreten. Blicke deinem Gegenüber ruhig in die Augen, lass Selbstvertrauen erkennen und sprich bestimmt, aber ohne Aggressionen. Wenn du das Gespräch bereits sichtlich eingeschüchtert beginnst oder anfängst, wütend und unkontrolliert herumzuschreien, schmälerst du die Wirkung deiner eigenen Argumente erheblich, und deine Chancen zu erreichen, was du willst, sinken rapide.
7. Es ist absolut in Ordnung, einen Kompromiss einzugehen, der für euch beide akzeptabel ist. Vergewissere dich aber, dass er wirklich akzeptabel für euch beide ist. Hinterlässt ein scheinbarer Kompromiss ein bitteres Gefühl in dir, hast du das Gespräch vermutlich zu früh aufgegeben.

Zusammengefasst

- Es ist ein gefährlicher Irrglaube zu meinen, ein guter Mensch müsse immer den Forderungen der anderen nachgeben, stets die Person sein, die «Okay» sagt, und sich in alle Richtungen verbiegen, um es allen um sich herum recht zu machen. Wenn du aber entsprechend deiner eigenen Vorstellung von einem «guten Menschen» leben willst, ist Selbstbehauptung der einzige Weg dorthin. Wenn du dich nicht selbst behauptest, wirst du in jede Richtung gezogen, die das Leben gerade nimmt.
- Es wird Zeiten in deinem Leben geben, wo du selbst für dich oder einen geliebten Menschen einstehen musst und dich auf niemand anderen verlassen kannst. Dann brauchst du sowohl den Mut, deine eigenen Bedürfnisse zu vertreten, als auch die Fähigkeiten, mit anderen zu verhandeln, die sich nicht so viele Gedanken darüber machen, ob man sie nett findet. Die gute Nachricht ist: Diese Fähigkeiten lassen sich durch Übung erwerben.
- Wenn du anfängst, deine Durchsetzungsfähigkeit zu trainieren, wird ein Nein mit Schuldgefühlen gekoppelt sein. Aber diese Schuldgefühle sind womöglich ein Echo aus der Vergangenheit. Sie bedeuten nicht notwendigerweise, dass es falsch war, Nein zu sagen. Wenn deine Entscheidung deinen Werten entspricht, kannst du dich über diese Gefühle, die der Vergangenheit angehören, hinwegsetzen.
- Oft fühlt es sich leichter an, einen möglichen Konflikt zu vermeiden, obwohl du eigentlich für dich selbst einstehen und Nein sagen müsstest. Aber dieser leichtere Weg höhlt dich mit der Zeit aus, und

die negativen Folgeerscheinungen zeigen sich später.

- Die Herausforderung liegt zum großen Teil darin, die Unentschlossenheit und den Widerwillen, sich dem möglichen Konflikt frontal zu stellen, zu durchbrechen.
- Durchsetzungsfähigkeit wird oft mit reiner Kommunikationskompetenz gleichgesetzt. Wenn du dich aber selbst behaupten willst, ist es mit am schwierigsten zu wissen, wann du deine Fähigkeiten einsetzen musst. Sobald du dich mit den nötigen Tools gewappnet hast, musst du dir darüber klar werden, wer du in deinen Beziehungen und deinem weiteren Umfeld sein willst. Dann wird es einfacher zu erkennen, wann du nachgeben kannst und wann du den Mut aufbringen musst, dich zu behaupten.
- Die lebenslange Gewohnheit, anderen gefallen zu wollen, verschwindet nicht über Nacht. Daher wird es immer wieder passieren, dass du zwar die Notwendigkeit erkennst, für dich einzustehen, aber den starken Drang verspürst, dennoch nachzugeben. In solchen Situationen besteht die Gefahr, dass du überrollt wirst, bevor du Zeit hattest, über die Werte nachzudenken, nach denen du leben willst. Manchmal wirst du dich selbst überraschen und deine neuen Fähigkeiten ganz spontan einsetzen. Ein andermal wirst du in alte Muster zurückfallen. Das muss nicht schlimm sein, wenn du bereit bist, daraus zu lernen. Überlege, was es dir diesmal schwer gemacht hat und wie du das beim nächsten Mal überwinden könntest. Das wird dir in künftigen ähnlichen Situationen bei deinen Entscheidungen helfen.

«Es ist ganz normal, Angst vor den Vorwürfen anderer zu haben, doch die Angst davor, dir selbst Vorwürfe machen zu müssen, muss größer sein.»

Unbedingt lesen ...

KAPITEL 6

Wenn du es mit passiv-aggressiven Menschen zu tun hast

«Niemand kann dich ohne deine Zustimmung dazu bringen, dich minderwertig zu fühlen.»
Eleanor Roosevelt

MEIN BRIEF AN DICH

«Ich gratuliere dir zu deinem Erfolg. Du warst schon immer einer von denen, die mehr zuwege bringen, als man ihnen zutraut.» Autsch. Was zunächst wie das zugewandte Lob eines Freundes klingt, bekommt unvermittelt einen Beigeschmack, eine subtile Spitze, die dir noch Tage danach durch den Kopf geht. Eine Bemerkung, die sich so leicht abschütteln lässt wie ein Witz, kann man eigentlich kaum infrage stellen. Damit bleibst du allein mit deinen plötzlichen Zweifeln, was dieser Freund wirklich von dir hält. Eine direkte Ohrfeige wäre als Botschaft sehr viel einfacher zu lesen gewesen.

Passive Aggression kann aus jeder Ecke kommen. Seien wir ehrlich, jeder von uns versucht es ab und zu mal damit. Es ist nur menschlich, sich unreifer und dummer Kommunikationsansätze zu bedienen, solange man es nicht besser weiß. Ein paar zweideutige Bemerkungen von jemandem, den wir nicht besonders gut kennen, machen uns zwar auch zu schaffen, aber nichts gibt uns so sehr das Gefühl, ausgestoßen und allein zu sein, wie das passiv-aggressive Verhalten eines Menschen, von dem wir glaubten, er stünde hinter uns. Dieser Moment, in dem dir instinktiv klar wird, dass er dich – nur ein bisschen – leiden und zucken sehen will. Oder dass ein kurzer Triumph über dich ihm mehr bedeutet als eure Beziehung. Der schmerzliche Augenblick, wenn du einen Blick auf die bitteren Absichten hinter dem süßlichen Schleier des Lächelns erhaschst. Eine derartige Erkenntnis fügt dem Bild, das du bislang von diesem Menschen hattest, Risse zu, aus denen langsam das Vertrauen sickert, auf eine Weise, dass es niemals wieder ganz hergestellt werden kann.

Natürlich tut es weh, auf passiv-aggressives Verhalten zu stoßen. Lass dich von dem Schmerz aber nicht zu sehr ablenken. Mach einen Schritt zurück, um einen besseren Überblick zu bekommen. Aus dieser Erfahrung und allen, die noch folgen werden, kannst du viel lernen. Das wird nicht das letzte Mal gewesen sein, dass du einer Person begegnest, die indirekte Aggression als Kommunikationsmittel benutzt. Wappne dich daher mit einigen Lehren, die du daraus ziehst, für die Zukunft. Wir sollten uns im Umgang mit derart schlangenhaftem Verhalten ausreichend Geschick zulegen, um die Züge dieser Menschen vorausahnen und ihnen mit wissendem Lächeln begegnen zu können, ohne uns von unseren Zielen abbringen oder gar von der Versuchung bezwingen zu lassen, uns auf ihre Stufe herabzubegeben und die Sache auszufechten. Wieso sollten wir uns von ihrer Art der Aggression einschüchtern lassen oder versuchen, sie mit unserer einzuschüchtern? Wieso sollten wir im Gerangel um die Opferrolle die Nerven verlieren? Nein. Solche Machtspielchen sind nicht zu gewinnen, und du schwächst dich nur selbst, wenn du dich darauf einlässt.

Dich in Streitereien mit Menschen einzulassen, die deutlich zeigen, dass sie nicht hinter dir stehen, lenkt dich nur von den viel größeren und wichtigeren Zielen ab, die du dir selbst gesetzt hast.

Betrachte die Lehren, die du aus dem Umgang mit solchen Leuten ziehen kannst, und lass die Begegnung hinter dir, sobald du daraus mitgenommen hast, was dir nützt. Lass sie nicht in dir schwären, indem du der Versuchung nachgibst, weiter darüber nachzugrübeln. Richte deinen Scheinwerfer nicht auf die Selbstzweifel, die sie mit ihrer Taktik ausgelöst haben. Damit zersetzt du dein Selbstvertrauen. Diese Gefühle von Unsicherheit und Verunsicherung sind nur in dir aufgekommen, weil passiv-aggressives Verhalten genau das erreichen soll. Diese Gefühle sind eine Folge des Verhaltens der anderen Person, nicht deiner scheinbaren Unzulänglichkeiten.

Toolkit

Manchmal merkt man überhaupt nicht, wie dunkel es geworden ist, bis jemand kommt und ein Licht anmacht. Genauso kann es, wenn jemand plötzlich anfängt, sich passiv-aggressiv zu verhalten, schwer sein herauszufinden, wieso man sich auf einmal so nervös und allein fühlt. Daher befasst sich der erste Teil dieses Abschnitts mit einigen Erscheinungsformen, die passiv-aggressives Verhalten annehmen kann, sowie mit einer Reihe von Gründen, weshalb manche Menschen sich anderen gegenüber auf diese Weise verhalten. Zu verstehen, warum so etwas geschieht, dient nicht dazu, ein solches Verhalten zu rechtfertigen, sondern soll uns dabei helfen, dem Drang zu widerstehen, es persönlich zu nehmen. Passiv-aggressives Verhalten vermag so starke Selbstzweifel in der Zielperson auszulösen, dass unser Vermögen, auf Distanz dazu zu gehen und es als das zu sehen, was es wirklich ist, entscheidend ist. Darin liegt der Schlüssel zu unserer Resilienz und der Fähigkeit, die Antwort auf ein solches Verhalten zu finden, die uns am besten hilft.

Wie man passiv-aggressives Verhalten erkennt

Es ist nicht immer leicht, passiv-aggressives Verhalten zu erkennen. Am ehesten merkst du es an den Auswirkungen, die du instinktiv spürst. Den Auswirkungen, die damit erreicht werden sollten. Deine innere Ruhe macht Anspannung, Angst und Verwirrung darüber Platz, was sich auf einmal verändert hat. Oberflächlich betrachtet scheint alles in Ordnung, aber du fühlst dich plötzlich nicht mehr ganz so sicher wie zuvor. Die Person, von der du dachtest, sie hätte nur dein Bestes im Sinn, sät subtile Zweifel. Vielleicht verspürst du einen Hauch von Feindseligkeit, weil ihr Lächeln nicht so recht zu den Gefühlen passt, die ihre Worte in dir ausgelöst haben.

Vielleicht hast du auch auf einmal das Gefühl, dass ihr zwei nicht mehr am selben Strang zieht. Dein Gegenüber versucht plötzlich, dich in einem Spiel zu übertreffen, von dem du gar nicht wusstest, dass du es spielst. Dir wird bewusst, dass du die Grenzen überschritten hast, innerhalb derer diese Person dich akzeptieren kann. Du bist einfach reingetappt wie in eine Glastür, die du von dahinten nicht sehen konntest. Zwischen euch war alles in Ordnung, bis es nicht mehr in Ordnung war. Dein Gegenüber war nicht mehr einverstanden mit dem Kräfteverhältnis zwischen euch und hat spontan ausgekeilt, um die Dinge wieder ins vermeintliche Gleichgewicht zu bringen. Er will die Oberhand zurückgewinnen, ohne zugeben zu müssen, dass er sie überhaupt verloren hat. Womöglich schlüpft er sogar in die Opferrolle, als würde er sich nach einem langen Tag in einen bequemen Sessel fallen lassen, und es bleibt dir überlassen, herauszufinden, was du falsch gemacht hast. Wenn dich das verunsichert, fühlt sich dein Gegenüber sofort wieder wichtiger und meint, diese Runde gewonnen zu haben.

Du kannst passiv-aggressives Verhalten daran erkennen, dass eine Person ihre negativen Gefühle indirekt über eine Art stumme Feindseligkeit ausdrückt. Auf folgende verräterische Zeichen solltest du achten:

- Zweideutige Bemerkungen
- Sarkasmus
- Mit Beleidigungen garniertes Lob
- Eine Absprache, auf die ihr euch verständigt habt, wird absichtlich nicht eingehalten
- Plötzliche schlechte Laune, Kälte, Desinteresse
- Schleichendes Ausschließen aus deinem Freundeskreis
- Gerüchte werden gestreut, Zweifel an deinem Charakter werden gesät
- Die Einwilligung, etwas zu tun, wobei aber klargemacht wird, dass dein Gegenüber absolut keine Zeit und Lust dazu hat oder es ihm Scherereien einbringen wird
- Subtile Bemerkungen in oberflächlich-freundschaftlichen Gesprächen, die an deiner Selbstachtung nagen und dazu führen, dass du an dir selbst zweifelst und dich fragst, was die anderen wirklich von dir halten

Wenn die Kommunikation so oder ähnlich abläuft, verstecken sich unter der Oberfläche wahrscheinlich Neid, Eifersucht und/oder andere unangenehme Emotionen.

Führt das zum Ende einer Freundschaft?

Wir alle legen im Verlauf des Erwachsenwerdens passiv-aggressives Verhalten an den Tag. Der Unterschied besteht zwischen jenen, die mit zunehmendem Alter Reife erlangen, und jenen, die das nicht tun. Ein paar kühle Bemerkungen in einem schwachen Moment lassen sich abschütteln. Ein Muster aber, das sich stets wiederholt, lässt eine Beziehung, die gesund und erfüllend war, nach und nach schädlich bis zerstörerisch werden.

Für Menschen mit einer Tendenz zu verstecktem Narzissmus sind ein passiv-aggressives Kommunikationsmuster und die Darstellung der eigenen Person als Opfer geradezu klassisch-typische Verhaltensweisen. Die übliche Erzählung lautet in etwa wie folgt: «Ich habe es im Leben schwerer als alle anderen, und dafür solltest du dich schuldig fühlen. Du solltest mich nie um mehr bitten oder gegen meine Erwartungen an dich verstoßen. Falls doch, wirst du zum Übeltäter in meiner Opfergeschichte.» Ungeschriebene Gesetze wie diese sind nicht Teil einer gesunden Partnerschaft.

Woher kommt dieses Verhalten?

Um zu lernen, wie du mit passiv-aggressivem Verhalten umgehen kannst, ist es hilfreich, dir die Zeit zu nehmen, darüber nachzudenken, warum sich jemand dir gegenüber so verhält. Sonst führen die Unsicherheit und Selbstzweifel, die durch passiv-aggressives Verhalten gesät werden, dazu, dass du dich zu fragen beginnst, ob es an dir liegt, obwohl es viel wahrscheinlicher das Muster der passiv-aggressiven Person in ihren Beziehungen zu anderen widerspiegelt. Es zu verstehen, bedeutet absolut nicht, es zu rechtfertigen oder gutzuheißen. Es soll dir dabei helfen, auf Distanz dazu zu gehen und es als das zu erkennen, was es ist – was es über dein Gegenüber aussagt, nicht über dich.

Um ehrlich zu sein: Der Grund, warum Menschen sich passiv-aggressiv verhalten, ist, dass es so häufig funktioniert. Und jene, die wir damit verletzen, können uns dafür nicht zur Rechenschaft ziehen. Niemand bringt uns bei, wie wir mit schwierigen Menschen umgehen sollen. In Wahrheit aber verletzt dieses Verhalten beide Parteien und raubt beiden die Chance, auf eine Weise miteinander zu kommunizieren, die eine Lösung des Problems auch nur annähernd wahrscheinlich macht. Die passiv-aggressive Person verliert ihre Lebensfreude, aus jeder

Schwachstelle strömt Verbitterung, während die andere Person ihre Zeit und Energie damit verschwendet, nicht die Eierschalen zu zerbrechen, auf denen zu laufen sie gezwungen ist.

Wenn wir uns passiv-aggressiv verhalten, liegt das oft an starken unangenehmen Emotionen, verbunden mit einem Gefühl der Machtlosigkeit, etwas daran zu ändern, indem wir offen und direkt darüber sprechen. Nehmen wir beispielsweise einmal an, du hast in deinem Freundeskreis einen gewissen sozialen Status erreicht. Vielleicht verdienst du am meisten oder giltst als die attraktivste oder beliebteste Person. Dann ändern sich plötzlich die Umstände für eine deiner Freundinnen, die damit in den Mittelpunkt der Bewunderung deiner Gruppe rückt. Jedes Mal, wenn du sie siehst, erleidet dein Ego nun einen Schlag. Offenbar hat ihr neuer Erfolg dir etwas weggenommen. Du erträgst es nicht, mitanzusehen, wie sie ihren Ruhm genießt, und freust dich heimlich über jede Gelegenheit, ihr mit einer Bemerkung hier und da über Dinge, die sie verunsichern, einen kleinen Dämpfer zu verpassen. Das könntest du ihr natürlich nie offen sagen. Es wäre so demütigend, dein Neidgefühl zuzugeben, dass die Option, ihr gegenüber ehrlich zu sein, unter keinen Umständen infrage kommt. Also greifst du nach subtileren Wegen, den Neid zum Schweigen zu bringen und deine soziale Punktekarte zu verbessern. Du suchst engeren Kontakt zu den anderen in der Gruppe, schließt deine Freundin aus, wann immer du kannst, und beim allerkleinsten Hinweis auf Abneigung ihr gegenüber, den jemand aus dem Kreis erkennen lässt, stehst du Gewehr bei Fuß, um Öl ins Feuer zu gießen. In solchen Szenarien kommt es oft zu passiv-aggressivem Kommunikationsverhalten. Wenn sich so etwas gegen dich richtet, ist es hilfreich, den Gesamtkontext aus Unsicherheiten, die es ausgelöst und angefacht haben, zu berücksichtigen. Dann nimmst du es weniger persönlich und erkennst darin stattdessen ein Verhaltensmuster, für das allein die passiv-aggressive Person verantwortlich ist.

Wie du darauf reagieren kannst

Wie aber soll man mit passiv-aggressivem Verhalten umgehen? Das Allerwichtigste: Verliere *dich selbst* nicht aus dem Blick. Behalte deine Integrität, deine Ziele und Werte jederzeit fest im Auge. Geh davon aus, dass du den starken Drang verspüren wirst, einzulenken, um die unangenehmen Gefühle zu vermeiden, die in dir hochkommen. Vergiss aber nicht, dass ein Eingehen auf das Spiel der passiv-aggressiven Person nicht der einzige Weg ist. Manchmal, wenn du weder Macht noch Mittel hast, der Situation zu entkommen, musst du das Spiel so lange mitspielen, bis du frei handeln und anders entscheiden kannst. In den meisten Situationen des Alltags jedoch wirst du verlieren, wenn du dich auf den Machtkampf einlässt. Die Entscheidung, ob du das Spiel mitspielst oder nicht, besteht oft in einer Abwägung der Chancen und Risiken. Zu den größten Risiken zählt die allmähliche Zersetzung deiner Integrität. Du verlierst deine Werte und deine Vision des Menschen, der du eigentlich sein willst, aus dem Blick. Manche Schlachten sind von Bedeutung. Mit anderen verschwendest du nur deine Zeit.

Wenn du es mit einer Person zu tun hast, die zu verstecktem Narzissmus neigt, führt der Versuch, die Kränkung direkt anzusprechen, oft zu heftigem Streit, der in einem solchen Schlamassel mündet, dass du bereust, überhaupt versucht zu haben, dich zu behaupten. Die einfache Frage, ob sie dir wirklich wehtun wollte, kann mit einer Bemerkung der Art «Ich hab doch nur einen Witz gemacht! Entspann dich mal» leicht weggewischt werden. Da passiv-aggressives Verhalten mit großer Wahrscheinlichkeit der Angst vor einer direkten Konfrontation entspringt, stößt du so keine Tür zu einer Lösung auf.

Wenn du dich strikt daran hältst, ohne Vorwürfe, transparent und energisch, aber respektvoll vorzugehen, besteht die Möglichkeit, das schwierige Gespräch vorsichtig anzuschneiden. Auch wenn es unwahrscheinlich ist, dass die passiv-aggressive Person sich daraufhin wie durch ein Wunder bei dir entschuldigt, gibst du ihr so doch zu verstehen, dass du das Gefühl hast, ihr Verhalten entspreche nicht dem, was du von ihr kennst. Das ist eine mitfühlende Möglichkeit, darauf hinzuweisen, dass du ihren Spielzug erkannt hast. Bleib aber beherrscht und unbeeindruckt. Gieß kein Öl in ihr Feuer, indem du zeigst, dass du verletzt bist. Sei vorsichtig und klug bei dem, was du tust.

Gibst du in deiner Reaktion irgendwie zu verstehen, dass du getroffen bist, macht das die andere Person in ihren Augen zum Gewinner, was das Risiko beinhaltet, dass sie sich weiterhin so verhält. Das verleiht ihr die Macht, jegliche passiv-aggressiven Absichten mit Leichtigkeit zu leugnen und sich über deine angebliche Überreaktion lustig zu machen, um zu erreichen, dass du dir töricht vorkommst.

Sich aus dem Spiel herauszuhalten und zuzusehen, wie eine passiv-aggressive Person es allein spielt und nach Macht ringt, macht dagegen dich zum wahren Gewinner. Du musst nur beobachten und lernen, beobachten und lernen. Spiel nicht mit und glaub auch nicht, du könntest sie von ihren schlechten Kommunikationsentscheidungen erlösen. Das kannst du nicht. Erkenne deinen Wert als eigenständige Persönlichkeit, ob die andere Person das nun gutheißt oder nicht. Vergiss nicht, dass du ebenso viel Glück verdienst wie alle anderen, ob das die andere Person nun ärgert oder nicht. Selbst angesichts einer Kränkung liegt große Kraft in der Entscheidung, sich nicht in solche kleinlichen Spielchen hineinziehen zu lassen, die einen nur von einer besseren Lebensweise ablenken.

In engen Beziehungen ist es manchmal notwendig, etwas Abstand zu gewinnen, um einen klaren Kopf zu behalten. Lenke die Wut und Verletzung, die das Verhalten deines Partners in dir ausgelöst hat, aber immer in eine Richtung, die deinen Zielen dient, nicht seinen. Du hast auf die schmerzhafte Weise gelernt, dass diese Person nicht unbedingt dein Bestes im Sinn hat oder zumindest über erbärmliche Kommunikationsfähigkeiten verfügt. Nimm diese Lektion mit und nutze das Wissen, das du aus dieser Erfahrung gewonnen hast. Wehleidig zu werden und dich zu beklagen, ist ein Rückschritt für dich. Mach stattdessen einen Schritt nach vorn, beherrsche dich und passe deine Maßstäbe nicht an andere an, nur um sie zu beschwichtigen.

Zusammengefasst

- Wenn du mit passiv-aggressivem Verhalten konfrontiert wirst, tritt einen Schritt zurück, um den dahinter liegenden Machtkampf zu erkennen. Aus dieser Erfahrung kannst du viel lernen, denn das wird nicht das letzte Mal sein, dass du jemandem begegnest, der indirekte Aggression verwendet, um zu kommunizieren.
- Du kannst passiv-aggressives Verhalten daran erkennen, dass jemand seine negativen Emotionen indirekt durch eine Art stumme Feindseligkeit ausdrückt, wie zum Beispiel zweideutige Bemerkungen, Sarkasmus oder mit Beleidigungen durchsetztes Lob.
- Wenn du lernen willst, wie du mit passiv-aggressivem Verhalten umgehen kannst, ist es hilfreich, dir die Zeit zu nehmen, darüber nachzudenken, warum sich jemand dir gegenüber so verhält. Sonst fragst du dich unweigerlich, ob es an dir liegt, obwohl es viel eher ein Muster der Person in ihrem Umgang mit anderen widerspiegelt.
- Verlier niemals dich selbst aus dem Blick. Behalte deine Integrität, deine Werte und Ziele jederzeit fest im Auge. Denk daran, dass es nicht die einzige Option ist, auf das Spiel einzugehen. In den meisten Situationen verlierst du, wenn du dich auf den Machtkampf einlässt.

«Manche Schlachten sind von Bedeutung. Mit anderen verschwendest du nur deine Zeit.»

Unbedingt lesen ...

KAPITEL 7

Wenn deine Eltern Fehler gemacht haben (und du sie trotzdem in deinem Leben haben willst)

«Anfangs lieben Kinder ihre Eltern; wenn sie größer werden, beurteilen sie sie; manchmal vergeben sie ihnen.»
Oscar Wilde, *Das Bildnis des Dorian Gray*

MEIN BRIEF AN DICH

Alle Eltern haben Fehler gemacht. Aber manche haben sehr viel mehr Fehler gemacht als andere. Es gibt Kinder, denen ein nahtloser Übergang zu einer erwachsenen Beziehung mit ihren Eltern gelingt. Für andere fühlt es sich wie ein ewiger Quell des Schmerzes und der Verwirrung an. Den Großteil dieser Beziehung warst du ein Kind und hattest keinerlei Kontrolle oder Wahlmöglichkeit bezüglich ihrer Gestaltung. Dann aber verwandelt diese Beziehung sich von einer Kind-Erwachsenen-Beziehung zu einer Beziehung zwischen Erwachsenen.

Doch erwachsen zu sein bedeutet nicht unbedingt, dass du nun die Beziehung zu deinen Eltern haben kannst, die du dir immer gewünscht hast. Das Einzige, was du wirklich unter Kontrolle hast, ist, was du selbst zu dieser Beziehung beisteuerst. Das bringt eine gewaltige Verantwortung mit sich, denn du musst sowohl deine eigenen Grenzen durchsetzen, um dich zu schützen, als auch anerkennen, dass du nun in einer Beziehung, die möglicherweise nicht gesund ist, eine neue Rolle innehast.

Wenn wir über unsere Beziehung zu unseren Eltern nachdenken, neigen wir dazu, in das Grundmuster dieser Beziehung zurückzufallen: ich, das Kind, das fokussiert ist auf das, was es von seinen Eltern braucht, das dem nachtrauert, was es früher gebraucht, aber nicht bekommen hat, und davon träumt, die Eltern ändern zu können. Das vielleicht auf den Tag wartet, an dem sie endlich begreifen, welchen Schaden sie die ganze Zeit über angerichtet haben, und von selbst auf den Gedanken kommen, von nun an alles anders zu machen.

Die herzzerreißende, aber auch befreiende Wahrheit dieser neuen Beziehung zwischen Erwachsenen lautet, dass wir niemanden außer uns selbst zu Einsicht und Veränderung zwingen können. Der herzzerreißende Aspekt liegt darin, dass wir oft akzeptieren müssen, dass ein Elternteil zu der Art Beziehung, die wir uns zu ihm wünschen würden, nicht in der Lage ist. Der befreiende Aspekt liegt darin, dass wir die gesamte Beziehung nun mit realistischeren Erwartungen an unsere Eltern führen können, um uns vor dem Schmerz, den ihre individuellen Verhaltensmuster bei uns auslösen, zu schützen und trotzdem ein gewisses harmonisches Verhältnis zu ihnen zu bewahren.

Leicht allerdings ist das nicht. Die meisten Menschen verwechseln das Konzept der Aussöhnung mit dem Konzept des Gewinnens. Wenn der andere bloß erkennen würde, was er alles falsch gemacht hat, ginge es uns gut. Doch der einzige Weg zu einer besseren Beziehung besteht darin, sich selbst zu fragen, inwieweit das eigene Verhalten dazu beiträgt, dass unsere Beziehung auf der Stelle tritt. Sich diese Frage zu stellen, ist nicht einfach. Für manche hat vielleicht das Versäumnis, gesunde Grenzen zu ziehen, zu Verbitterung und Verachtung geführt. Andere haben vielleicht das Gefühl, sie könnten Ansprüche stellen, ohne zu berücksichti-

gen, womit die Eltern selbst zu kämpfen haben. Jede Situation ist einzigartig. Wenn wir aber den Mut haben, die Frage ehrlich zu beantworten, fällt es uns leichter, auch die Antwort auf die nächste Frage zu finden: Mit welchen kleinen Maßnahmen könnten wir diese Beziehung für beide Seiten verbessern? Und wenn wir an der Verbesserung dieser Beziehung arbeiten, was würde das für unser Leben bedeuten?

Toolkit

Unsere Aufgabe beginnt damit, dass wir uns darüber klar werden, ob es für diese Beziehung das Beste wäre, mehr Nähe zu gewinnen oder weniger. Es ist leicht gesagt, dass man eine Beziehung beenden sollte, wenn sie missbräuchlich ist oder uns anderweitig schadet, doch in der Realität sind die Umstände nur selten so eindeutig. Oft gibt es gute wie schlechte Tage. In solchen Fällen kann es nützlich sein, eine Außenperspektive von einer Person einzuholen, der wir vertrauen.

Wenn du aber bereits den Entschluss gefasst hast, dich mit deinen Eltern zu versöhnen und eure Beziehung zu verbessern, findest du hier einige Tools, die dich dabei unterstützen können.

Herausfinden, was möglich ist

Viele Menschen wissen nicht recht, ob sie sich auf dieses schwierige Gespräch mit einem Elternteil einlassen sollen. Bevor du dich in eine Debatte über all die vermeintlichen Unzulänglichkeiten deiner Eltern stürzt, solltest du dir darüber im Klaren sein, was du zu erreichen hoffst. Das Alter allein ist keine Garantie für neu erlangte Weisheit oder emotionale Reife. Eltern können in Bezug auf die Folgen ihrer Fehler so uneinsichtig bleiben wie eh und je. In einem solchen Fall läuft jeder

Versuch, die Verbindung zu deinen Eltern durch so ein Gespräch wiederherzustellen, Gefahr, aggressiv und wütend abgewehrt zu werden. Es ist eine Illusion zu glauben, alles würde besser, wenn sie nur erkennen könnten, wo sie falschgelegen haben. Am meisten erreichen wir, wenn wir uns auf uns selbst konzentrieren.

Wenn wir Differenzen beilegen und eine intensivere Beziehung zu unseren Eltern aufbauen wollen, steht uns oft die Neigung im Weg, uns in Bildern einer idealen Eltern-Kind-Beziehung zu verfangen. Doch die wenigsten Eltern entscheiden sich absichtlich dazu, eine gestörte Beziehung zu ihren Kindern zu haben. Auch sie wiederholen möglicherweise die verhängnisvollen, ihnen selbst aber kaum bewussten Teufelskreise, die in ihrer eigenen Kindheit angefangen haben. Keine dieser Erfahrungen deiner Eltern kannst du ändern, sie bedeuten aber auch, dass deine Erwartungen, zu welcher Art von Beziehung sie überhaupt in der Lage sind, realistisch bleiben müssen.

Vermutlich kennst du die Verhaltensmuster, die deine Eltern an den Tag legen. So gut sogar, dass du einen Streit wahrscheinlich schon vorhersagen kannst, bevor er passiert. Du weißt, wann sie bester Laune sind und wann sie dir die kalte Schulter zeigen oder vor Wut explodieren. Wie immer das in deiner Familie auch aussieht, wenn es vorhersagbare Muster sind, nimm dir die Zeit, darüber nachzudenken. Leg dir zurecht, wie du mit diesen Herausforderungen umgehen und so darauf reagieren willst, dass dein Selbstschutz gewährleistet ist, du aber nicht ebenfalls in alte Muster verfällst und nur noch mehr kaputtmachst.

Die Erwartungen an unsere Eltern herunterzuschrauben, heißt in gewisser Weise, von unserer Rolle als Kind Abschied zu nehmen. Gleichzeitig hilft uns das aber auch dabei, uns nicht mehr so verletzt zu fühlen und weniger deswegen zu streiten. Es schafft ein stilles Wissen und Verständnis, das es uns erlaubt, eine Beziehung um ihre Unzulänglichkeiten herum aufzubauen. Sind sie unzuverlässig, verlass dich nicht auf sie, wenn es um etwas geht, das dir wichtig ist. Reagieren sie auf deine persönlichen Erfolge mit passiv-aggressivem Verhalten, entscheide selbst, ob du ihnen davon erzählen willst. Du kannst von ihnen nichts erwarten, was sie dir auch bisher nicht geben konnten. Es liegt etwas Befreiendes in dem Entschluss, es nicht weiter zu versuchen und sich mit der Art von Beziehung zufriedenzugeben, die zu führen sie in der Lage sind. Das schützt dich auch vor dem Schmerz möglicher Bemühungen, mehr daraus machen zu wollen. Das Ergebnis mag vielleicht nicht das enge Band sein, von dem du immer geträumt hast, doch im Gegenzug bekommst du eine Beziehung, mit der du leben kannst, und du musst nicht mehr darum kämpfen, das Unabänderliche zu ändern.

Vermeide Dramen

Schlüpfst du in die Rolle des Kindes zurück, sobald du dein Elternhaus betrittst? Oder bewahrst du die Reife, die du auch in deinen anderen Beziehungen zu Erwachsenen zeigst? Und wenn es zu Konflikten kommt, übernimmst du dann die Rolle des Opfers und gibst deinen Eltern die Schuld für alles? Vielleicht schikaniert aber auch ein Elternteil den anderen, und du trittst als Retter:in dazwischen.

In destruktiven Beziehungen übernimmt jede beteiligte Person in der Regel eine der folgenden drei Rollen:

Opfer: Das Opfer ist nicht wirklich ein Opfer, doch wenn eine Person in diese Rolle schlüpft, bedeutet das, dass sie sich wie ein Opfer fühlt und verhält. Möglicherweise redet sie sich ein, dass sie in Hinblick auf die anderen Beteiligten oder die Situation nichts tun kann. Sie fühlt sich machtlos, verfolgt und unterdrückt und verweigert sich jedem Versuch, das zu ändern. Eine klägliche Rolle, die es aber erlaubt, sich vor der Verantwortung für Veränderungen mit all den damit verbundenen Anstrengungen und Unannehmlichkeiten zu drücken.

Verfolger:in: Diese Person übernimmt entweder selbst die Rolle des Bösewichts in der Geschichte oder wird von den anderen hineingedrängt. Sie kann vorwurfsvoll, überheblich, mäkelig oder herrschsüchtig wirken. Wenn man sie darauf anspricht, kann sie eine Verteidigungshaltung einnehmen oder in die Rolle des Opfers schlüpfen und die Verantwortung den anderen überlassen.

Retter:in: Die Rolle des Retters oder der Retterin zu übernehmen, bedeutet häufig, dass man sich einmischt, sich um eine Sache kümmern will, weil man sich sonst schuldig fühlt. Wenn die betreffende Person mit ihren Anstrengungen jedoch kaum etwas erreicht, kann sie wütend werden und in die Rolle des Verfolgers bzw. der Verfolgerin wechseln. War ihr Eingreifen dagegen hilfreich, wird das Opfer dadurch in seiner Sicht als machtlos bestärkt und bleibt in dieser Rolle stecken. Der Retter oder die Retterin wird mit dem oberflächlich guten Gefühl belohnt, anderen geholfen zu haben, geht dafür aber oft eigenen Problemen aus dem Weg.

In jedem Konflikt gilt, dass die anderen dazu animiert werden, die übrigen Rollen zu besetzen, wenn eine Person eine dieser drei Rollen übernimmt. Aber alle diese Rollen sind dysfunktional und führen nur zu einer zusätzlichen Belastung der Gesamtsituation. Während die Einzelnen zwischen den Rollen hin- und herwechseln, um sich gegenseitig zu manipulieren, übernimmt keiner Verantwortung für die Suche nach einer friedlichen Lösung und die Wiederherstellung der Verbindung auf eine redliche Weise.

Schau mal, ob du bei Konflikten in deiner Familie erkennen kannst, in welche Rolle die Personen jeweils schlüpfen, oft ohne es selbst zu wissen. Solltest du merken, dass du dazu neigst, bei deinen Eltern die Opferrolle einzunehmen, kannst du das ändern, indem du den Fokus nicht mehr auf all die Probleme legst, die du gar nicht willst, sondern dich darauf konzentrierst, was du dir von dieser Beziehung oder Situation erhoffst. Gib dir bewusst Mühe, in jeder schwierigen Situation erkennbar Verantwortung zu übernehmen, und geh tapfer alle Schritte, die nötig sind, um die Dinge zum Besseren zu wenden.

Wenn du erkennst, dass du dazu neigst, in die Rolle der Retterin zu schlüpfen und es dem Opfer damit zu ermöglichen, in seiner Rolle zu verharren, erliege nicht der Versuchung, in die Rolle der Verfolgerin zu wechseln, sobald du dich frustriert oder enttäuscht fühlst. Bemühe dich, die Person, die das Opfer spielt, als handlungsfähig zu betrachten, auch wenn sie selbst das noch nicht kann. Schieß nicht übers Ziel hinaus, indem du ihr Entscheidungen oder Handlungen abnimmst, zu denen sie selbst fähig ist, wie verlockend das auch sein mag. Die Person in der Opferrolle ermutigt dich vielleicht sogar dazu, ihr Dinge abzunehmen, doch du darfst nie vergessen, dass sich das nur so *anfühlt*, als würdest du helfen. In Wahrheit ermöglichst du ihr dadurch nur, in der Opferrolle zu verharren.

Wenn du auch bereit bist zu erkennen, wann du in die Rolle des Verfolgers schlüpfst, versuch ganz bewusst, dich darauf zu verlegen, bestimmt aufzutreten statt bestrafend; fordernd zu sein, ohne beherrschend zu wirken. Widersteh dem Drang, Vorwürfe zu machen oder dich irgendwie überlegen zu verhalten. Das würde die andere Person nur dazu einladen, in die Opferrolle zu schlüpfen, und ihr bleibt alle in diesem ewigen Kreislauf gefangen.

Vermeide die schlimmsten Gewohnheiten in Beziehungen

Die negativen Kommunikationsmuster, die häufig mit der Zerstörung von Liebesbeziehungen verbunden werden, haben ebenso verheerende Auswirkungen, wenn du versuchst, unangenehme Gespräche mit deinen Eltern zu führen. Ruf sie dir daher vor jedem Zusammentreffen mit deiner Mutter und/oder deinem Vater ins Gedächtnis und vermeide sie um jeden Preis.

Vorwürfe: Dabei geht es nicht um die konstruktiven Formen von Kritik, die der anderen Person helfen, voranzukommen. Sondern um solche Attacken, die ihr das Gefühl geben, ein hoffnungsloser Fall zu sein. «Du warst schon immer so eine herzlose Mutter! Du bist seit jeher ein so liebloser Vater! Warum besuchst du mich nie?»

Geringschätzung: Herabsetzende Bemerkungen, sarkastische Kommentare und Beleidigungen sowie die Missachtung der Sorgen der anderen Person. Wenn Geringschätzung in unsere Kommunikation einsickert, fühlt sich das für uns vielleicht ganz subtil an, doch sie verfehlt ihre verletzende Wirkung nur selten und führt eher dazu, dass die andere Person eine Verteidigungshaltung einnimmt, als dass es ihre Bereitschaft fördert, uns wirklich zuzuhören.

Abwehr: Abwehr kann sich wie eine spontane Reaktion auf Vorwürfe anfühlen, spiegelt aber den Versuch wider, in die Opferrolle zu verfallen und weder Eigenverantwortung zu übernehmen noch auf reife Art mit der anderen Person zu interagieren.

Mauern: Am Ende des Familientreffens verlässt du schäumend vor Wut das Haus und lässt drei Monate verstreichen, ehe du wieder mit deinen Eltern redest. Bis zum nächsten Mal, wenn eine ähnliche Situation eintritt, weil in der Zeit, in der du deine Eltern abgeblockt hast, nichts gelöst wurde.

Schreib einen Brief, den du nie abschickst

So etwas wird oft in einer Therapie gemacht. Es ist eine Möglichkeit, sich Klarheit über Beziehungen zu verschaffen, die uns verwirren und voll widerstreitender Erinnerungen und Interaktionen stecken. Wenn du weißt, dass dein Vater oder deine Mutter nie dazu bereit oder in der Lage sein wird, dir zuzuhören und mit dem Ziel, die Probleme zu lösen, mit dir zu reden, oder wenn es dir unmöglich erscheint, ein Gespräch zu führen, ohne dass es im Streit endet, ist dies eine interessante Übung, die dir hilft herauszufinden, was du loslassen kannst und in welche Richtung die Beziehung sich deinen Wünschen nach entwickeln soll, auch ohne dass der Adressat oder die Adressatin daran mitwirkt.

Probier's mal damit

Schreib deinen Eltern einen Brief. Unter der Voraussetzung, dass du diesen Brief nie abschicken wirst, ist es nicht wichtig, in welche Reihenfolge du die Dinge bringst und wie du sie ausdrückst. Nutze ihn einfach dazu, all das in Worte zu fassen, was du ihnen gerne sagen oder sie fragen würdest. Schreib die Verhaltensmuster auf, die dir geschadet haben, und schildere, was sie in dir ausgelöst haben und wie du vorhast, diese Muster in Zukunft zu durchbrechen.

Schreib auf, wie du zu deinen Eltern stehst und wie du dir die Beziehung zwischen euch künftig vorstellst. In dem Brief kannst du alles loswerden, was dich am schlimmsten verletzt hat, welche besonderen Momente sie dir kaputtgemacht haben, wann sie dich verraten oder im Stich gelassen haben, was das Grausamste war, das sie zu dir gesagt haben. Nimm dir aber auch die Zeit, all das zu betrachten, was sie für dich getan haben und wofür du ihnen dankbar bist. Erkenne an, was deine Eltern aufgrund ihrer Erfahrungen in der eigenen Kindheit besser gemacht haben.

Vergiss nicht, dass dieser Brief nie abgeschickt werden soll. Er ist allein für dich gedacht, dafür, dass du selbst Klarheit gewinnst, um dein weiteres Vorgehen auf einen fundierten und gut durchdachten Plan stützen zu können.

Zusammengefasst

- Eine maßgebliche Phase in deinem Leben warst du ein Kind, das über die Beziehung zu den Eltern weder entscheiden noch sie kontrollieren konnte. Trotz der möglicherweise vorhandenen Neigung, im Zusammensein mit den Eltern wieder in die Rolle des Kindes zurückzufallen, handelt es sich heute um eine Beziehung zwischen Erwachsenen. Heute kannst du ebenso sehr die Verantwortung für die Qualität dieser Beziehung übernehmen wie sie.
- Es kann schmerzhaft sein zu erkennen, dass unsere Eltern manchmal nicht in der Lage sind, uns die Art Beziehung zu geben, die wir uns wünschen. Sie kommen aus ihrer je eigenen komplexen Kindheit und stehen vielleicht vor Hürden, die wir nicht sehen. Realistische Erwartungen an deine Beziehung zu ihnen zu stellen, führt zu weniger Schmerz als der vergebliche Versuch, einen anderen Menschen zu ändern.
- Viele von uns neigen auch im Erwachsenenleben dazu, in unseren Eltern immer noch die Verantwortlichen für die Qualität unserer Beziehung zu ihnen zu sehen. Doch wenn wir erwachsen sind, können wir uns die Frage stellen: Inwiefern trage ich dazu bei, dass diese Beziehung auf der Stelle tritt? Welche Kleinigkeiten könnte ich ändern, damit die Beziehung für beide Seiten besser wird?
- Wir haben keine Schuld daran, dass unsere frühen Jahre so waren, wie sie waren. Heute jedoch liegt es in unserer Verantwortung, zu tun, was wir können, um zu heilen und Teufelskreise zu durchbrechen, um gesunde Beziehungen zu führen und unsere eigenen Kinder so großzuziehen, wie wir es für richtig halten.

- Nutze Beziehungsratschläge zum Umgang mit Konflikten. Verzichte auf Geringschätzung, Vorwürfe, Abwehrhaltung und Mauern. Das kann einen entscheidenden Unterschied ausmachen, wenn du erfolgreich kommunizieren willst.
- Du bist heute kein wehrloses Kind mehr, sondern eine verantwortungsvolle erwachsene Person. Gib also nicht der Versuchung nach, beim Auftreten von Unstimmigkeiten in die Opfer-, Verfolger- oder Retterrolle zu schlüpfen. Damit ermunterst du nur die anderen, die korrespondierenden Rollen einzunehmen, und verstellst den Weg zu einer echten Versöhnung.

«Befreie dich von dem Kampf, das Unabänderliche ändern zu wollen. Am meisten erreichen wir, wenn wir uns auf uns selbst konzentrieren.»

Unbedingt lesen ...

KAPITEL 8

Wenn du in deiner Elternrolle Fehler machst

> «Es gibt keine Möglichkeit, eine perfekte Mutter zu sein, aber eine Million Möglichkeiten, eine gute zu sein.»
> Jill Churchill

MEIN BRIEF AN DICH

Wenn du in diesem Augenblick bei mir anklopfen würdest, würde ich dir eine Tasse Tee und einen Platz zum Hinsetzen und Verschnaufen anbieten. Stell dir vor, für so etwas wäre in den aufreibendsten Momenten der Elternschaft noch Zeit. Würde dann nicht alles viel reibungsloser funktionieren?

Ach, diese Schuldgefühle und die Scham, die jede einzelne Zelle unseres Körpers fluten, wenn wir uns sagen, dass wir gerade einen Fehler gemacht haben. Der physische Schmerz, der daher rührt, dass wir uns denken: «Eigentlich will ich es doch ganz anders machen.» Dann übernimmt der Selbsthass, und wir gehen zum Angriff über: «Ich bin ein miserabler Vater. Alle anderen Väter kriegen das hin. Es muss an mir liegen, dass mir das so schwerfällt. Wenn ich meine Sache gut machen würde, wäre mein Kind doch nicht so anstrengend.» Und immer so weiter.

Hier sind ein paar etwas provokante Fragen an dich: Was,

wenn du keine schlechte Mutter bist? Was, wenn du schlicht der Mensch bist, der seit mehreren Jahren seine eigenen grundlegenden Bedürfnisse vernachlässigt, um alles, was in seiner Kraft steht, seinen Liebsten zu geben? Was, wenn du dich so abstrampelst, um mit den Erwartungen mithalten zu können, die alle Welt an dich stellt, dass dir kein Raum mehr für dich selbst bleibt? Und was, wenn diese unerfüllten Bedürfnisse dazu führen, dass du nicht mehr genug Energie besitzt, um bei der größten Herausforderung deines Lebens dein Bestes zu geben? Was, wenn du bereits auf dem Zahnfleisch gehst, aber trotzdem ausnahmslos immer Perfektion von dir verlangst? Mit wem sonst würdest du je so umspringen wie mit dir selbst?

Wir werden mit einem nicht enden wollenden Angebot an Erziehungsratgebern überflutet, die alle behaupten zu wissen, wie wir unsere Kinder erziehen sollen. Im Wesentlichen lautet die Aussage, dass wir alle Emotionen unserer Kinder, wann immer sie sich zeigen, offen aufnehmen, anerkennen und ernst nehmen sollen. Selten aber wird erwähnt, wie wir das tun sollen, wenn wir unsere eigenen Emotionen kaum noch in Schach halten können. Wie um alles in der Welt sollen wir mit diesem Ansatz weitermachen, wenn unser Kind Scham, Verlegenheit oder Wut in uns ausgelöst hat, oft im Rahmen eines demütigenden Auftritts in aller Öffentlichkeit. Viele Mütter und Väter rüffeln sich heutzutage dafür, eins dieser scheinbar inakzeptablen Gefühle vor ihren Kindern an den Tag gelegt zu haben.

Aber ich frage mich unwillkürlich, was wir unseren Kindern wirklich über diese Emotionen beibringen, wenn wir sie bei uns selbst für inakzeptabel halten? Uns selbst genauso wie unseren Kindern zu erlauben, auch nur ein Mensch zu sein, bedeutet ja vielleicht, zu akzeptieren, wie wir uns fühlen, und zu unternehmen, was nötig ist, um diese Gefühle auszudrücken und uns wieder zu beruhigen, bevor wir etwas tun, was wir später bereuen. Oder, wenn wir in einem Moment der Wut einen Fehler begehen, uns als Erwachsene darauf zu besinnen, was wirklich wichtig ist, und die Wiederherstellung der Verbindung zwischen uns in Angriff zu nehmen.

Ich sehe dich, Liebes, wenn du dich im Bemühen, immer das Beste für deine Familie zu tun, aufreibst und trotzdem noch von dem Gefühl gemartert wirst, es wäre nicht genug. Ich sehe die Schichten der Frustration, übereinandergeschoben wie Sedimente. Ich sehe all die tausend Dinge, um die du dich kümmerst, ohne dass es jemandem auffällt. Ich sehe dich immer wieder großartige Arbeit leisten, ohne dir selbst Anerkennung dafür zu zollen. All das zeigt dir, dass, egal, was dir heute vielleicht für Fehler unterlaufen sind, das Allerwichtigste bei dir stimmt: Du liebst dein Kind mehr, als du es in Worte fassen könntest. Und deshalb wirst du dich, nachdem du dich hier kurz ausgeruht hast, auch wieder sammeln, aufstehen und die Bindung mit diesen Menschlein, die dir auf der Welt am allermeisten bedeuten, erneuern und stärken. Und vielleicht erkennst du nicht sofort, wie viel Gutes das bringt, aber ich gehe jede Wette ein, dass es weit mehr ist als der Schaden, den du glaubst, angerichtet zu haben.

Toolkit

Nichts erzeugt so intensive Gefühle wie die Kindererziehung. Wenn wir aber etwas tun, was wir bedauern, wenn wir von unserem Wunschbild als Eltern abweichen, dann hat das mit starken Emotionen zu tun, die sich für ein Weilchen vor dieses Bild geschoben haben. Anstatt nun über den vermeintlichen seelischen Schaden nachzugrübeln, den du glaubst, deinem Kind zugefügt zu haben, solltest du die Zeit besser dazu nutzen, dich kurz mit deinem eigenen Gefühlszustand zu beschäftigen. Auf diese Weise kannst du dich danach der Erziehungsaufgabe wieder in der psychischen Verfassung zuwenden, die notwendig ist, um diesen Job gut zu erledigen.

Nimm dir einen Moment Zeit – auch Eltern haben Gefühle

Wir können nur dann in jeder Situation unser Bestes geben, wenn wir uns kurz die Zeit nehmen, uns ganz bewusst für die Haltung und die Einstellung zu entscheiden, die das überhaupt erst ermöglichen. Die klinische Psychologin Dr. Becky Kennedy stellt klar, dass du deine Gefühle nicht unterdrücken musst, um gute Erziehungsarbeit zu leisten. Aber du musst auf das hören, was diese Gefühle dir über deine eigenen, ungestillten Bedürfnisse verraten. Dann musst du dich dir selbst gegenüber verpflichten, diese Bedürfnisse zu stillen, die dich daran gehindert haben, dein Kind so großzuziehen, wie du eigentlich willst. Und wenn du einen Fehler begehst, musst du die Beziehung zu deinem Kind wieder heilen. Es gibt keinen Grund, sich mit der Illusion herumzuschlagen, eine perfekte Mutter oder ein perfekter Vater wäre nie frustriert oder wütend oder würde nie etwas falsch machen. Tatsächlich bin ich der Meinung, dass es für alle Beteiligten viel besser ist, wenn du dir eine kurze menschliche Schwäche zugestehst und dann als die erwachsene Person die Verantwortung übernimmst, die Situation zu heilen und daraus zu lernen, die Dinge beim nächsten Mal ein klein wenig anders zu machen. Um es noch einmal kurz zusammenzufassen:

1. Wende dich deiner eigenen Emotion zu, nicht um sie zu verurteilen, sondern um sie neugierig zu betrachten. Frag dich: Was verrät sie mir über meine Bedürfnisse?
2. Ob es nun Müdigkeit war, Schlafmangel, Mangel an sozialen Kontakten oder Überarbeitung, verpflichte dich dazu, den auslösenden Faktoren so entschieden wie möglich zu begegnen. Das kann eine kleine Änderung deiner Gewohnheiten bedeuten, wie beispielsweise abends etwas früher schla-

fen zu gehen. Es kann aber auch größere Umwälzungen betreffen. Deine eigenen Bedürfnisse auf jede dir mögliche Weise zu erfüllen, wird das Leben für die ganze Familie verbessern.

3. Erneuere und stärke die Beziehung zu deinem Kind. Erkläre ihm, was du künftig anders machen willst und dass du daran arbeitest. Dafür müssen weder Grenzen noch Regeln beschädigt werden. Vielleicht hast du beispielsweise eine notwendige Grenze aufrechterhalten, aber die Beherrschung verloren. Dann könntest du zur Heilung eurer Beziehung eingestehen, dass du nicht schreien wolltest.

Sorge für Stabilität, indem du dir selbst gibst, was du allen anderen gibst

Solltest du dazu neigen, dich nach einem Erziehungsfehler in eine Abwärtsspirale aus Selbstvorwürfen zu stürzen, kann die nächste Übung dir helfen, diesen destruktiven Gedankengang aufzuhalten, die aufgewühlten Emotionen wieder zu beruhigen und dich in die Lage zu versetzen, deine Aufgabe erneut aufzunehmen.

Probier's mal damit

Leg dir eine Handfläche auf den Brustkorb und lass sie da einen Moment lang liegen.

Lass deine Atmung zur Ruhe kommen und zu ihrem normalen Rhythmus zurückkehren.

Spüre, wie sich die Wärme deiner Hand über deinen Brustkorb ausbreitet.

Lass alles langsamer werden.

Sag dir dann die folgenden Sätze, sprich sie entweder laut aus oder sag sie dir still im Geiste:

Das ist hart.

Ich versuche mein Bestes zu geben mit dem, was ich im Augenblick zur Verfügung habe.

Wenn ich einen Fehler mache, tut das deshalb so weh, weil es mir so sehr am Herzen liegt.

Es ist Liebe, die mich befähigt, wieder in die Richtung zu steuern, in die ich gehen will, nachdem ich hingefallen bin.

Setz dich ruhig hin, atme langsam und wiederhole alles, was einen Nachhall in dir erzeugt hat, oder finde eigene Worte, bis du dich in der Lage fühlst, dich der Aufgabe, die du bewältigen willst, wieder zuzuwenden. Solche Momente der Rückbesinnung können ganz kurz sein: ein tiefer Atemzug und ein paar Worte an dich selbst in den anstrengendsten Situationen, die den Fokus deiner Aufmerksamkeit verlagern und dir eine klarere Vorstellung davon geben, wie du damit umgehen willst. Alternativ kannst du sie auch als Teil längerer Meditationen verwenden, die dir helfen können, eine Form des Mitgefühls mit dir selbst zu entwickeln. Für jene, die sich längere Meditationen unter Anleitung wünschen, sind diese kostenlos auf meinem YouTube-Kanal abrufbar.

Der Drahtseilakt

Die Zwickmühle, in der sich Eltern tagtäglich befinden, ergibt sich aus der Spannung zwischen den Bemühungen, das eigene Kind auf das wirkliche Leben mit all seinen Anforderungen, Grenzen und Strukturen vorzubereiten, und dem Wunsch, mit viel Geduld eine Bindung mit ihm zu schaffen, die ihm das Gefühl vorbehaltloser Liebe und Zugehörigkeit vermittelt. Geschwindigkeit und Komplexität des modernen Lebens stehen oft in direktem Konflikt mit dem kindlichen Grundbedürfnis, sich seine Zeit zu nehmen und die Bindung zu den Eltern zu spüren. Doch vielleicht sind das gar nicht so sehr zwei Gegner in einer Schlacht als vielmehr zwei parallel zueinander verlaufende Wege. Man kann nicht mit beiden Füßen auf einem Weg stehen, ohne den anderen verlassen zu haben. Als Eltern haben wir oft das Gefühl, hin und her springen zu müssen. Dabei streben wir danach, mit einem Fuß auf dem «Die Bindung stärken»-Weg und mit dem anderen auf dem «Den Anforderungen des Lebens genügen»-Weg zu stehen. Es ist befreiend zu erkennen, dass niemand zur selben Zeit mit voller Kraft auf beiden Wegen unterwegs sein kann. Das ist fast wie ein Gang übers Drahtseil. Vermutlich gibt es irgendwo eine goldene Mitte, doch die beste Methode, das Gleichgewicht zu halten, während man übers Seil hetzt, besteht darin, darauf zu achten, ob gerade eine Seite zu viel Gewicht erhält, und sich dann bewusst zu bemühen, den Fokus wieder stärker auf die andere Seite zu verlagern. Ein fortwährender Prozess aus Achtgeben und Gewichtsverlagerung. Wenn du dich darauf konzentrierst, die Seiten auszubalancieren, hast du keine Zeit mehr, dir Vorwürfe dafür zu machen, dass du überhaupt eine Balance finden musst. Das gehört schlicht und einfach zum Prozess. Niemand kann von sich erwarten, lange in dieser goldenen Mitte zu bleiben, wenn er zur selben Zeit weiter vorangeht. Momente, in denen die Verbindung zueinander gestört oder unterbrochen ist, gehören zu jeder Beziehung. Die Folgen jedoch können wir nur minimieren, indem wir unsere volle Aufmerksamkeit darauf richten, diesen Bruch zu heilen.

Wie du entscheidest, ob du dich entschuldigen sollst

Es fällt uns oft nicht leicht, uns das einzugestehen, doch Eltern bringen nicht immer vollstes Verständnis für ihre Kinder auf, und wenn diese beharrlich ein Verhalten an den Tag legen, das wir als Eltern abscheulich finden, können wir sogar eine gewisse Abneigung verspüren. Die Scham, die wir danach empfinden, hindert uns daran, uns diese Gefühle überhaupt einzugestehen, geschweige denn, uns für Fehler, die wir gemacht haben, zu entschuldigen. Wir wollen so weitermachen, als wäre nichts geschehen, und unsere innere Abwehr hält uns davon ab, den Bruch zu heilen und die Bindung zu erneuern. Stattdessen spüren wir eine wachsende Kluft, eine Distanz, die eine Erneuerung der Bindung nur noch schwerer erscheinen lässt.

Viele Menschen scheuen auch davor zurück, sich bei Kindern zu entschuldigen, weil sie fürchten, damit ein Stück Autorität zu opfern oder den Eindruck zu erwecken, das unangemessene Benehmen wäre statthaft. Wenn wir jedoch nicht offen sowohl über das Verhalten unseres Kindes als auch unser eigenes sprechen und nicht in der Lage sind, eine Entschuldigung so zu gestalten, dass sie heilend wirkt und keine Grenzen niedertrampelt, tragen wir damit letztlich zum Aufbau von Verbitterung in unserer Erziehung bei. Wir pendeln von Schuldgefühl zu Wut und wieder zurück und behandeln Fürsorglichkeit und Struktur als Gegensätze.

Wir sind die erste Generation, die mit dem Anspruch konfrontiert wird, sich auf eine gesunde Weise bei unseren Kindern zu entschuldigen, und nur wenige von uns, wenn überhaupt, wurden selbst so erzogen. Unseren Eltern sowie deren Eltern davor wurde in der Regel beigebracht, alles Beschämende unter den Teppich zu kehren. Worüber man nicht spricht, das existiert auch nicht. Dadurch hatten Generationen von Kindern keine Möglichkeit zu erleben, dass ihre Eltern Brüche in den Beziehungen zu ihnen heilen. Aber wenn wir uns nur einen Augenblick lang vorstellen, unsere Eltern wären zu uns gekommen und hätten den Schmerz anerkannt, den sie in uns ausgelöst haben, selbst wenn es Jahre zurückliegt. Wie würde sich das anfühlen? Und würde die Eltern-Kind-Beziehung, selbst nach all den Jahren, davon profitieren? Zwischenmenschliche Beziehungen können durch Heilung etwas Grundlegendes gewinnen:

eine vertrauensvolle Bindung, die oft mehr Kraft besitzt als der ursprüngliche Bruch.

Niemand hat uns das je beigebracht. Wir sind die erste Generation, die mit der Erkenntnis umgehen muss, dass es nicht gesund ist, Kinder darauf zu drillen, die Regeln zu befolgen. Wir versuchen, unsere Kinder anders zu erziehen, ohne daraus schöpfen zu können, selbst auf diese andere Weise erzogen worden zu sein. Aber wenn du darin eine Möglichkeit erkennst, die Beziehung zu deinem Kind zu heilen und eure Bindung zu erneuern, ist es den Versuch wert.

Umschalten

Wie sieht diese Heilung aus, und wann brauchen wir sie?

Es ist unsagbar schwer, an eine Heilung und Erneuerung der Bindung auch nur zu denken, wenn du verärgert bist, wütend, enttäuscht, verlegen oder beschämt. Aus diesem Grund ist es unerlässlich, dass du dich in dem Moment erst einmal um dich selbst kümmerst. Ich würde sogar sagen, dass dies der wichtigste Teil des Prozesses ist, da du nur dann Dinge gegenüber deinen Kindern äußerst oder tust, die du später bereust, wenn du dich in einem Zustand extremer Emotionen befindest und unter enormem Stress stehst. Nur einmal tief durchatmen und sofort einen neuen Versuch starten gibt dir nicht genug Zeit und reicht nicht aus.

Es gibt verschiedene Methoden, den emotionalen Zustand in einem solchen Moment zu verändern. Körperliche Bewegung ist eine Möglichkeit, ein Raumwechsel eine andere. Ein paar Minuten draußen, in der Natur, um durchzuatmen. Ein Wechsel der Perspektive, wenn du den Blick nach oben auf die Sterne richtest oder kurz mit jemandem sprichst, dem du vertraust und der dich unterstützt. Diese einfachen Mittel können einen gewaltigen Unterschied bewirken, indem sie uns erlauben, uns zu besinnen und unser Augenmerk wieder darauf zu lenken, wie wir die Bindung mit unserem Kind stärken und es gleichzeitig auf eine Weise lenken und leiten wollen, auf die wir stolz sein können. Diesen Schritt solltest du daher nie vernachlässigen, denn ohne ihn wird alles andere wahrscheinlich nicht gelingen.

Je schneller wir den Ärger über uns und unsere Kinder vergessen können, desto eher können wir die Bindung zu ihnen heilen und stärken.

Meine eigenen Bedürfnisse erfüllen? Träum weiter

Hierüber solltest du nachdenken, wenn der Bruch geschehen ist und du merkst, dass deine Reaktion etwas mit deinen unerfüllten Bedürfnissen zu tun haben könnte. Wie aber findest du heraus, was für Bedürfnisse du hast? Und wie sollst du sie stillen, wenn du nur damit beschäftigt bist, dich so selbstlos wie möglich um deine Kinder zu kümmern? Fang mit den Grundbedürfnissen an. Habe ich Hunger? Bin ich müde? Fühle ich mich einsam? Bin ich gestresst? Und wenn die Antwort auf eine dieser Fragen Ja lautet, erliege nicht der Versuchung, das achselzuckend hinzunehmen, weil es ja doch nur ein weiterer Aspekt des Elternseins ist. Viele Eltern leben unter dem enormen Druck, die Erziehungsarbeit damit unter einen Hut zu bringen, allen ein Dach über dem Kopf zu bieten. Aber wenn es irgendeine Möglichkeit gibt, deine eigenen Bedürfnisse in deiner persönlichen Situation besser zu erfüllen, wird die ganze Familie davon profitieren.

Oft fühlen wir uns als Eltern schuldig, wenn wir die Nerven verlieren und wie aus heiterem Himmel von einem Gefühlsausbruch überwältigt werden; ein Tropfen verschüttete Milch, und du hockst heulend auf dem Küchenboden. In solchen Momenten bist du nicht du selbst. Solche Momente senden dir ein Zeichen, sie brüllen dir zu, dass du deine Reserven wieder auffüllen musst, denn du gehst auf dem Zahnfleisch.

Viele Menschen, die die lebenslange Gewohnheit entwickelt haben, ihre eigenen Bedürfnisse hintanzustellen, um die aller anderen davorzusetzen, finden es enorm schwierig, sich plötzlich um sich selbst kümmern zu müssen. Dabei ist nicht der Akt des Kümmerns die Schwierigkeit, doch die Schuldgefühle, die damit einhergehen, sind bestenfalls unangenehm, schlimmstenfalls aber unerträglich. Deine innere Stimme wird dir unaufhörlich einflüstern, dass das Zeitverschwendung und unverzeihlich selbstsüchtig sei. Aber wir unterschätzen den Welleneffekt, der von Maßnahmen ausgeht, die uns in die Lage versetzen, unser Bestes für unsere Familie zu geben.

Wenn du der Meinung bist, dass alle deine Fehler dauerhaften Schaden anrichten, musst du auch anerkennen, dass alles, was du unternimmst, um bessere Chancen zu haben, diese Fehler gar nicht erst zu machen, für deine Familie ebenso dauerhaft von Vorteil ist. Dich selbst zu schwächen, um andere zu stärken, führt nicht zum besten Ergebnis, wenn es daneben Wege gibt, von denen die ganze Familie profitieren kann.

Welche Maßnahmen wirst du also heute umsetzen, um mit der Erfüllung eines deiner Bedürfnisse zu beginnen? Denn auch wenn du Kinder hast, bleiben deine menschlichen Grundbedürfnisse weiterhin von essenzieller Bedeutung, und wenn du diese nicht zuerst erfüllst, kannst du niemals die Mutter oder der Vater sein, die oder der du sein willst.

Zusammengefasst

- Niemand ist eine schlechte Mutter oder ein schlechter Vater, weil er Ärger und Frust fühlt. Nutze diese Emotionen, um deinen eigenen Bedürfnissen nachzuspüren.
- Nimm dir so viel Zeit wie möglich und gib den Emotionen Zeit und Raum, um von allein vorüberzugehen, oder nimm dir zumindest die Zeit, Mitgefühl mit dir selbst zu empfinden und dich wieder darauf zu konzentrieren, wie du mit der Situation umgehen willst.
- Wenn du die Zeit hattest, dich physisch zu beruhigen und neu zu justieren, hast du viel bessere Chancen, die Situation so anzugehen, wie du es wirklich möchtest.
- Brüche in eurer Eltern-Kind-Beziehung zu heilen, erlaubt beiden Seiten, die Verbindung zu erneuern und nach vorn zu schauen.
- Den Anforderungen des Lebens gerecht zu werden und eine fürsorgliche Beziehung zu deinem Kind zu wahren, fühlt sich oft wie ein Gegensatz an. Es ist aber in Ordnung, zwischen den beiden Polen hin und her zu balancieren, solange du nicht die ganze Zeit nur auf einer der beiden Seiten verbringst.

«Momente, in denen Brüche geschehen, sind unvermeidlich. Aber zwischenmenschliche Beziehungen können durch Heilung etwas Grundlegendes gewinnen.»

Unbedingt lesen ...

KAPITEL 9
Wenn du nicht zurückgeliebt wirst

«Lieb' ist ja nicht Liebe
Wenn sie beim Wankelmuth sich kann vermindern.»
William Shakespeare, *Sonett 116*
(in der Übersetzung von Dorothea Tieck)

MEIN BRIEF AN DICH

Wenn der Mensch, den du liebst, dich nicht wiederliebt oder sogar bewusst versucht, dich zu verletzen, fühlst du die Erschütterung überall. Sie berührt jede Vision, die du für eine gemeinsame Zukunft hattest, jedes Zugeständnis, das du für das Zusammenleben mit dieser Person gemacht hast, jedes Fitzelchen Vertrauen, das du hattest. In dieser Lage können wir die grundlegenden Wahrheiten aus dem Auge verlieren, die uns helfen könnten, aus der Dunkelheit herauszufinden und nach vorn zu schauen. Dieser Brief soll dich an einige dieser Wahrheiten erinnern.

Der einzige Weg durch den Schmerz eines gebrochenen Herzens besteht darin, Möglichkeiten zum Weiterleben zu finden, damit du dir dabei zuschauen kannst, wie du genau das tust. Du kannst nicht im Finstern hocken bleiben und dir einreden, dass alles wieder gut wird, du musst es selbst wieder gut machen. Der Glaube, dass du eine Zukunft jenseits dieser Lage haben kannst, entsteht dadurch, dass du es dir selbst beweist.

Nichts kann unsere schmerzlichste Grundüberzeugung, nicht gut genug zu sein, so stark triggern wie die Erfahrung, von der Person, die wir lieben, nicht zurückgeliebt zu werden. Wir erliegen der Vorstellung, diese Person würde uns lieben, wenn wir nur besser werden könnten. Das aber geht weit über die viel hilfreichere Selbstreflexion darüber hinaus, was wir in künftigen Beziehungen besser machen können, und lässt uns tief in Selbsthass versinken. Die Stimme der Schmach flüstert dir ein, du seist verdammt dazu, abgewiesen zu werden, weil du so bist, wie du bist. Doch während wir in diesen Grübeleien feststecken, verpassen wir die Einsicht, dass unser Selbstwert niemals auf dem Spiel stehen darf. Unser grundlegender Wert als Mensch ist absolut losgelöst von dem, was andere tun. Weswegen deren Zuneigung auch kein Maßstab für uns ist. Und nie war. Mach stattdessen deine Reaktion auf die Zurückweisung und deinen Kampf darum, ein neues Kapitel aufzuschlagen, zu deinem Maßstab.

Wenn du merkst, dass du dir innerlich immer wieder die Frage stellst, ob du diese Beziehung überhaupt verdient hast, solltest du dem nicht weiter nachgeben. Vergeude deine Zeit nicht mit der Suche nach einer Antwort darauf, denn das ist die falsche Frage. Erkenne in diesen Zweifeln vielmehr einen Hinweis darauf, dass dies nicht die richtige Person für dich war. Eine Beziehung, in der du das Gefühl hast, sie nicht verdient zu haben, ist eine Beziehung, in der du dich nie sicher fühlen wirst.

Ein weiterer Fallstrick, der dich im dunklen Loch des gebrochenen Herzens festhält, besteht darin, die Person, die dich nicht zurückliebt, zu idealisieren oder zu verteufeln. Wenn du sie idealisierst, denkst du nur immer wieder an die anbetungswürdigen Seiten ihres Charakters und die schönsten gemeinsamen Momente zurück. Du tauchst tief in alles Gute ein und unterdrückst die Erinnerungen an ihre Fehler und die Enttäuschungen und Verletzungen, die sie dir zugefügt hat. Oder du verteufelst sie und verdammst dich damit zu einem Leben in Wut und Verbitterung über alles Schlechte, was sie dir angetan hat. Ohne den Schmerz eines gebrochenen Herzens fällt es uns viel leichter zu verstehen, wie komplex jedes Individuum in Wirklichkeit ist – dass man niemanden schlicht als «gut» oder «böse» abstempeln kann. Genau das hält uns nur entweder in der Vergötterung einer Person gefangen, die, wie ihre Zurückweisung gezeigt hat, nie die richtige für uns gewesen wäre. Oder die Verteufelung sperrt uns in eine Opferrolle und ein von Bitterkeit und Missgunst geprägtes Leben, statt uns zu ermöglichen, für eine neue Zukunft nach unseren eigenen Vorstellungen zu kämpfen.

Heilen und Nach-vorn-Schauen ist nicht dasselbe wie Vergessen. Deinen Fokus von dieser Person abzuwenden, heißt nicht, dass du überhaupt nicht mehr an sie denken dürftest. Natürlich wird sie dir während der Trauerphase in jedem unbeobachteten Moment in den Sinn kommen. Doch während sie ein Teil deiner bisherigen Geschichte bleiben kann, bedeutet Nach-vorn-Schauen, dass du die Lücke, die sie in deinem Leben hinterlassen hat, mit neuen zwischenmenschlichen Beziehungen, Vorhaben und Unternehmungen füllst, die dein Leben sinnvoll bereichern.

Toolkit

Füll die Lücken

Zu sagen, dass man trauert, wenn eine Beziehung zu Ende geht, ist keine Übertreibung. Der natürliche Prozess des Trauerns ist eine Reaktion auf einen Verlust, auch wenn die Person, die man verloren hat, noch am Leben ist. Es kann passieren, dass du keinen Schlaf mehr findest, keinen Appetit mehr hast und es dir ganz allgemein schwerfällt zu funktionieren. Es ist nicht unüblich, vorübergehend die klassischen Symptome einer Depression zu beobachten. Wenn die Person ein wichtiger Teil deines Lebens war, überrascht es auch nicht, dass dein Identitäts- und

Zugehörigkeitsgefühl Brüche erleidet. Eine Zeit lang fühlst du dich also orientierungslos und weißt nicht mehr, wo dein Platz in der Welt ist und was die Zukunft noch für dich bereithalten könnte. Es ist gut möglich, dass viele deiner Zukunftspläne diese Person miteinbezogen haben und von ihren Träumen und Zielen beeinflusst wurden.

Nun liegen all diese gemeinsamen Visionen und geteilten Verantwortungen allein auf deinen Schultern. Das ist so befreiend wie erschreckend und kann nicht alles sofort gelöst werden. Der einzig gangbare Weg durch diesen vor dir liegenden Berg an Aufgaben besteht darin, geduldig einen Schritt nach dem anderen zu machen. Du darfst nicht einfach abwarten und auf Heilung und Kräftigung hoffen, du musst selbst darum kämpfen, mit allem, was dir zur Verfügung steht. Der Psychologe Guy Winch rät dazu, alle entstandenen Lücken zu identifizieren und zu füllen. Sei es der Verlust von Freundeskreisen, von Aktivitäten, die ihr gemeinsam ausgeübt habt, oder von Zukunftsplänen – all das kann und muss neu aufgebaut werden, um wieder ein solides Fundament für dein Leben und dein Selbstbild darin zu schaffen.

Das hilft dir zu erkennen, dass die Person, die du verloren hast, nur ein Teil des Puzzles war – nicht das Gesamtbild. Auch wenn du den Drang verspürst, dich aus den anderen Bereichen deines Lebens zurückzuziehen, ist es absolut erforderlich, daran festzuhalten und all die anderen Teile deines Lebens, die ihm Wert und Bedeutung verleihen, weiterhin zu pflegen. Als Freundin, Bruder oder Schwester, Mutter oder Vater, Kollege, Lehrerin oder Student trägst du Verantwortung für viele Menschen, die auf all die wertvollen Dinge angewiesen sind, mit denen du ihr Leben bereicherst. Ihnen musst du vorerst deine gesamte Aufmerksamkeit widmen. Wenn die Beziehung aus und vorbei ist, musst du deine Kraft in alles stecken, was dir hilft, nach vorn zu schauen.

Begrenze die Grübelei

Wenn du merkst, dass du dich immer wieder nach dem «Warum?» fragst, solltest du einen Schritt zurücktreten und anerkennen, dass deine Sehnsucht einen Grund hat. Versuche zu verstehen, dass dies ein ganz normaler Teil des Trauerprozesses ist, der dich aber auch gefangen halten kann, wenn du ihm zu viel Aufmerksamkeit schenkst. Den Großteil der Zeit wirst du auf diese Frage keine Antwort finden. Mit Sicherheit jedenfalls keine, durch die sich das alles leichter oder weniger schmerzhaft anfühlt. Deine Aufgabe besteht jetzt darin, diese neue Realität anzunehmen und einen Weg zu finden, darin weiterzumachen.

Pflege die Beziehung, die bleibt

Die Beziehung, die bleibt, ist natürlich die Beziehung zu dir selbst. Es ist schwer, nicht in Selbstvorwürfe abzurutschen und dich mit Überlegungen zu quälen, was du hättest machen oder unterlassen können oder sollen und was für ein furchtbarer Mensch du offenbar bist. Dich in deiner Scham zu vergraben, hilft dir in keiner Weise weiter. Selbst wenn du herausfinden möchtest, was du falsch gemacht hast, um den Kreis zu durchbrechen und manches in künftigen Beziehungen besser zu machen, kannst du nur dann wirklich daraus lernen, wenn du dich mit Barmherzigkeit und Mitgefühl auf das Minenfeld aus Scham und Schande begibst.

Weite diese Barmherzigkeit auf die anderen Bereiche deines Lebens aus, denn du wirst sie eine ganze Zeit lang brauchen, vor allem, wenn mit der Trennung weitere gravierende Veränderungen einhergehen, du zum Beispiel zurück zu deinen Eltern ziehst, mit einem gemeinsamen Sorgerecht für eure Kinder zurechtkommen oder dich davon erholen musst, betrogen worden zu sein.

Geh deiner eigenen Voreingenommenheit nicht auf den Leim

Wenn du merkst, dass du die andere Person idealisierst oder verteufelst, mach dir das bewusst. Beides ist verlockend, aber beides zeugt auch von Voreingenommenheit und hilft dir nicht weiter. Du kannst durchaus ab und zu ein wenig mit diesen Gedanken spielen, wenn du gerade etwas Erleichterung brauchst, solltest dir dabei aber bewusst vor Augen halten, dass Individuen in Wirklichkeit sehr komplex sind und höchst selten in die Kategorien «nur gut» oder «nur böse» fallen. Wenn du merkst, dass du immer wieder durch die rosarote Brille auf die Vergangenheit blickst, kann es eine einfache Hilfe sein, dir eine Liste aller Gründe zu erstellen, weshalb diese Person nicht gut für dich war und das Führen einer gesunden Partnerschaft erschwert hat. Vergiss nicht, dass das Gefühl, jemanden zu vermissen, nicht automatisch bedeutet, dass dieser Jemand gut für dich war. Wenn du dagegen merkst, dass du die Person nur verteufelst und in der Folge wütend und verbittert bist, kannst du eine Liste ihrer guten Eigenschaften erstellen und dir selbst gegenüber einräumen, dass sie nicht nur «schlecht» ist.

Zusammengefasst

- Es ist ganz natürlich, mit Trauer zu reagieren, wenn eine Beziehung zu Ende geht, und du solltest ihr den nötigen Platz einräumen. Es kann passieren, dass du keinen Schlaf mehr findest, keinen Appetit mehr spürst oder ganz allgemein Schwierigkeiten hast zu funktionieren.
- Konzentriere dich auf die anderen Bereiche deines Lebens, die dir wichtig sind, und bündle deine Energie, um Kraft zu haben für die Dinge, die dir helfen, dein Leben wiederzuerlangen und nach vorn zu schauen.
- Dich mit Schuldzuweisungen für all die Male, bei denen du nicht «genügt» hast, zu quälen, hilft dir nicht weiter. Wenn du deine Fehler erkennen willst, um bestimmte Kreisläufe für künftige Partnerschaften zu durchbrechen, kannst du nur daraus lernen, wenn du dir selbst gegenüber barmherzig und mitfühlend bist.
- Wenn du im Kopf ein Abziehbild von euch beiden als Opfer und Schurke oder Idol zeichnest, zeigt das, dass du dich voreingenommen und fehlerhaft an eure Beziehung erinnerst. Das wird dich bei deinen Bemühungen, nach vorn zu schauen, extrem behindern und führt entweder zu Missgunst und Verbitterung oder der Versuchung, in eine Beziehung zurückzukehren, die nicht gut für dich war.

«Das Gefühl, jemanden zu vermissen, bedeutet nicht automatisch, dass dieser Jemand gut für dich war.»

Unbedingt lesen ...

KAPITEL 10
Wenn du geliebt wirst, aber niemanden an dich heranlassen willst

«Man kann jede Tugend sprunghaft praktizieren,
aber keine konsequent, wenn man keinen Mut hat.»
Maya Angelou

MEIN BRIEF AN DICH

Dich von den Menschen in deinem Leben isoliert zu fühlen, ist äußerst schmerzhaft, und um wie viel schmerzhafter ist es, wenn dir bewusst wird, dass die Hand, die die anderen von dir wegstößt, deine eigene ist. Du fühlst dich, als würdest du irgendwie nicht richtig dazugehören, immer nur am Rande der Gruppe stehen. Du lässt genug Nähe zu, um eine gewisse Verbindung zu spüren, hältst dabei aber genug Distanz, um dich sicher zu fühlen. Nach wie vor sehnst du dich nach dieser Verbindung, wie jeder andere Mensch auch, trotzdem wehrst du dich dagegen, einmal voll und ganz im Mittelpunkt zu stehen. Aber auch wenn es deine eigene Entscheidung ist, dich am Rand herumzudrücken, hast du diese Entscheidung nicht unbedingt bewusst getroffen.

Tatsächlich fühlt es sich für manche von uns beinahe unerträglich an, unser grundlegendes menschliches Bedürfnis nach Verbundenheit mit anderen zu stillen, und wenn es uns gelingt, zwischenmenschliche Interaktionen kurz und oberflächlich zu halten, verspüren wir unwillkürlich eine tiefe Erleichterung. Was so wirkt, als wären wir am liebsten allein, stellt sich als eine Art unbewusste Stressvermeidung heraus. Und wenn du diese Distanz bereits dein ganzes Leben lang aufrechterhalten hast, ist es schwer herauszufinden, wie du anderen wirklich nah sein kannst. Vielleicht fehlt uns das innere Drehbuch dafür, das andernfalls in unserer Kindheit angelegt worden wäre, weshalb Kontakte zu anderen Menschen unangenehme Gefühle in uns auslösen, die wir womöglich nicht einmal bewusst wahrnehmen. Das Nichtwissen und der unablässige Selbstzweifel, ob wir alles richtig machen und hier wirklich dazugehören, können dazu führen, dass wir zwischenmenschliche Beziehungen nicht als erfüllend wahrnehmen, sondern als belastend. Dann erscheint es leichter, gerade so viel Distanz zu wahren, dass kein Risiko mehr besteht, abgewiesen zu werden. Schließlich kann dich keiner verletzen, wenn er dich nicht richtig kennt.

Doch trotz all der Risiken, die wir eingehen, wenn wir uns auf Beziehungen einlassen, hat sich gezeigt, dass ein Leben ohne sie noch viel schwerer wäre. Wenn wir uns nicht öffnen und die Menschen, die wir lieben, tief in unser Leben lassen, füllt dieser Raum sich mit ich, ich, ich. Wir konzentrieren uns mehr und mehr auf uns selbst. Ständige Selbsteinschätzung; immerwährende Versuche, in gewisser Weise ein perfekter Mensch zu werden, ehe wir jemand anderem erlauben, uns zu nahe zu kommen: ein recht verlockender Plan, denn er klingt wie ein sicherer Weg zu Beziehungen. In Wirklichkeit jedoch entfernt er uns immer weiter von den tiefen Verbindungen mit anderen Menschen, die unserem Leben erst Sinn und Bedeutung verleihen.

Dieser Drang, andere Menschen auf Distanz zu halten, ist kein Hinweis darauf, dass mit dir etwas nicht stimmen würde. Zweifellos gab es eine Zeit in deinem Leben, wo dieses Verhalten vermutlich sinnvoll für dich war. Doch diese Echos aus der Vergangenheit sind nun überholt. Heute brauchst du keine Sicherheit durch Abschottung mehr. Heute brauchst du Menschen. Heute brauchst du es, zu lieben und geliebt zu werden, andere zu kennen und zu verstehen und von ihnen gekannt und verstanden zu werden. Wenn du anfängst, dich anderen Menschen nach und nach so zu öffnen, wie du es in der Vergangenheit nie gewagt hättest, setzt du nach und nach etwas in Schwung, was sich zum Abenteuer deines Lebens entwickeln wird, und du wirst Beziehungen zu anderen Menschen aufbauen, die du eines Tages für nichts in der Welt mehr eintauschen würdest.

Toolkit

Wenn du bis hierher gelesen hast, ist dir vermutlich bereits klar geworden, dass der Drang, dich von anderen zu isolieren, deinem Leben schadet. Vielleicht fragst du dich schon seit einiger Zeit, ob es nicht mehr im Leben gibt als das ständige Bemühen, die Einsamkeit und Leere zu ertragen, die daher kommen, dass du immer alle auf Distanz hältst. Aber wenn du versuchen willst, ein Verhalten zu ändern, das im Grunde genommen deine ganze Lebensweise ausmacht, möglicherweise seit deinen allerersten zwischenmenschlichen Beziehungen – wo sollst du anfangen?

Lass dich nicht von destruktiven Ansichten bestimmen

Die Erfahrungen unserer ersten Lebensjahre beeinflussen unsere Beziehungen als Erwachsene nicht zuletzt durch die Dinge, die wir damals über Vertrauen gelernt haben. Wenn du gewisse Erfahrungen durchlebt hast, die in dir die Erwartung aufgebaut haben, grundsätzlich kritisiert, an den Pranger gestellt, abgelehnt, ignoriert, verletzt oder zurückgewiesen zu werden, warum solltest du dich dann beeilen, die Mauern niederzureißen, die dich vor alldem so gut beschützen? Eine wie auch immer geartete Freundschaft oder Beziehung selbst anzustoßen, erscheint regelrecht befremdlich, und sollte jemand Interesse zeigen, dich kennenzulernen, flüstert dir eine Stimme im Hinterkopf immer zu, dass dahinter noch andere, zwielichtige Absichten stecken müssten. Selbst wenn du diese Einflüsterung niederringst, fährt die Stimme damit fort, dir zu prophezeien, dass ihre Gefühle sofort umschlagen werden, sobald diese Person erst einmal dein wahres Ich gesehen hat. Warum? Weil in deiner Vorstellung etwas Grundsätzliches mit dir nicht stimmt. Du bist einfach anders.

Aber darüber denken wir nicht zu viel nach. Denn es tut weh. Stattdessen reden wir uns lieber ein, dass wir einfach total unabhängig sind und unsere eigene Gesellschaft der aller anderen vorziehen. Das kann stimmen, es kann aber auch der Code sein für: Anderen Menschen zu nahe zu kommen ist mir extrem unangenehm, und allein zu sein fühlt sich leichter für mich an.

Das Gefühl, dass mit ihnen etwas grundsätzlich nicht stimme, findet sich häufig bei Menschen, die in der Kindheit emotional vernachlässigt wurden. Es geht also weniger um das, was du erlebt hast, als vielmehr um das, was du nicht erlebt hast: Vielleicht wurden grundlegende Bedürfnisse nach sicheren, stabilen und zugewandten Bindungen nicht erfüllt. Ein Kind kann damit aufwachsen, dass es sich immer wieder fragt: «Was stimmt nicht mit mir?», und die Annahme, das Problem läge in der eigenen Person, bleibt bis ins Erwachsenenalter bestehen.

Das Gefühl, mit einem selbst stimme grundsätzlich etwas nicht, lässt sich nicht über Nacht heilen. Wenn du aber erkennst, wie es sich im Erwachsenenleben äußert, und einsiehst, dass es von einem suboptimalen Umfeld in der Kindheit herrührt und nicht die heutige Realität widerspiegelt, hast du bereits einen gewaltigen Schritt hin zu dem Punkt getan, an dem du fähig bist, das Ruder selbst in die Hand zu nehmen, damit deine Angst, von anderen wirklich gekannt und verstanden zu werden, dich nicht in Isolation und Einsamkeit treibt.

Bindungsschemata verstehen

Erwachsene Bindungsrepräsentanzen oder Bindungsschemata beschreiben, wie wir in Beziehungen mit Intimität und Nähe umgehen, und spiegeln die Hauptbindungstypen von Kindern wider. Das Bindungsschema, das wir entwickeln, ist das Ergebnis vieler Faktoren, die zusammenkommen. Dazu gehören auch die Verhältnisse, in die wir hineingeboren wurden. Das schließt etwa die Fragen mit ein, ob unsere Mütter unter erheblichem Stress standen oder an Depressionen litten, ob sie von ihrem sozialen Umfeld unterstützt wurden, wie gut die Beziehung zwischen unseren Eltern war, welches Naturell wir selbst als Neugeborene hatten und wie viel Zeit wir von unseren Eltern getrennt verbringen mussten. Die Forschung zeigt aber auch, dass Bindungsschemata nicht in Stein gemeißelt sind. Unsere Liebesbeziehungen im Erwachsenenleben formen und verändern unser Bindungsschema weiter, im Guten wie im Schlechten. So kann auch jemand mit einem sicheren Bindungsstil nach einer negativen Erfahrung in seinen Beziehungen ängstlicher und zurückhaltender werden. Die gute Nachricht an dieser Stelle aber lautet, dass es auch in die andere Richtung gehen kann. Wenn du bei dir einen unsicher-vermeidenden Bindungsstil erkennst, kann dieser mit Zeit und Mühe positiv durch die mächtigen Effekte beeinflusst werden, die sich in einer Beziehung mit einer Person mit sichererem Bindungsstil ergeben.

Alles, was wir bislang beschrieben haben – die Vermeidung von Intimität und Nähe, der Wunsch, anderen nahe zu sein, sich dabei aber nicht wohlzufühlen, das Wahren einer emotionalen Distanz –, all das spiegelt einen unsicher-vermeidenden Bindungsstil wider.

Ein unsicher-vermeidender Bindungsstil ist keine psychische Erkrankung, sondern eine Reihe verbliebener Zwänge und Verhaltensmuster, die wir zur Bewältigung der zwischenmenschlichen Beziehungen erlernt haben, die wir bislang hatten. Welche Umstände auch immer zu diesem unsicher-vermeidenden Bindungsstil beigetragen haben, er ist kein Grund zur Selbstkritik. Das Erlernen dieser Muster hat uns in der Situation, in der sie entstanden sind, geholfen, steht uns heute aber im Weg.

Auch wenn großes Potenzial zur Schaffung entscheidender Veränderungen im Leben darin liegt, gibt es doch keinen Knopf, der einen unsicher-vermeidenden Bindungsstil im Handumdrehen in einen sicheren verwandeln würde. Früh erlernte und lebenslang praktizierte Verhaltensweisen verschwinden nicht über Nacht. Alles weiterhin so zu tun wie bisher bleibt immer eine Option, die mitunter sogar sehr reizvoll sein kann. Doch dir einen neuen Weg zu bahnen heißt auch, dass du dir stets vor Augen halten musst, wohin dieser alte Weg dich bringen würde und wieso dieser neue Weg, der immer noch eine Wildnis ist und voller Situationen steckt, die dir Angst einjagen, zu tieferen und erfüllenderen Beziehungen führt.

Der allererste Schritt auf dem Weg zur Entwicklung eines sichereren Bindungsstils in deinen Beziehungen besteht darin, die Muster deines aktuellen Bindungsstils zu erkennen und dir eine Vorstellung davon zu bilden, wie du dich in einer sichereren Beziehung anders verhalten könntest. Es ist hilfreich, dir ein klares Bild davon zu machen, was du dir anstelle der aktuellen Situation wünschst und warum. Danach können wir zum Wie übergehen.

Wenn du lernen willst, sowohl das emotionale Unbehagen als auch den daraus entspringenden Drang, dich zurückzuziehen, zu erkennen und dir einen Weg zu überlegen, so darauf zu reagieren, dass es dich zu den Menschen hinführt, nicht von ihnen weg, brauchst du einen Schlachtplan. Wenn es dir gelingt, deine emotionale Reaktion auf Nähe zu dämpfen, wird auch der starke Drang reguliert, dich zu isolieren. Deshalb besteht ein wesentlicher Aspekt des Prozesses darin, neue, weniger destruktive Wege zur Schaffung eines Gefühls von Ruhe und Sicherheit auszuprobieren.

Ein Großteil deiner Aufgabe wird darin liegen zu lernen, auf Versuche deines Partners, Verbindung zu dir herzustellen, einzugehen. Mach es dir zur Regel, dich darauf einzulassen, und erstell dir im Voraus einen Plan, wie du das tun willst, um nichts mehr den alten Impulsen aus der Vergangenheit zu überlassen. Alles sehr leicht gesagt. Und sehr schwer umzusetzen. Deshalb lohnt es sich, professionelle Hilfe in Anspruch zu nehmen, wenn du Zugang dazu hast. Für all jene, die das nicht können, hat sich das Führen von Tagebüchern und das Schreiben als enorm hilfreich erwiesen, um aus jeder Erfahrung zu lernen, sich vorzunehmen, auf die Versuche des Partners einzugehen, statt sie abzublocken, und dranzubleiben, auch wenn man lieber aufgeben würde. Als Anleitung, wie du das Schreiben nutzen kannst, um dir durch diese selbstbestimmte Veränderung deines Lebens zu helfen, bietet das Buch *Heilung durch Schreiben* von James Pennebaker einen hervorragenden Einstieg. Welchen Weg du auch wählst, vergiss nie, dass wir alle immer im Werden begriffen sind.

Vertrauen beginnt bei dir

Obwohl du vernünftigerweise erwarten könntest, dass wir uns darauf konzentrieren, wie du mit anderen interagierst, musst du, wenn du lernen willst zu vertrauen, bei der Beziehung zu dir selbst anfangen. Um den Mut aufzubauen, nach und nach anderen zu vertrauen, müssen wir uns erst einmal selbst vertrauen. Uns selbst zu vertrauen verlangt von uns das fundamentale Bekenntnis dazu, dass uns unser eigenes Wohl am Herzen liegt und wir alles Nötige unternehmen werden, uns auf die Beine zu helfen, auf unser Wohlergehen zu achten und niemals in Zweifel zu ziehen, dass wir es wert sind, geliebt zu werden und dazuzugehören, nicht einmal angesichts einer möglichen Zurückweisung oder Demütigung oder der Gefahr, im Stich gelassen zu werden. Das sind die Monster unter dem Bett jeder engen Beziehung. Was, wenn er mich nicht mag? Was, wenn sie mich nicht zurückliebt? Was, wenn ich ihn in mein Innerstes blicken lasse und ihm nicht gefällt, was er da sieht? Was, wenn sie mich für all meine Unzulänglichkeiten bloßstellt und demütigt? Was, wenn meine schlimmsten Ängste, nicht zu genügen, wahr werden? Die einzige Möglichkeit, jede dieser Fragen zu beantworten, besteht im zweifelsfreien Wissen, dass du selbst eine beständige Quelle der Liebe und Zuwendung zu dir bist. Wenn du weißt, dass du alles Obige überstehen kannst, bist du frei, das alles für eine bedeutsame Verbindung und tiefe, innige Beziehungen zu riskieren. Das heißt natürlich nicht, dass es nicht schwer wäre, sich auf unangenehme Gespräche und qualvolle Nähe einzulassen. Doch es senkt das Risiko eines völligen Zusammenbruchs deines Selbstwertgefühls zu dem einer schmerzlichen Erfahrung, aus der du lernst und von der du dich auch wieder erholen kannst.

Erkenne die Fallstricke

Menschen mit unsicher-vermeidendem Bindungsstil sind nicht zwingend einsame Wölfe. Das Bedürfnis nach Bindung verschwindet nicht, und wahrscheinlich ringst du mit der Macht dieses Bindungssystems. Du versuchst, den Drang zu unterdrücken, eine Verbindung zu der Person aufzunehmen, die du liebst, um das damit einhergehende Unbehagen zu vermeiden. Nicht immer ist auf den ersten Blick erkennbar, mit welchen Methoden wir geliebte Personen auf Distanz halten. Hier sind ein paar, auf die du achten solltest:

- Du redest dir ein, dass du nun mal total unabhängig und nicht für Bindungen geschaffen bist.
- Du fängst Beziehungen mit Personen an, die unerreichbar sind, weil sie beispielsweise schon in einer anderen Beziehung sind.
- Du blockst ab, wenn es langsam so gut läuft, dass die andere Person dir näherkommen möchte und sich eine engere Bindung wünscht.
- Du machst Elefanten aus all den kleinen Mücken, die dich an deiner Partnerin verärgern oder verunsichern, statt das Gesamtbild mit all den vielen Dingen zu sehen, für die du dankbar sein kannst.
- Du neigst dazu, emotionale Veränderungen bei deinem Partner zu übersehen oder sie nicht zum Anlass zu nehmen, ihn darauf anzusprechen.
- Wenn du dich deiner Partnerin wenig verbunden oder dich einsam fühlst, ertappst du dich dabei, in Fantasien von Ex-Partnerinnen zu schwelgen, obwohl du weißt, dass diese Beziehungen nicht gut für dich waren.

Achte auf diese und ähnliche Verhaltensmuster. Siehst du, wie sie auf eine Vermeidung von Nähe und Bindung hindeuten? Solche Muster zu erkennen ist ein wesentlicher Schritt nach vorn, wenn du dich in die Lage versetzen willst, gegen diesen Drang anzugehen und anders zu handeln. Wenn du zum Beispiel merkst, dass du dich unverhältnismäßig über Kleinigkeiten im Verhalten deines Partners aufregst, kannst du dich gezielt darum bemühen, Dankbarkeit zu entwickeln und dich auf all die Eigenschaften von ihm zu besinnen, für die du zutiefst dankbar bist.

Imitiere Personen mit sicherem Bindungsstil

Der simple Versuch, ein Verhaltensmuster abzulegen, das dir quasi im Blut liegt, ist keine Erfolg versprechende Strategie. Um überhaupt eine Chance zu haben, dein Ziel zu erreichen, kann es dir helfen, ein klares Bild dessen vor Augen zu haben, was du anstrebst. Vielleicht hattest du in der Vergangenheit schon Beziehungen mit Personen mit sicherem Bindungsstil oder befindest dich gegenwärtig in einer solchen Beziehung. In diesem Fall können diese Personen in Situationen, in denen du versuchst zu entscheiden, wie du dich verhalten sollst, ein gutes Vorbild für dich sein. Ein sicherer Bindungsstil äußert sich im Alltag beispielsweise in folgenden Merkmalen:

- Menschen mit sicherem Bindungsstil streben danach, auf die Bedürfnisse des Partners einzugehen, und erwarten im Gegenzug dasselbe von ihm. Das bedeutet einerseits, regelmäßig nachzufragen, wie es dem Partner geht, und zu versuchen, für ihn da zu sein, wenn er es braucht, andererseits aber auch, ihm die eigenen Emotionen und Bedürfnisse so klar wie möglich zu kommunizieren.
- Sie verhalten sich der Partnerin gegenüber extra fürsorglich, womit sie ihr zeigen, dass sie etwas ganz Besonderes ist. So schaffen sie eine schützende Hülle um die Beziehung. Das kann sich bereits in kleinen Gesten äußern, die der Partnerin vermitteln, wie einzigartig sie ist und wie unantastbar die Beziehung.
- In Konfliktsituationen suchen sie das Gespräch und bemühen sich um eine Lösung der Meinungsverschiedenheit. Sie streben danach, die Bindung zum Partner wiederherzustellen und zu stärken, statt ihm aus dem Weg zu gehen und Dinge ungesagt zu lassen. Dazu gehören die Bereitschaft zu Kompromissen sowie das Bewusstsein, dass keine gesunde

Beziehung entstehen kann, wenn man den Streit gewinnen will.
- Sie widerstehen jeglicher Versuchung, während eines Streits in eine Defensivhaltung zu verfallen und/oder die Partnerin mit ihrem Verhalten zu bestrafen. Der Schlüssel hierfür liegt darin, die eigenen Gefühle klar und ohne Schuldzuweisungen zu kommunizieren und die Bereitschaft zu zeigen, über Kritik der Partnerin nachzudenken und selbst etwas zu ändern, damit die gesamte Beziehung davon profitieren kann.
- Sie weigern sich, während eines Streits Spielchen zu spielen, und widerstehen der Versuchung, in die Rolle des Opfers, des Verfolgenden oder des Rettenden zu schlüpfen, denn das ist nur aufs Gewinnen ausgerichtet und dient nicht der Beziehung als Ganzes.

Charakteristisch für alle Unterschiede zwischen sicherem und unsicher-vermeidendem Bindungsstil ist, dass die Person mit sicherem Bindungsstil grundsätzlich dazu tendiert, mehr Nähe anzustreben statt weniger. Für jemanden mit unsicher-vermeidendem Bindungsstil stellt das eine alles andere als einfache Verhaltensänderung dar. Du solltest daher anerkennen, wie gewaltig die vor dir liegende Aufgabe ist, und sie in kleinstmöglichen Schritten angehen. Wenn du deinem Partner/deiner Partnerin kommunizierst, worum du dich gerade bemühst, und erklärst, warum du dich vielleicht manchmal ganz automatisch zurückziehst, holst du ihn/sie mit zu dir ins Boot. Er/sie kann dich dabei ermutigen und bestärken sowie Verständnis für die Momente zeigen, in denen du vielleicht in alte Gewohnheiten zurückfällst.

Zusammengefasst

- Der Drang, andere Menschen auf Distanz zu halten, ist kein Zeichen dafür, dass mit dir etwas nicht stimmt. Möglicherweise gab es eine Zeit in deinem Leben, als genau das sinnvoll für dich war. Wenn du aber merkst, dass dieses Verhaltensmuster deinem Leben heute mehr schadet als nutzt, hast du die Möglichkeit, es zu ändern.
- Versuche, die oft subtilen Methoden zu erkennen, mit denen du Nähe und Intimität vermeidest. Diese Verhaltensmuster zu erkennen gibt dir die Chance, dich bewusst dafür zu entscheiden, sie zu ändern. Vielleicht fängst du damit an, dich anderen Menschen nach und nach so zu öffnen, wie du es in der Vergangenheit nie gewagt hättest.
- Wenn deine Neigung, andere Menschen auf Distanz zu halten, ihren Tribut von Beziehungen fordert, die dir viel bedeuten, solltest du nicht der Versuchung erliegen, diese emotionale Distanz damit zu rechtfertigen, dass du dir einredest, du wärst nun mal radikal unabhängig und nicht für feste Bindungen geschaffen. Auf eine Beziehung hinzuarbeiten, die einer sicheren Bindung mehr ähnelt, wird zu glücklicheren und erfüllenderen Beziehungen führen.
- Wenn du daran arbeiten willst, dich mit Nähe und Intimität wohler zu fühlen, hilft es deinem Partner/deiner Partnerin, wenn du dieses Ziel klar kommunizierst. Dann kann er/sie mehr Verständnis zeigen, wenn du dich doch einmal zurückziehst, und dir die Unterstützung geben, die für dich die beste ist.

«Trotz all der Risiken, die wir eingehen, wenn wir uns auf Beziehungen einlassen, hat sich gezeigt, dass ein Leben ohne sie noch viel schwerer wäre.»

Unbedingt lesen ...

KAPITEL 11

Wenn du den Streit gewinnen willst

«Beurteile deine Handlungen nach der Langzeitwirkung, die sie auf andere haben.»
Robert Greene

MEIN BRIEF AN DICH

Was immer unser Gegenüber auch getan oder nicht getan haben mag, in einem Streit kämpfen wir in der Regel darum, die Macht und Kontrolle oder die Anerkennung und den Respekt zurückzuerlangen, die wir glauben, verloren zu haben. Und wir haben alle ein paar Trümpfe im Ärmel, die uns das Gefühl geben, genau das auch zu können. Doch vermutlich trägst du die meisten deiner alltäglichen Konflikte mit den Menschen aus, die dir auf der Welt am meisten bedeuten. Den Menschen, die du bewusst in deinem Leben haben wolltest, und den Menschen, die du darin auch behalten willst. Den Menschen, die in deinem Team sind. Denk gut darüber nach, bevor du dein eigenes Team zu Boden wirfst.

Wenn du mit den Menschen, die du liebst, einen Kampf ausfichtst, bist du der Einzige, der glaubt, der Sieg stünde dir gut. Diejenigen, die du bezwungen hast, erinnern sich nicht so sehr daran, auf welch bewunderungswürdige Weise du ihnen gezeigt hast, dass du im Recht bist. Vielmehr bleibt ihnen im Gedächtnis, dass du ihnen das Gefühl gegeben hast, zermalmt und weder ge-

hört noch geliebt zu werden. Dass sie miterleben mussten, wie gemein du sein kannst, nur um einen Streit zu gewinnen, wird noch lange an ihrem Vertrauen in dich nagen.

Wenn du also jeden Streit mit den Menschen in deinem Leben gewinnen willst, solltest du einmal lang genug innehalten, um darüber nachzudenken, wie eure gemeinsame Zukunft aussehen soll und mit welchen Folgen zu rechnen ist, wenn eine:r von euch beiden das Gefühl hat, gewonnen zu haben, und der/die andere damit leben muss, verloren zu haben. Wonach strebst du mit deinem Partner wirklich? Danach, dich kompromisslos und rücksichtslos zu zeigen, um deinen Willen durchzusetzen? Das sind keine unwesentlichen Fragen. Jeden Streit zu gewinnen, ist nicht so befriedigend und grandios, wie es zunächst erscheinen mag. Es kann zu einem sehr einsamen Leben führen, in dem alles, was wirklich von Bedeutung war, im Streben danach zerstört wurde, in allen Dingen recht zu bekommen – die sich dann als sehr viel weniger wichtig herausgestellt haben.

Dieses größere Bild im Auge zu haben, bedeutet aber nicht, dass du vor schwierigen Gesprächen zurückschrecken und anderen nachgeben solltest, um den Frieden zu wahren. Das würde der Beziehung auf eigene Weise schaden. Wir alle müssen mit Meinungsverschiedenheiten umgehen. Wenn wir das aber mit dem Ziel tun, eine Lösung zu finden, statt zu gewinnen, ändert sich alles. Keiner von beiden muss sich dann bezwungen fühlen. Das Ergebnis muss nicht perfekt sein, und es kann passieren, dass derselbe Streit mehrmals aufflammt, ehe ihr eine Lösung findet, die für euch beide funktioniert. Wenn du aber immer daran denkst, dass deine Partnerin dich auch in Zukunft lieben und respektieren soll, kannst du der Versuchung widerstehen, sie mit einem ungefilterten verbalen Angriff, der zwischen euch nur verbrannte Erde hinterlässt und eurer Beziehung dauerhaften Schaden zufügt, in die Knie zu zwingen.

Toolkit

Wie verlockend es auch sein mag, deiner Wut in der Hitze des Gefechts freien Lauf zu lassen, gibt es doch immer auch eine schnelle und einfache Möglichkeit, hinter die Nebelwand des Ärgers zu blicken und Fehler zu vermeiden, die dich in der Zukunft teuer zu stehen kommen könnten: Halt einmal kurz inne und setz dich ernsthaft mit ein paar wichtigen Fragen auseinander.

Zuerst solltest du dir klarmachen, mit wem du streitest und worüber. Wie soll deine Zukunft mit der anderen Person aussehen? Und welche Folgen könnte es haben, zu gewinnen oder zu verlieren?

Was wünschst du dir langfristig für diese Beziehung? Willst du sie beenden? Sie verbessern? Das Sorgerecht für eure gemeinsamen Kinder teilen, ohne das Leben aller Beteiligten zur Hölle zu machen? Und was das Thema eurer Meinungsverschiedenheit betrifft: Wie fügt sich das in das größere Bild ein? Welche Botschaft möchtest du deinem Gegenüber mitteilen, und was, glaubst du, versucht dein Gegenüber, im Gegenzug dir vor Augen zu führen?

Hör du zuerst zu

Wenn die Gefühle hochkochen, beginnen wir oft schon, uns eine Retourkutsche zurechtzulegen, bevor unser Gegenüber sein Argument auch nur zur Hälfte vorbringen konnte. Jede:r will gehört werden. Keine:r will zuhören.

In dieser Situation kommst du wahrscheinlich sehr viel besser voran, wenn es dir gelingt, dich von der Heftigkeit der Emotionen zu lösen, um dir die Perspektive deines Partners ernsthaft anzuhören. Im eigenen Kreuzzug innezuhalten, um zuzuhören, mag sich wie Nachgeben anfühlen, muss es aber nicht unbedingt sein.

Wer angeschrien, kritisiert, beschuldigt und verurteilt wird, macht die Läden dicht und konzentriert sich nur noch darauf, sich selbst zu schützen. Am stärksten öffnen sich die Menschen einem Kompromiss, wenn sie sich gehört und verstanden fühlen. Daher können wir einen Streit sehr gut dadurch unter Kontrolle bekommen, dass wir unserem Gegenüber einfach ruhig zuhören und ihm das auch zeigen. Das ist nicht dasselbe, wie ihm recht zu geben, es sagt aber: «Ich verstehe dich und bin bereit, darüber nachzudenken, dass deine Sicht auf dieses Problem eine andere ist als meine.»

Mit einem ganz bewussten Wechsel in Tonfall und Lautstärke zu signalisieren, dass du dein Gegenüber nicht bedrohst, ist ein effektiver Weg zur Deeskalation und Schaffung einer ruhigeren Atmosphäre, in der ihr beide noch einmal anfangen könnt, einander zuzuhören. Behalte immer im Auge, dass eure Beziehung und euer gemeinsames Leben weit über diesen kurzen Moment hinausgehen sollen. Das alles wirkt sich beinahe sofort darin aus, dass beide Streitparteien die Waffen ein wenig sinken lassen und erst einmal durchatmen.

Schieß niemals vergiftete Pfeile ab

Vergiss nie, dass bei jedem Streit beide Seiten glauben, im Recht zu sein und alleinigen Zugang zur absoluten Wahrheit zu haben. In Wirklichkeit haben wir es lediglich mit zwei unterschiedlichen, von den jeweiligen Perspektiven abhängigen Versionen dessen zu tun, was dieses «im Recht sein» bedeuten könnte. Das Fundament zur Bewältigung von Konflikten mit einem geliebten Menschen liegt daher in der Akzeptanz seiner Individualität. Was immer du über das Verhalten deiner Partnerin oder die Dinge, die sie falsch macht, denken magst: Wenn du eine gesunde, erfolgreiche Beziehung mit ihr führen willst, darfst du auf gar keinen Fall den Fehler begehen, Verachtung für ihren Charakter an den Tag zu legen und sie aufgrund ihrer persönlichen Eigenschaften anzugreifen. Verachtung für deine Partnerin als Person und Mensch zu zeigen, ändert alles.

Sollte dein Partner derjenige sein, der die Beherrschung verliert, kannst du das leicht daran erkennen, dass er von logischen Argumenten zu Beschimpfungen und persönlichen Angriffen übergeht. Das passiert dann, wenn er das Fass seiner Argumente leer geschöpft hat und keinen anderen Ausweg mehr sieht, als dir das verdammte Fass selbst an den Kopf zu werfen. Nimm das nicht zum Anlass, dasselbe zu tun. Du solltest es dir nicht zu Herzen nehmen, wie du in einem solchen Moment vom Gegenüber charakterisiert wirst, und das ist einfacher, wenn du das Muster erkennst und dir bewusst machst, dass es nicht persönlich gemeint ist. Dein Partner hat das Gefühl, mit dem Rücken zur Wand zu stehen, und handelt höchstwahrscheinlich aus Angst oder Schmerz heraus. Egal, ob du glaubst, dass das etwas mit dir zu tun hat oder nicht, wenn du das erkennen und ein gewisses Mitgefühl dafür empfinden kannst, hilft das euch beiden. Es senkt die Wahrscheinlichkeit sowohl dafür, dass du auch die Kontrolle verlierst und mit wütenden Beschimpfungen konterst, als auch dafür, dass dein Partner sich immer mehr in seine Tiraden hineinsteigert.

Nachgiebigkeit als Stärke

Zu einer erfolgreichen Auseinandersetzung gehört es, Kompromisse einzugehen, ohne zu viel zu opfern. Es gibt Wege, dich nachgiebig zu zeigen, ohne dein Selbstgefühl und die persönlichen Grenzen zu untergraben, die deine Integrität und Handlungswirksamkeit schützen. Die Herausforderung liegt darin, dass keine:r plant, mit den Menschen, die er oder sie liebt, zu streiten. Meinungsverschiedenheiten kochen in den Momenten hoch, in denen wir am wenigsten damit rechnen, und wir haben nicht die Möglichkeit, uns hinzusetzen und in Ruhe zu überlegen, wo wir bereit sind, Zugeständnisse zu machen, und wo es wichtig für uns ist, standhaft zu bleiben. Es wird also immer wieder passieren, dass du es falsch anpackst. Der Schlüssel liegt in der Bereitschaft, über Situationen nachzudenken, die nicht so verlaufen sind, wie du es dir gewünscht hättest, und dir zu überlegen, was du nächstes Mal anders machen solltest. Wenn dir auffällt, dass es immer deine Partnerin ist, die sich entschuldigt und Kompromisse eingeht, lohnt es sich vielleicht, dir Gedanken darüber zu machen, wo du dich nachgiebiger zeigen könntest. Wenn sie hingegen persönliche Grenzen überschreitet und du merkst, dass du dazu neigst, dich von ihren Vorstellungen überrollen zu lassen, ist es vernünftig, dir zunächst eine klare Liste deiner Grenzen zu erstellen und anzufangen, sie zu verteidigen. Es ist einfacher, hinterher, wenn der unmittelbare Sturm des Streits sich gelegt hat, darüber nachzudenken, bei welchen Gelegenheiten du immer wieder Ja sagst, obwohl du Nein sagen willst oder sogar musst, und bei welchen Gelegenheiten du merkst, dass du zu unnachgiebig bist. Dir eine klare Vorstellung der jeweiligen Situationen zu bilden, hilft dir, sie in künftigen Auseinandersetzungen schnell zu erkennen, und verbessert deine Chancen, beim nächsten Mal bewusst einen anderen Weg zu wählen.

Nimm das Tempo raus

Wenn der Zeitpunkt gekommen ist, an dem du dich behaupten und deine Grenzen und Bedürfnisse durchsetzen musst, gibt es zwei Hürden, die dich daran hindern können, das erfolgreich zu tun. Einerseits besteht die Gefahr, dich so intensiv in deinen Partner einzufühlen, dass du dich selbst darüber aus den Augen verlierst; andererseits könntest du dich von der Heftigkeit seiner Emotionen einschüchtern lassen. Wird dein Partner wütend und laut, können sämtliche Alarmglocken in deinem Kopf losschrillen, und die Argumente, die du dir zurechtgelegt hast und an denen du festhalten musst, geraten durcheinander. Wenn das passiert, ist es hilfreich zu versuchen, das Tempo aus der Situation zu nehmen, damit impulsive Reaktionen nicht die Oberhand über dein sorgfältig geplantes Vorgehen gewinnen.

Wenn du gehört werden willst, ist Beherrschung deine Superkraft. Wut lenkt bestenfalls von der Stichhaltigkeit deiner Argumente ab und schadet deiner Glaubwürdigkeit. Schlimmstenfalls verletzt du mit der Wut deine Partnerin, die daraufhin in eine Abwehrhaltung verfällt, und du hast keine Chance mehr, gehört zu werden. Zu einer gelungenen Kommunikation gehört unbedingt, dass du deine Argumente ruhig, beherrscht und selbstbewusst vorbringst, auch wenn du innerlich die Zähne zusammenbeißen musst.

Man könnte Wut als eine Art Reserve-Emotion bezeichnen. Solange du noch Alternativen hast, zeigt Wut dir keinen optimalen, umsichtigen Weg aus der Auseinandersetzung auf. Wenn du zu heftig wirst, kann es sein, dass dein Partner klein beigibt. Verwechsle dieses Friedensangebot aber nicht mit einer Einigung. Wenn du merkst, dass du kurz davorstehst, die Beherrschung zu verlieren, kommuniziere das deinem Partner und zieh dich zurück. Gib dir Raum und Zeit, um dich zu beruhigen, bevor ihr die Auseinandersetzung fortführt.

Schwing dich nicht zum Richter über die Erfahrungen anderer auf

Bei einem Streit schwingen manche Menschen sich zur Autorität über die Berechtigung der Gefühle ihrer Partner:innen auf. Wenn du merkst, dass du versucht bist, das zu tun, mach eine Pause. Deiner Partnerin zu sagen, sie solle etwas nicht fühlen, wenn sie es bereits fühlt, trägt nicht im Geringsten zum Verschwinden dieses Gefühls bei. Wahrscheinlicher ist, dass du dem Gefühl damit noch eine Prise Scham hinzufügst und damit jede Chance auf ein vernünftiges Gespräch, das zur Wiederherstellung und Stärkung eurer Verbindung führen könnte, im Keim erstickst.

Du musst der Sichtweise deines Partners nicht zustimmen, um anerkennen zu können, dass er sich aus seiner Lage heraus nun einmal so fühlt. Ihm den Raum zu geben, zu fühlen, was immer er fühlt, ist einer der wichtigsten Meilensteine auf dem Weg zur Erneuerung und Stärkung eurer Bindung. Auch dies ist eine Situation, in der es hilfreich ist, von Bewertung auf Interesse umzuschwenken. In der Hitze des Gefechts sind wir nur daran interessiert zu urteilen. Wir passen auf wie Schießhunde und verteidigen unseren Standpunkt als den einzig richtigen. Warum soll ich mir die Mühe machen, den Standpunkt meines Partners zu verstehen, wenn ich doch weiß, dass meiner der richtige ist? Nun, der Auf- und Ausbau einer gesunden Beziehung kann nur gelingen, wenn beide Partner:innen anerkennen, dass sie zwei voneinander unabhängige Individuen sind, die die Dinge immer von ihrem jeweils eigenen Standpunkt aus sehen und fühlen. Sich zu bemühen, etwas zu verstehen, ist nicht dasselbe wie sich davon überzeugen zu lassen. Das hat nichts mit Nachgeben zu tun. Zu sagen: «Ich höre dir zu», ist nicht dasselbe, wie zu sagen: «Ich stimme dir zu.» Gib den Emotionen deines Partners Raum, im Wissen darum, dass du sie anerkennen kannst, ohne dich davon überzeugen zu lassen, dass dies die beste Sichtweise der Situation ist.

Erkenne deine eigenen kognitiven Verzerrungen, um besser zu argumentieren

Bestätigungsfehler: Wenn in einem Streit die Logik keine Rolle mehr zu spielen scheint, sollten wir darauf achten, ob ein Bestätigungsfehler vorliegt. Damit wird die normale Neigung des Menschen bezeichnet, Informationen so zu interpretieren, dass sie unsere bereits bestehenden Annahmen und Erwartungen bestätigen. Kein Streit dreht sich jemals nur um das Hier und Jetzt. Wenn ich tief im Innern davon überzeugt bin, nicht gut genug zu sein, oder erwarte, dass die anderen sowieso das Interesse an mir verloren haben und ich ihnen egal bin, pickt mein innerer Radar sich alle Szenarien, die möglicherweise in diese Richtung gedeutet werden können, als Beweise dafür heraus. Diese Punkte leuchten auf unserem Radar stärker auf als Beweise für das Gegenteil. Das passiert uns selbst dann, wenn diese Überzeugungen uns schaden, denn unser Weltbild wurde durch unsere früheren Erfahrungen geprägt und lässt sich nicht so leicht umformen.

Emotionale Beweisführung: Diese Form der kognitiven Verzerrung führt zu destruktiven Auseinandersetzungen. *Ich fühle das, also muss es stimmen. Ich bin gekränkt und verletzt, also musst du etwas falsch gemacht haben.* Solche Gedanken gehen nur zu bequem mit dem Bestätigungsfehler Hand in Hand. *Ich bin zutiefst davon überzeugt, nicht liebenswert zu sein, und wenn mein Partner zu spät zu einer Verabredung kommt, fühle ich mich verletzt, als läge ihm nichts an mir. Ich fühle mich von ihm nicht geliebt, deshalb liebt er mich eindeutig nicht genug.* Darin finden sich keinerlei Gedanken über die Perspektive des Partners. Eine Kleinigkeit kann an eine Verletzung aus der Vergangenheit rühren, weil das Gehirn versucht, allem einen Sinn zu verleihen, indem es Zeiten in der Vergangenheit, in denen es dir ähnlich ging, zum Vergleich heranzieht. Dein heutiger Partner und die heutige Beziehung mögen vollkommen anders sein als jene, die dir diese Verletzung zugefügt haben, doch zur Erklärung der neuen Realität wird die wiederkehrende Emotion herangezogen.

Egozentrisches Weltbild: Dies ist eine weitere Art der kognitiven Verzerrung, auf die wir in unseren Auseinandersetzungen achten sollten. Ein egozentrisches Weltbild liegt vor, wenn wir unsere eigene Perspektive als Tatsache betrachten und vernachlässigen, dass in der Realität alle Menschen unterschiedliche Werte, Ideale und Perspektiven haben. Das führt dazu, dass wir alle Regeln, nach denen wir leben, auf unsere Mitmenschen übertragen, oft ohne es ihnen zu sagen. Wenn es für mich wichtig ist, die Schuhe auszuziehen, wenn ich das Haus eines anderen betrete, kann es mich vor den Kopf stoßen, wenn eine Freundin mit den Stiefeln an den Füßen in meine Küche schlendert. Dabei übergehe ich den Umstand, dass meine Freundin anders über dieses Thema denkt als ich und meine Sicht der Dinge nicht kennt. Diese Verzerrung kann Bindungen zerstören, wenn die Menschen in unserem Umfeld wie auf Eierschalen laufen, im Hinterkopf die stete Gefahr, bestraft zu werden, sobald sie auch nur einen falschen Schritt tun.

Übergeneralisierung: Diese Form der kognitiven Verzerrung ist den meisten Menschen wohlbekannt, weil wir in Momenten, in denen wir uns nicht so gut fühlen, oft genug selbst dazu neigen. Am Ende eines produktiven Tages fällt uns unser Essen, als wir es aus dem Ofen holen, auf den Boden, und gleich schreiben wir den ganzen Tag als Katastrophe ab. In einem solchen Szenario ist der Einfluss unserer emotionalen Verfassung klar erkennbar. Wenn wir damit aber in einen Streit gehen, kann das schweren Schaden anrichten. Das klingt dann oft so: «*Immer* lässt du deine schmutzigen Tassen rumstehen!», oder: «*Nie* hilfst du mir beim Aufräumen!» Statt uns mit der konkreten Situation zu befassen, werfen wir alles in einen Topf und machen pauschale Verallgemeinerungen, ohne die vielen Male zu bedenken, die unser Partner alles richtig gemacht hat. Was dazu führt, dass er sich augenblicklich verkannt fühlt und seine Bemühungen nicht gewürdigt sieht. Und schon ist die Chance verflogen, deinen Partner dazu zu bringen, dir bei Gelegenheit gern mal einen Gefallen zu tun, und sei es nur etwas, das kaum Mühe erfordert. Als Reaktion nimmt er eine Verteidigungshaltung an, statt Kooperationsbereitschaft zu zeigen. Zweifellos bekommst du nun eine Liste all seiner Anstrengungen und Hilfeleistungen vorgehalten, denn aus seiner Sicht hast du nichts davon bemerkt und anerkannt. Auf Übergeneralisierung zu verzichten, kann eure Auseinandersetzungen von Grund auf verändern.

Zusammengefasst

- Im Streit mit Menschen, die du liebst, bist du die einzige Person, die glaubt, ein Sieg würde dich gut aussehen lassen. Jenen, die du niedergerungen hast, wird weniger die Bewunderung dafür, dass du recht hattest, im Gedächtnis bleiben als vielmehr die Tatsache, dass du ihnen das Gefühl gegeben hast, vernichtet, ungehört und ungeliebt zu sein.
- Wenn du im Streit mit den Menschen in deinem Leben immer gewinnen willst, nimm dir einmal die Zeit, über die Zukunft mit deiner Partnerin sowie darüber nachzudenken, welche Folgen es haben kann, wenn eine:r von euch das Gefühl hat, gewonnen, und eine:r das Gefühl hat, verloren zu haben. Was möchtest du mit deiner Partnerin wirklich erreichen?
- Jeden Streit zu gewinnen, ist nicht so befriedigend, wie es scheinen mag. Es kann dazu führen, dass du alles verlierst, was dir wichtig ist, nur um in allem recht gehabt zu haben, was sich im Nachhinein als sehr viel weniger wichtig herausstellen wird.
- Einer Beziehung Priorität einzuräumen bedeutet nicht, dass du vor schwierigen Auseinandersetzungen zurückscheuen und deinem Partner um des lieben Friedens willen immer nachgeben müsstest. Das schadet der Beziehung auf eigene Weise. Wir alle müssen Unstimmigkeiten bewältigen. Wenn wir das aber mit dem Ziel tun, eine Lösung zu finden, statt zu gewinnen, ändert das alles.
- Was immer du über das Verhalten deiner Partnerin oder die Dinge, die sie falsch macht, denken magst: Wenn du eine gesunde, erfolgreiche Beziehung mit ihr führen willst, darfst du auf keinen Fall den Fehler

begehen, Verachtung für ihren Charakter an den Tag zu legen und sie aufgrund dessen anzugreifen.

- Es kann helfen, Tempo aus einer Auseinandersetzung zu nehmen, um zu verhindern, dass impulsive Reaktionen die Oberhand über dein sorgsam geplantes Vorgehen gewinnen. Wenn du gehört werden willst, ist Beherrschung deine Superkraft.

«Wenn du gehört werden willst, ist Beherrschung deine Superkraft.»

Unbedingt lesen ...

KAPITEL 12

Wenn es dir schwerfällt, um Hilfe zu bitten

> «Wenn du schnell gehen willst, geh allein. Wenn du weit gehen willst, geh mit anderen.»
> Afrikanisches Sprichwort

MEIN BRIEF AN DICH

Ich frage mich, ob dieses Kapitel von allen Kapiteln in diesem Buch wohl am meisten Anwendung finden wird. Wenn es etwas gibt, das wir Menschen wirklich brauchen, dann einander. Doch das Wissen, dass wir Hilfe brauchen, kommt oft nicht gegen die Qual an, die es bedeutet, um Hilfe zu bitten. Meistens ist es nicht einmal die Angst, dass die anderen vielleicht nicht helfen könnten. Sondern die Angst, sie könnten es. Dann musst du ihre Freundlichkeit annehmen. Jemandem zu erlauben, uns zu helfen, widerstrebt dem Drang, niemanden zu brauchen, von niemandem abhängig zu sein. Also richtest du dich in der Vorstellung ein, deine Probleme wären zu groß oder zu klein, um Hilfe zu rechtfertigen. Und damit redest du dir schließlich ein, das Allerwichtigste wäre es, niemandem zur Last zu fallen.

Gott sei Dank haben unsere Vorfahren so was nicht geglaubt. Denn sonst wäre keine:r von uns jetzt hier. Ihr größter Triumph und der Schlüssel zu ihrem Überleben bestand nicht darin, alles allein zu machen. Sie halfen anderen, wo sie konnten, und nahmen Hilfe an, wo sie etwas nicht konnten. Deswegen denken wir keineswegs schlechter von ihnen. Wir feiern sie dafür. Etwas allein zu tun, sollte also niemals mit Stärke gleichgesetzt werden. Die Kraft liegt in der Gemeinschaft.

Mit der Entscheidung, nicht um Hilfe zu bitten, obwohl du weißt, dass du davon profitieren könntest, bremst du dein eigenes Leben aus. Es ist die Entscheidung, dass keins von all deinen Zielen es wert ist, zu seiner Erreichung wirklich alle verfügbaren Ressourcen auszuschöpfen. Es begrenzt deinen Lern- und Entwicklungsprozess. Es gibt dir das Gefühl, unendlich allein zu sein. Und es lässt die Wahrscheinlichkeit, dass du aufgibst, enorm ansteigen. Wenn du etwas Gewaltiges erreichen willst, musst du dir darüber im Klaren sein, dass niemand, der je etwas Großes erreicht, das allein schafft. Alle bekommen Hilfe aus unterschiedlichsten Richtungen. Und alle akzeptieren sie als den besten Weg, die eigene Leistung zu maximieren und den Erfolg zu sichern.

Diese innere Stimme, die dir erzählt, du müsstest dich vor anderen verstecken und alles allein schaffen, ist meist die Stimme der Angst. Der Instinkt, dich vor dem Urteil anderer Menschen zu schützen. Doch wenn du diesem Impuls folgst, zahlst du einen hohen Preis. Vorerst fühlst du dich sicher, aber dafür trittst du auf der Stelle. Und dieses Auf-der-Stelle-Treten dauert viel länger als das Gefühl, in Sicherheit zu sein. Zwar kannst du verhindern, dass diese anderen Menschen deine Verletzlichkeit sehen, aber du verhinderst damit auch, dass sie sehen, wie du das Beste aus dir herausholst. Du tauschst also einen Moment, in dem du dich ungeschützt und verletzlich fühlst, gegen die lebenslange Frage, ob nicht alles viel besser hätte sein können, wenn du nur den Mut aufgebracht hättest, um Hilfe zu bitten.

Zu helfen und sich helfen zu lassen, ist tief in der Natur des

Menschen verwurzelt. Und nicht nur das: Indem du heute Hilfe annimmst, versetzt du dich in die Lage, diese Freundlichkeit eines Tages an andere weiterreichen und mehr zurückgeben zu können, als du ursprünglich genommen hast.

Toolkit

Einige dieser Tools können helfen, sowohl die Denkprozesse als auch die Emotionen zu überwinden, die uns daran hindern, die Hilfe zu suchen, von der wir bereits erkannt haben, dass wir sie brauchen. Und wenn du dich einmal entschlossen hast, das Beste für dich zu tun und um Hilfe zu bitten, habe ich noch ein paar Ratschläge hinzugefügt, die du auf deinem Weg nach vorn im Kopf behalten solltest.

Ein Gefühl schafft noch keine Tatsachen

Vielleicht stellst du, wenn du niedergeschlagen bist, bei dir die Tendenz fest, besonders stark zu empfinden und dich dann von diesen Gefühlen leiten zu lassen, als wären es Tatsachen. Solch eine emotionale Beweisführung kann sich als echte Falle entpuppen, wenn du weißt, dass du von Hilfe profitieren könntest. Niedergeschlagenheit ruft Gefühle der Angst, Einsamkeit, Unzulänglichkeit und Wertlosigkeit hervor. Dann unterstellen wir, dass es, wenn wir es fühlen, auch stimmen muss. Du fängst an, daran zu glauben, dass du allein bist und keine Hilfe verdienst. Diese Gedanken aber waren nicht das beste Spiegelbild der Wirklichkeit. Sie waren ein Spiegelbild deiner Stimmung und deines Gemütszustands.

Wenn dein Verstand also weiß, dass es sinnvoll wäre, dir Hilfe zu suchen, du dich aber mit Gedanken davon abhältst, die mehr zu deiner Stimmung passen als zur Realität, kann es helfen, dich einfach daran zu erinnern, dass emotionale Beweisführung eine Form der kognitiven Verzerrung ist. Dann kannst du den Gedankenprozess aus einer übergeordneten Perspektive betrachten und ihm etwas von seiner Macht nehmen.

Wenn du zum Beispiel das Gefühl hast, keine Hilfe verdient zu haben, und an dieses Gefühl glaubst, als wäre es eine Tatsache, wirst du auch so handeln, als würde es stimmen. Dabei wissen wir beide, dass es Menschen gibt, die dem nicht zustimmen, Menschen, die erkennen, dass du jede nur erdenkliche Hilfe verdient hast. Das weiß ich, weil ich zu diesen Menschen gehöre.

Es gibt einen Haufen Gründe, den Stier bei den Hörnern zu packen, und einen Haufen Gründe, die dagegen sprechen. Die meisten Gründe jedoch, die dagegen sprechen, basieren auf dem Drang, einen kurzen Moment des Unwohlseins zu vermeiden. Aber an den Gründen festzuhalten, die dagegen sprechen, dir Hilfe zu suchen, wird dich bremsen. Wenn du also merkst, dass sich emotionale Beweisführung in deine Überlegungen einschleicht, versuche, mit alternativen Perspektiven ein Gegengewicht dazu herzustellen. Dreh dann ganz bewusst die Gedanken auf volle Lautstärke, die dich am meisten nach vorn bringen. Über die Situation zu schreiben kann vor allem nützlich sein, um den ganzen Prozess etwas zu verlangsamen, dir ein wenig Distanz zu den Gedanken zu verschaffen und zu verhindern, dass du in Grübelei verfällst. Erstelle eine Liste aller Gründe, die dich zurückhalten und in emotionale Beweisführung verpackt sein könnten. Sorge dann dafür, dass neben jedem dieser Gründe mindestens eine alternative Perspektive steht, die hilfreicher für dich ist.

Dreh den Spieß um

Für einen Außenstehenden ist es leicht, in dir einen Menschen zu erkennen, der jede Hilfe verdient hat, aber es ist sehr viel schwerer, derart objektiv auf dich selbst zu blicken. Eine Möglichkeit dazu besteht darin, dir ein paar Augenblicke Zeit zu nehmen, um die folgenden Fragen zu beantworten.

Probier's mal damit

Nimm alle Probleme, denen du genau jetzt gegenüberstehst, und stell dir vor, dass nicht du die Person bist, die diese Probleme bewältigen muss. Stell dir den Menschen in deinem Leben vor, dem du diese Probleme am allerwenigsten wünschst. Wie würdest du dich fühlen, wenn du wüsstest, dass dieser Mensch all diese Probleme hat?

Wenn also dieser Mensch, der dir so viel bedeutet, vor diesen Problemen stünde, wie würdest du ihm helfen wollen? Angesichts all dessen, was du über die Situation weißt, welche Hilfe würdest du für die allerwichtigste halten?

Und nun stell dir vor, dass du diesem Menschen diese Hilfe nicht geben kannst, weil du schlicht nicht weißt, womit er zu kämpfen hat. Tja. Er hat sich entschieden, es allein zu schaffen und nicht um Hilfe zu bitten. Er weiß, dass er, wenn er um Hilfe bitten würde, in Zukunft besser dastehen könnte, sieht sich aber denselben Hürden gegenüber wie du.

Merkst du, um wie viel schmerzhafter diese Vorstellung für dich ist, weil du weißt, wie unbedingt du diesem Menschen helfen wolltest, wenn er dich nur ließe?

Achte darauf, wie du die Situation beurteilst, ob du schlecht von diesem Menschen denkst, weil er sich in dieser Lage befindet, oder ob du einfach nur einen Mitmenschen siehst, der Hilfe gebrauchen könnte.

Stell dir diesen geliebten Menschen genau vor und frag dich: Findest du, dass er Hilfe verdient hat?

Und da du die Situation gut kennst: Was würde ihm am besten helfen?

Wenn du ihm die Kraft und Stärke schenken könntest, etwas ganz Bestimmtes zu tun: Was wäre das?

Wenn du könntest: Wie würdest du ihn davon überzeugen, dass es das Beste wäre, um Hilfe zu bitten?

Und wenn du der Meinung bist, dass dieser Mensch deine Hilfe verdient hat, dann bist du dir selbst die Chance schuldig, dir auf genau dieselbe Weise helfen zu lassen.

Sei schnell

Sobald du entschieden hast, dass du um Hilfe bitten musst, ist Schnelligkeit das oberste Gebot. Je weniger Zeit du zwischen Entschluss und Handlung verstreichen lässt, desto wahrscheinlicher setzt du den Entschluss auch um. Das größte Hindernis in dieser Situation besteht darin, dass du es dir selbst wieder ausredest. Such dir also den kleinstmöglichen, am besten zu bewältigenden Schritt hin zu deinem Ziel und schreite zur Tat, so schnell du kannst. Ob du dich nun besser fühlen, etwas besser wissen oder besser machen willst, der einzig gangbare Weg besteht darin, den Stier bei den Hörnern zu packen.

Wenn du aufhörst, nachzudenken, und anfängst, etwas zu tun, profitierst du sofort davon, dass du dich selbst in Aktion erlebst. Wenn du einmal um Hilfe bittest, ist das jetzt dein Beweis dafür, dass du das auch künftig kannst.

Sollte dein erster Versuch, um Hilfe zu bitten, nicht ganz nach Plan verlaufen, stellst du vielleicht fest, dass du nur Andeutungen gemacht hast, statt klar zu kommunizieren, was du brauchst. Oder vielleicht hast du jemanden gefragt, der sich als nicht ganz der richtige Ansprechpartner für dein Problem entpuppt hat. Was immer du daraus lernst, du profitierst davon. Jetzt weißt du, dass du um Hilfe bitten kannst, und hast wertvolle Beweise dafür, dass du es auch überstehst, wenn das Ergebnis nicht optimal ausfällt.

Das meiste im Leben lernst du durch Handeln, nicht durch Grübelei. Wenn du dir das immer wieder vor Augen führst, wird es um so viel verlockender, zu handeln, auch wenn du Angst davor hast. Im eigenen Kopf gefangen zu sein und unablässig darüber nachzugrübeln, ob du das, von dem du vermutest, dass es das Beste für dich wäre, tun kannst oder sollst, ist dasselbe, wie auf der Stelle zu treten und auf die Kluft zwischen dir und dem, was du willst, zu starren. Einen Schritt nach vorn zu machen, ist der einzige Weg, deinen Wünschen physisch näher zu kommen. Das Ergebnis ist weniger wichtig als die Handlung selbst, da jede Handlung zu weiteren Handlungen führt, und dadurch entsteht eine Eigendynamik.

Überlass nichts dem Zufall

Alles, was sich zunächst unüberwindbar anfühlt, lässt sich leichter in Angriff nehmen, wenn man es in seine Einzelteile zerlegt und jeden Schritt klar und konkret herausarbeitet. Versuch daher ganz bewusst, nicht zu weit nach vorn zu schauen, sondern verschaff dir zunächst Klarheit über die unmittelbar vor dir liegende Aufgabe.

Probier's mal damit

Erstelle eine Liste mit den Menschen, die du um Hilfe bitten könntest, und setze die Person, die am einfachsten anzusprechen ist, an erste Stelle.

Schreib als Nächstes auf, was du konkret brauchst: ein geneigtes Ohr, Ablenkung, praktische Unterstützung oder einfach Nähe und Freundschaft. Sobald du dir das einmal selbst klargemacht hast, fällt es viel leichter, konkret zu kommunizieren, worum du bittest. Dann musst du dir nicht schnell etwas im Kopf zurechtlegen und riskieren, in Vermeidungsstrategien abzugleiten und beispielsweise nur Andeutungen fallen zu lassen. Die Menschen sind im Lesen von Andeutungen ebenso schlecht wie im Gedankenlesen, weswegen eine klare Kommunikation immer das Beste ist.

Um Hilfe zu bitten schafft Unabhängigkeit – keine einseitige Abhängigkeit

Erliege nicht der Versuchung, den Gedanken, um Hilfe zu bitten, mit Abhängigkeit oder einem anderen dieser Begriffe zu verwechseln, die für jene reserviert sind, die nicht selbst für sich sorgen können oder wollen.

Gegenseitige Abhängigkeiten innerhalb von Familien und anderen Gemeinschaften sind ganz natürlich und erhöhen unsere Chancen, zu überleben und erfolgreich zu sein. Mit dem sicheren Rückhalt und der Hilfe von Menschen, die du liebst und denen du vertraust, bist du eher bereit, dich aufzuraffen und zu verpflichten, all das in Angriff zu nehmen, was für dein Weiterkommen notwendig ist.

Es ist sinnvoll, bei denen um Rat zu fragen, die Erfahrungen gesammelt haben, praktische Hilfe von jenen zu erbitten, die fachkundig und qualifiziert sind, und ein geneigtes Ohr bei jenen zu suchen, die uns den Raum geben, frei und offen zu sprechen. Wenn du Angst vor einseitiger Abhängigkeit hast, schließe mit dir selbst den Pakt, andere nie die ganze Last deines Problems tragen zu lassen. Honoriere ihre Unterstützung dadurch, dass du beherzte Maßnahmen in die Richtung ergreifst, die du einschlagen musst. Zu dieser Selbstverpflichtung gehören die weise Erkenntnis, wann du am Ende deiner Kräfte angelangt bist, sowie der Mut, den Menschen, die du schätzt und liebst, zu erlauben, ihre Rolle zu spielen.

Zusammengefasst

- Dir keine Hilfe zu suchen, obwohl du welche brauchst, ist ein Tauschgeschäft: ein kurzer Moment, in dem du dich schutzlos und verletzlich fühlst, gegen die lebenslange Frage, ob nicht alles viel besser hätte sein können, wenn du nur den Mut aufgebracht hättest, um Hilfe zu bitten.
- Der Entschluss, nicht um Hilfe zu bitten, obwohl du weißt, dass du davon profitieren könntest, bedeutet, dass du nichts von dem, was du anstrebst, für wertvoll genug hältst, um alle erreichbaren Ressourcen dafür einzusetzen. Das erhöht die Wahrscheinlichkeit, dass du aufgibst, enorm. Niemand erreicht ganz allein etwas Großes. Alle bekommen Hilfe aus unterschiedlichsten Richtungen. Und alle akzeptieren sie als den besten Weg zum sicheren Erfolg.
- Die innere Stimme, die dir einredet, du müsstest dich von anderen fernhalten und alles allein schaffen, ist meist die Stimme der Angst. Der Instinkt, dich zu schützen. Doch wenn du diesem Impuls nachgibst, zahlst du einen hohen Preis. Du fühlst dich vorübergehend sicher, trittst dafür aber auf der Stelle. Und dieses Auf-der-Stelle-Treten dauert viel länger als das Gefühl von Sicherheit.
- Wenn du das Gefühl hast, keine Hilfe verdient zu haben oder den anderen zur Last zu fallen, heißt das noch lange nicht, dass das auch stimmt. Solche Gedanken und Gefühle sind üblicherweise ein Spiegelbild deiner Stimmung, nicht der Realität.
- Wenn du der Meinung bist, jeder andere Mensch in deiner Situation hat Hilfe verdient, dann hast du sie auch verdient.

- Sobald du beschlossen hast, um Hilfe zu bitten, handle schnell. Das größte Hindernis besteht jetzt darin, dass du dir den Entschluss selbst wieder ausredest.
- Andeutungen funktionieren nicht. Kommuniziere klar und konkret, was du brauchst. Dann entfällt das Rätselraten, das es der Person, die dir helfen möchte, schwer macht, dich zu verstehen.

«Das Wissen, dass wir Hilfe brauchen, kommt oft nicht gegen die Qual an, die es bedeutet, um Hilfe zu bitten. Doch das meiste im Leben lernst du durch Handeln, nicht durch Grübelei.»

Unbedingt lesen ...

2

Wenn du dich selbst schwer erträgst

KAPITEL 13

Wenn deine innere Stimme dich ständig kritisiert

> «Wir bezwingen keinen Berg, sondern uns selbst.»
> Sir Edmund Hillary

MEIN BRIEF AN DICH

Wann hast du zuletzt eigene Erwartungen nicht erfüllt? Wie hat das ausgesehen? Wie hast du dich danach im Stillen beschimpft? Wie hast du dein Scheitern bewertet? Als das, was dich ausmacht? Als das, was unweigerlich aus dir werden wird? Oder als Lehrstunde, die dich weiterbringt?

Wenn du glaubst, ständige Selbstkritik hätte keine unerwünschten Nebenwirkungen, irrst du dich. Wer ständig an sich herumnörgelt, lebt rund um die Uhr auf sehr engem Raum (etwa so groß wie dein Kopf) mit einem Tyrannen zusammen. Das führt nicht zu gesundem Selbstvertrauen, ganz im Gegenteil. Ich weiß das, weil viele meiner Klienten und Klientinnen Hilfe suchend zu mir kommen, nachdem sie jahrelang ihre vernichtende Selbstkritik als objektive Wahrheit hingenommen und sich dementsprechend verhalten haben.

Trotzdem wollen viele den inneren Kritiker nicht aufgeben, sie verteidigen ihn sogar. Genau wie manche ihre Lebenspartner ver-

teidigen, die behaupten, es mit ihrer emotional missbräuchlichen Kritik nur gut zu meinen: Sie würden ihr Opfer ja nur vor der Blamage bewahren wollen. Und weil du überzeugt bist, es nicht anders verdient zu haben, unterwirfst du dich bereitwillig. Wenn du nicht aufpasst, überredet dich die kritische Stimme irgendwann erfolgreich dazu, Dinge lieber gar nicht erst zu versuchen, als einen Misserfolg zu riskieren. Und du hörst so oft auf sie, dass dein Leben vor lauter verpassten Gelegenheiten immer kleiner wird.

Vielleicht ziehst du dich auch nicht zurück. Vielleicht siehst du deinen inneren Kritiker als tüchtigen Diener und einzige Motivationsquelle – und verausgabst dich täglich, um seinen gnadenlosen Forderungen hinterherzuhecheln und deine Unsicherheit zu verdrängen. Aber sowohl du als auch deine Mitmenschen spüren, dass du dich viel zu sehr anstrengst und nicht authentisch bist. Und selbst wenn andere darauf reinfallen und dich mit dem Lob überschütten, von dem du dir das Gefühl des Genügens erhoffst, kommst du dir wie eine Betrügerin vor und strengst dich noch mehr an, um bloß den Anschein zu wahren. Also darf der Kritiker weitermachen. Scheint er doch zu bestätigen, dass du eindeutig nicht gut genug bist und ständig einen Tritt in den Allerwertesten brauchst, sonst würdest du dich bestimmt sofort in ein menschliches Faultier ohne jeden Biss oder Antrieb verwandeln.

Der folgende Rat ist dir bestimmt nicht unbekannt: Wer vorankommen will, sollte sich mit Menschen umgeben, die das Beste für einen wollen. Was gute Freunde ausmacht, weißt du: Das sind die Menschen, die deine Erfolge feiern, dir in schlechten Momenten zur Seite stehen und dir neue Wege aufzeigen, ohne dich anzugreifen oder zu kritisieren. Freundschaften, die das nicht bieten, braucht niemand. Aber was, wenn der Feind in deinem Kopf lebt? Gegen die Beschimpfungen der inneren Stimme lässt sich vermeintlich wenig ausrichten, angeblich bist du ja, was du denkst. Wenn du diese Gedanken dein Selbstbild bestimmen lässt, wirst du dich ihnen unweigerlich ausgeliefert fühlen und das tun, was sie von dir verlangen. Auch wenn du die Menschen, die dir nicht gutgetan haben, längst aus deinem Leben verbannt hast, setzt du ihr Werk in deinem Kopf fort.

Achte auf Folgendes: Wenn das nächste Mal ein fieser Gedanke aufkommt, der dich für irgendetwas, das du getan hast, oder dafür, wie du es getan hast, herunterputzt, dann überlege, ob diese Stimme nach jemandem klingt, der dein Bestes will. Lautet die Antwort Nein, kommt hier die gute Nachricht: Du hast die Wahl. Du kannst diesen Erzählstrang beenden und eine neue Stimme schreiben, die wie jemand klingt, dem du vertrauen kannst, der dich unterstützt, der wirklich nur dein Bestes will, der sieht, wie viel du erreicht hast, und stolz auf dich ist, der sagt, was dir guttut, anstatt dir Beleidigungen um die Ohren zu hauen.

Die Person, die dir dieses Buch gegeben hat (vielleicht war es der Teil von dir, der dein Bestes will), möchte, dass du erkennst, was sie in dir sieht. Dass du deinen Wert und dein Potenzial wahrnimmst, dich siehst, wie sie dich sieht, als jemand, der wertvoll ist und Unterstützung verdient. Jemand, der mit den richtigen Zutaten eine tolle Zukunft hat. Sie sieht das Gute in dir und weiß, dass du es, wenn du dich selbst so schätzt, wie sie es tut, weit bringen wirst. Die Person erwartet keinen Dank von dir. Sie möchte, dass du diese Erkenntnis umsetzt. Dass du genauso stolz auf dich bist, wie sie es ist. Aber das ist erst dann möglich, wenn du dich nicht mehr den lieben langen Tag mit eigenen Gedanken zerfleischst. Also behandle dich so, wie du es ihrer Überzeugung nach verdienst. Weil dein Potenzial viel größer ist als die Bilder, die du jetzt gerade in deinem Kopf heraufbeschwörst, und es gibt nur eine Möglichkeit, dir dies zu beweisen: indem du handelst.

Toolkit

Wenn du immer noch nicht sicher bist, ob du deinen inneren Kritiker loswerden kannst oder willst, obwohl du weißt, welchen Schaden er anrichtet, habe ich hier ein paar Tools für dich. Es geht nicht darum, gesunde Selbsteinschätzung in übertriebene Eigenlobhudelei umzumünzen. Selbstkritik ist erlaubt, solange sie hilfreich und nicht hinderlich ist. Wir alle wollen vorankommen im Leben, aber wer Erfolg haben will, stellt einen Coach ein, keinen Schulhoftyrannen. Aus gutem Grund. Der eine holt das Beste aus dir heraus. Der andere macht dich klein. Im nächsten Abschnitt findest du ein paar Tipps, wie du Selbstkritik konstruktiv einsetzen kannst.

Wenn schon Selbstkritik, dann nutze sie

Nicht jede Kritik ist hilfreich. Wie also verwandelst du Selbstkritik so, dass sie dich anspornt, statt dich runterzuziehen?

Wer je versucht hat, einem Kind etwas Schwieriges beizubringen, kennt das: Man kann das Kind nach einem Misserfolg entweder zu einem Neuversuch anspornen oder es so weit entmutigen, dass es die Lust verliert und aufgibt. So geht es auch uns Erwachsenen. Bestimmt gibt es Dinge, die du aufgegeben oder gar nicht erst versucht hast, weil dein innerer Kritiker dir eingeredet hat, sie wären nichts für dich. Der Vorteil dabei ist, dass du dann nicht scheitern kannst. Ich will zum Beispiel dieses Buch schreiben, aber ständig spukt in meinem Kopf die Frage herum, wer bin ich eigentlich, dass ich mir einbilde, so etwas schaffen zu können? Hinter jeder Ecke lauert doch die Blamage. Wenn ich die Finger auf die Tastatur lege, mache ich mich verletzlich. Die Selbstkritik lockt mich in scheinbare Sicherheit, indem sie jeden Verbesserungsversuch nutzlos und riskant erscheinen lässt. Aber Vermeidung hilft meinem Selbstvertrauen weit weniger als das Tippen dieser Worte.

Wie also schätzt man sich richtig ein und übernimmt Verantwortung, ohne sich zu schaden? Folgendes gilt es in Selbstgesprächen zu vermeiden:

Fünf Dinge, die in Selbstgesprächen nichts zu suchen haben

1. **Der Generalangriff:** Damit ist gemeint, dass du aufgrund einer Unzulänglichkeit oder eines Fehlers zu einem Generalangriff auf deinen Charakter und deine Persönlichkeit übergehst und aus einem singulären Ereignis grundlegende Schlüsse über dich als Person und deinen Wert ziehst, ohne mildernde Umstände auch nur zu erwägen. Oft geschieht das in der Hitze des Augenblicks: Aus Wut oder Frustration hauen wir uns Dinge um die Ohren, die wir von anderen als Unverschämtheit betrachten würden.
2. **Übertriebenes Verallgemeinern:** Während der Generalangriff deinen Charakter und deinen Wert angeht, befasst sich das übertriebene Verallgemeinern mit dem, was dir widerfährt. Dabei überschreibt ein negatives Ereignis all die früheren positiven und sagt für alles, was in der Zukunft noch kommen mag, einen negativen Ausgang voraus. Du kennst das vielleicht: Wenn eine Sache schiefgeht, ist der ganze Tag im Eimer. Oder eine Beziehung geht zu Ende, und du schließt daraus, dass alle Beziehungen Zeitverschwendung sind. Damit gibst du von vorneherein auf, ein klassisches Beispiel für ein *Fixed Mindset*, eine festgefahrene Denkweise, die davon ausgeht, dass all deine Fähigkeiten von Geburt an gegeben und unveränderbar sind. Ein *Growth Mindset* dagegen beinhaltet das Potenzial für Verbesserung und Wachstum durch persönlichen Einsatz. Ein Beispiel: Du denkst, du bist gut in Mathematik, scheiterst aber an irgendeiner Aufgabe, die

über deinen aktuellen Wissensstand hinausgeht. Das Fixed Mindset folgert daraus: «Ich kann das nicht», und gibt auf.

3. **Mentales Auftürmen:** Nach einem Fehler oder Rückschlag rufen wir uns jeden Misserfolg ins Gedächtnis, den wir je erlebt haben. Unsere Innenwelt fängt an, wie ein Shitstorm zu klingen, der in keinerlei Verhältnis zum eigentlichen Fehler steht. Dieses Denken schickt deine Gefühlslage und Laune verständlicherweise in eine Abwärtsspirale, was nicht dazu führt, dass du aus der Erfahrung lernst oder es noch einmal versuchen möchtest.
4. **Beleidigungen und Beschimpfungen:** Wenn eine Person eine andere für ihre Schwächen herunterputzt, hört diese irgendwann nicht mehr zu und setzt sich zur Wehr. Jeglicher Fortschritt und die Chance, etwas zu lernen, sind damit vereitelt. Aber was passiert, wenn wir uns selbst herunterputzen? Wenn in unserem Kopf solche Gedanken kreisen: *Ich hasse dich! Du kriegst nichts hin!* Anstatt uns zu verteidigen, nehmen wir die Selbstverachtung als berechtigt hin und verhalten und behandeln uns so, als wäre sie angemessen und wahr.
5. **Selbstschutz:** Wer von anderen verbal angegriffen wird, setzt sich entweder instinktiv zur Wehr oder flieht aus der Situation. Aber wenn wir uns selbst attackieren, fällt die Verteidigung unbewusst aus. Instinktiv suchen wir Sicherheit und Trost. Vielleicht vermeiden wir dann, woran wir arbeiten wollten, und reden es klein. Oder wir fangen an, anderen die Schuld zu geben, um die Scham zu lindern, die mit unserem Angriff auf unser Selbst einhergeht. Wie immer der Selbstschutzmechanismus auch aussehen mag, er führt nicht zu Einsichten, die Wachstum und Verbesserung fördern könnten.

Fünf Tipps für deine Selbstgespräche

1. **Wähle deine Perspektive:** Wie schon beschrieben, führt ein anderer Blickwinkel zu einer veränderten Wahrnehmung der Realität. Wenn du über dich nachdenkst, ist es immer sinnvoll, einen Schritt zurückzutreten und das betreffende Ereignis aus der Vogelperspektive zu betrachten. Dann wird es zu einem einzigen Punkt in einer viel größeren Landschaft. In der Psychotherapie zeichnen wir oft eine Zeitschiene aller Lebensereignisse auf Papier auf; ein ideales Tool, um vermeintlich überwältigende Ereignisse in die eigene Lebensgeschichte einzuordnen und dabei die Perspektive zu verändern. Ein singuläres Ereignis kann unmöglich eine vielschichtige, multidimensionale Person definieren, die auf unterschiedlichste Weise ihren Beitrag zur Welt leistet und sich bemüht, ständig weiter zu lernen und sich durch Erfolge wie auch Niederlagen weiterzuentwickeln. Es lohnt sich daher zu überlegen, welche nützlichen und wertvollen Erkenntnisse du über das eine Ereignis oder den einen Fehler hinaus für deinen Lebensweg gewinnen kannst. Lerne, was du kannst, um mit ähnlichen Situationen in der Zukunft konstruktiv umzugehen.
2. **Handlungsbewertung:** Wir Menschen neigen dazu, unsere Persönlichkeit und unseren intrinsischen Selbstwert zu bewerten, was oft mit Scham behaftet ist. Zudem nehmen wir sie als unveränderlich wahr. Zielführender ist es, nicht deinen Charakter, sondern dein Verhalten zu bewerten. Das bedeutet, du konzentrierst dich auf konkrete Ereignisse, Verhaltensweisen und Entscheidungen, und zwar so klar und detailliert wie möglich. Überlege, was du sagen würdest, wenn du jemand anderen zu Bestleistungen anspornen möchtest. Solange du deinen Wert als Mensch anzweifelst,

kannst du nichts lernen. Ein scheinbar bedrohter Selbstwert wird immer Priorität in deinem Denken einnehmen und einen Selbstverteidigungsreflex auslösen. Nur wenn dein Wert nicht infrage steht, fühlst du dich sicher genug, um aus deinen Fehlern zu lernen. Also nimm deinen Wert immer als gegeben hin, denn sonst kannst du nicht wachsen. Wenn dir irgendetwas nicht sofort gelingt, versuche, mit dem Problem lösungsorientiert umzugehen. Konzentriere dich auf die Optionen, die dir zur Verfügung stehen. Wenn du in einer Prüfung durchfällst und daraus schlussfolgerst, du wärst völlig unfähig, führt das bloß in die Abwärtsspirale, nicht zum Ziel. Aber wenn du deinen Selbstwert nicht infrage stellst und dich stattdessen darum bemühst, die Prüfung zu wiederholen, und dich auf das vorbereitest, was dir beim ersten Mal nicht gelungen ist, dann wirst du wieder Kraft für den Weg nach vorne finden. Solange wir Optionen vor uns sehen, überlegen wir gar nicht erst, ob wir aufgeben und in Selbsthass versinken sollten.

3. **Wähle deine Worte mit Bedacht:** Stell dir vor, dass ein Kind, das du sehr liebst, in irgendeiner Sportart großes Talent zeigt und es an dir liegt, das Kind durch Siege und Niederlagen und all die emotionalen Höhe- und Tiefpunkte zu führen, die Ehrgeiz mit sich bringt. Auf dem Weg an die Spitze macht das Kind immer wieder Fehler und erlebt bittere Misserfolge, und es ist deine Aufgabe, schnell einzugreifen und sein Selbstvertrauen zu stärken. Da du das Beste für das Kind willst, wählst du deine Worte mit Bedacht. Genauso solltest du auch nach eigenen Erfolgen oder Fehlschlägen mit dir selbst umgehen. Deine Worte besitzen Macht, achte auf sie. Wie kannst du die Situation so beschreiben, dass kein unnötiger psychischer Druck entsteht, sondern du dir selbst die Hand reichst, um dich wieder auf die Füße zu ziehen?

4. **Sei ehrlich:** Leere Sprüche, in die Luft geworfen wie Konfetti, sinken genauso leicht zu Boden. Deine Worte werden nur dann deine Gefühle und dein Verhalten beeinflussen, wenn du ihnen trauen kannst. Also sei immer ehrlich. Viele Menschen glauben, es gäbe nur zwei Optionen: entweder säuselnde Selbstbeweihräucherung, die «gute Laune» bringt, aber verlogen klingt, oder aber die Wahrheit als verbaler Frontalangriff, nach dem du dich in der Ecke verkriechst und dir wünschst, nie geboren worden zu sein. Aber dem ist nicht so. Ehrlichkeit ist auch in Kombination mit Wärme und Mitgefühl möglich. Eine Ehrlichkeit, die mit Respekt einhergeht und die Neugier weckt, aus allem etwas lernen zu wollen.
5. **Stell dich der Welt:** Manchmal liegt das beste Mittel gegen Selbstsabotage und Selbstkritik darin, dich von dir selbst abzulenken. Je mehr wir über uns nachdenken, desto unglücklicher werden wir. Wir sind soziale Wesen. Wir sind dazu gemacht, uns umeinander zu kümmern und einen Beitrag zum Wohl der Gemeinschaft zu leisten. Aber in der heutigen Welt ist eher Egozentrik angesagt, denn die damit einhergehende Unsicherheit lässt sich ausnutzen, um mit dem Versprechen, unsere leeren emotionalen Eimer zu füllen, alle möglichen Produkte an die Frau oder den Mann zu bringen. Aber wenn du deine Aufmerksamkeit auf die wichtigen Menschen und Ereignisse in der realen Welt richtest, merkst du schnell, dass du nicht perfekt sein musst, um ein erfülltes und sinnhaftes Leben zu führen. Niemand erwartet Perfektion von dir, nur du selbst. Niemand macht sich so viele Gedanken um deine menschlichen Makel wie du. Konzentriere dich darauf, was du für andere tun und wie du etwas beitragen kannst. Wenn du dich nicht ständig wie unter dem Mikroskop betrachtest, lässt sich ständige Selbstkritik viel besser vermeiden. Was kannst du heute tun, um das Leben deiner Lieblingsmenschen ein kleines bisschen besser zu machen?

Zusammengefasst

- Selbstkritik wirkt unter Beigabe bestimmter toxischer Zutaten eher schädlich als hilfreich. Wenn dein Ziel nicht ist, dich zu quälen, sondern du es besser machen willst, dann wird mit Bedacht eingesetzte Selbstkritik dir Antrieb geben, anstatt dich zu behindern.
- Du kannst diszipliniert, ehrgeizig und produktiv sein, ohne dich ständig schlecht zu machen. Selbstrespekt führt nicht zu Schludrigkeit.
- Gönn dir eine Selbstreflexionspause und konzentriere dich auf andere Dinge, die dir wichtig sind. Wenn dein Blick immer nur nach innen gerichtet ist, fühlst du dich eher schlechter als besser.
- Ehrlichkeit muss nicht grausam klingen, und Mitgefühl darf niemals geheuchelt sein. Die Wahrheit sollte behutsam formuliert werden und dein Ziel ins Auge fassen.
- Wenn du deinen Selbstwert als Mensch nicht infrage stellst, bist du innerlich frei, um weiter zu lernen und dich zu verbessern. Also vermeide selbstzerstörerische Rundumschläge, sondern konzentriere dich auf das, was du erreichen willst.

«Niemand macht sich so viele Gedanken um deine menschlichen Makel wie du.»

Unbedingt lesen ...

KAPITEL 14

Wenn du an dir zweifelst und selbstsicherer werden möchtest

«Der Mensch, der du bestimmt bist zu werden, ist der, der du dich entscheidest zu sein.»
Ralph Waldo Emerson

MEIN BRIEF AN DICH

Dieser Brief ist vielleicht nicht ganz das, was du gerade suchst. Aber was wir suchen, ist nicht immer das, was wir brauchen. Ich weiß, wie es ist, Bücher durchzublättern in der Hoffnung, irgendwo den Schalter zu finden, mit dem sich ein Gefühl von mehr Selbstvertrauen anknipsen lässt. Viele dieser Ratgeber fordern uns auf, unsere Zweifel zu verdrängen (was unmöglich scheint) und uns einzureden, wir hätten schon genug Selbstbewusstsein (was sich wie eine Lüge anfühlt). Was sie nicht verraten und was man nur im Leben lernt: dass Selbstvertrauen nicht findet, wer danach sucht.

Selbstvertrauen entsteht nicht zielgerichtet, sondern als Nebenprodukt der Beschäftigung mit anderen Dingen. Such dir einen Bereich aus, den du meistern willst – das kann alles von sozialer Interaktion bis hin zu Prüfungen, Fußball oder Rhetorik sein. Und jedes Mal, wenn du antrittst und die Angst überwin-

dest, wenn du übst oder dich auf eine Herausforderung vorbereitest, wenn du gewinnst oder verlierst und wieder neu anfängst, wird dein Selbstvertrauen ein kleines bisschen wachsen. Was beweist, dass du schwierige Situationen, in denen Scheitern möglich wäre, in jedem Fall überwinden und daraus lernen kannst. Das Ergebnis mag nach außen hin wie Sieg oder Niederlage aussehen, aber immer ziehst du einen Gewinn daraus. Und wenn du weißt, dass du Misserfolge überlebst, kannst du aufs Ganze gehen, und das Vertrauen in deine Resilienz gegen Ungewissheit wächst.

Zur Stärkung des Selbstvertrauens beginnen wir also mit der Handlung und enden bei dem Gefühl. Das Schwierige ist, sich erst einmal verletzlich zu machen und das Gefühl auszuhalten, keine Kontrolle über das Ergebnis zu haben, bis wir alles gelernt haben, was zu lernen ist.

Wenn du dabei deine Grenzen überschreitest, wirst du große Anspannung verspüren und schnell den Rückzug in sichere Gefilde antreten wollen. Wenn du es schaffst, diese Angst als normalen Teil des Prozesses zu sehen, wird sie erträglich oder sogar erstrebenswert. Wer aber glaubt, vorübergehende Gefühle von Unsicherheit oder Verletzlichkeit nicht aushalten zu können, wird auf dem Absatz umdrehen und sich in Sicherheit begeben. Was allerdings nicht zu mehr Selbstvertrauen führt. Du wirst erst dann auf deine Fähigkeiten und Stärke vertrauen, wenn du dir bewiesen hast, dass du Herausforderungen selbst unter nicht idealen Umständen bewältigen kannst.

Voraussetzung dafür ist die Bereitschaft, die ersten Schritte zu wagen, auch wenn du erst einmal ständig stolperst. Und die Entschlossenheit, dazuzulernen, besser zu werden und zu geben, was du kannst. Anspannung und Nervosität zeigen dir dann vor allem, dass du auf dem richtigen Weg bist. Das heißt nicht, dass du ständig nur positiv denken sollst. Du musst negative Gedanken nicht unterdrücken und immer hundertprozentig an dich glauben.

Im Gegenteil, wenn du dazulernen willst, ist es nicht ratsam, deine Verletzlichkeit und Unsicherheit zu ignorieren.

Akzeptiere lieber, dass überall dort Zweifel und wunde Punkte auftauchen werden, wo du dich Herausforderungen stellst. Bleibe zuversichtlich und gib dir Mühe, dann wirst du vorankommen.

Eines Tages wirst du zurückschauen und erkennen, wie viele Situationen, die dich früher in Panik versetzt hätten, jetzt mitten in deiner Komfortzone liegen. Aber du wirst nicht lange darüber nachdenken, weil du mutig und voller Tatendrang nach neuen Herausforderungen Ausschau hältst. Viel Spaß.

Toolkit

Ein Großteil aller therapeutischen Arbeit dient dem Aufbau von Selbstvertrauen. Damit sind nicht kurzlebige Selbstbewusstseinsschübe in bestimmten Momenten gemeint, sondern eine tiefere, dauerhafte Verbindung zu uns selbst und die innere Bereitschaft für alle vor uns liegenden Herausforderungen. Deswegen ist es wichtig, die größten Selbstvertrauenszerstörer erst einmal zu kennen, denn dann können wir sie rechtzeitig kommen sehen oder ihr Kommen ahnen. Sie mit der Wurzel rauszuziehen, wird später alles einfacher machen.

Unkraut mit der Wurzel rausziehen

Hier sind nur einige der möglichen Selbstvertrauensvernichtungsmechanismen beschrieben, die es abzustellen gilt. Die Erkenntnis allein reicht allerdings nicht, wir müssen auch umgehend handeln. Dann können wir wählen, ob wir so weitermachen wie bisher oder etwas verändern wollen. Das wird nicht sofort gelingen. Oft versteht man erst im Nachhinein, was passiert ist, vielleicht durch das Aufschreiben, durch Therapiesitzungen oder in Gesprächen mit anderen. Allmählich und mit ein bisschen Übung wirst du den Mechanismus in dem Moment erkennen, in dem er ausgelöst wird. Prüfe, ob die folgenden Punkte dir bekannt vorkommen, und überlege dann, wie du im Alltag besser darauf achten kannst.

Die Angst vor dem Ungewissen

In neuen Situationen ist es völlig normal, dass unser Selbstvertrauen eher niedrig und die Anspannung hoch ist. Das ist nicht schlimm. Dein Gehirn nimmt die Situation zu Recht als fremd (und daher schwer vorhersehbar) wahr, und du bist mit Erwartungen konfrontiert. Die einsetzende Stressreaktion erhöht deine Aufmerksamkeit und hilft dir, dich auf die vor dir liegende Herausforderung zu konzentrieren.

Und das ist kein Zeichen, dass du der fraglichen Situation nicht gewachsen wärst. Echtes Selbstvertrauen hat nichts mit Selbstverherrlichung oder Arroganz zu tun, sondern lässt dich realistisch spüren, wie groß deine Fähigkeiten sind und wie viel Mut dir abverlangt wird. Solange dir Erfahrung fehlt, du noch nicht alles gelernt hast oder nicht ausreichend vorbereitet bist, entspricht ein niedriges Maß an Selbstvertrauen der Realität und zeigt dir auf, wo du dir Mühe geben solltest.

Wenn du einer Herausforderung mit größerem Selbstvertrauen entgegentreten möchtest, mach dich an die Arbeit. Plane, wie du deine Fähigkeiten verbessern kannst, und bereite dich bestmöglich auf den großen Moment vor. Der Trick liegt darin, schrittweise kleine Herausforderungen anzunehmen und den Schwierigkeitsgrad und den Druck allmählich zu steigern.

Erwartungen

Wenn du offen dafür bist, deinem Mangel an Selbstvertrauen mit Neugier zu begegnen, kannst du herausfinden, was er dir sagen will. Gerade habe ich dazu geraten, eher neue Wege mit weniger Selbstvertrauen zu gehen, als immer die bereits bekannten einzuschlagen. Allerdings wiegt der Mangel an Selbstvertrauen vielfach schwerer, wenn die Erwartungen, die du an dich selbst stellst, nicht der Situation entsprechen.

Wenn du dich mit jemandem vergleichst, der schon ein ganzes Stück weiter ist als du, aber von dir ein ähnliches Ergebnis erwartest, ist die logische und realistische Folge geringes Selbstvertrauen. Aber wenn dein Anspruch ist, ein bisschen mehr zu geben und ein Stück weiterzukommen als gestern, dann ist echtes Selbstvertrauen nicht nur möglich, sondern wahrscheinlich.

Dieser Punkt macht Perfektionisten oft zu schaffen. Ihre Erwartungen sind dermaßen unrealistisch und gnadenlos hoch, dass kein Raum für Selbstvertrauen bleibt. Deine Erwartungen sollten deiner Vorbereitung und deinen Fähigkeiten entsprechen und erfüllbar sein, auch wenn sie hochgesteckt sein mögen. Wer Selbstvertrauen aufbauen will, sollte sich gut vorbereiten und seine Erwartungen der Realität anpassen – der Kontext ist wichtig.

Außerdem besteht ein deutlicher Unterschied zwischen Nicht-gut-genug-Sein und Noch-nicht-bereit-Sein. Schlechte Vorbereitung und Planung sollten nicht zu dem Trugschluss verleiten, dass du es nie schaffen wirst. Das weißt du erst, wenn du alles in deiner Macht Stehende versucht hast. Also pass auf, was du sagst. Das Wort *nie* sollte selten auftauchen. Achte darauf, wie du mit dir sprichst. Präzise Sprache macht es möglich, eine Situation neu zu sehen und ins Handeln zu kommen. Daher mach dir bewusst, wie deine Sprache die Beurteilung von und emotionale Reaktion auf Herausforderungen formt. Wenn du deinen Weg mit Selbstvertrauen gehen willst, was oft bedeutet, Angst und Ungewissheit auszuhalten, solltest du nicht nur das Positive im Blick behalten, sondern auch das Produktive, das dir hilft, die erwünschte Richtung einzuschlagen.

Ein Misserfolg ist nicht das Ende

Misserfolg ist etwas, das uns widerfährt, nicht etwas, zu dem wir werden. Er ist eine Erfahrung, kein Persönlichkeitsmerkmal. Mit jedem Scheitern bekommst du eine Chance: die Chance, zu lernen und mit neuem Wissen das nächste Kapitel aufzuschlagen. Wenn du dich nach einem Misserfolg nur als Versager oder Versagerin siehst, bekommst du nichts. Du schlägst die neuen Einsichten und die Weisheit aus, die der Moment dir schenken will.

Nichts fällt so leicht, wie sich in der Niederlage selbst zu geißeln. Sekunden nach einem Fehler kommen diese Worte aus deinem Mund: «Idiot, Versager, Nichtsnutz.» Aber noch haben wir die Chance, den Schaden zu begrenzen. Also lass dir die Beschimpfung nicht durchgehen. Mach dir bewusst, was du sagst, und finde ein sprachliches Gegengewicht, das eher der Realität entspricht und dir hilft, durchzuatmen und den Stab wieder aufzunehmen. Im Kapitel 13 über Selbstkritik habe ich bereits beschrieben, wie du deinem Selbsthass rigoroses Selbstmitgefühl entgegensetzen kannst, damit du wieder auf die Beine kommst und weitergehen kannst. Das erfordert Eigenverantwortung, Ehrlichkeit, eine Analyse der begangenen Fehler und einen Aktionsplan für die nächsten Schritte. Wenn du es besser machen willst, dürfen Verachtung, Selbsthass und Scham keinen Raum bekommen.

Das Rezept für mehr Selbstvertrauen

Es gibt ein einfaches Rezept für den Aufbau von mehr Selbstvertrauen, das aber auf die einzelnen Bereiche, die du meistern willst, individuell abgestimmt werden muss. Ob du dich im Studium verbessern willst, in einer Sportart, bei Auftritten in der Öffentlichkeit oder in einem besonderen Handwerk, halte dich an die folgenden Schritte:

1. **Üben, üben, üben:** Streng dich an und übe immer wieder die Fähigkeiten, die du für deinen Bereich brauchst. Jede Wiederholung schafft neue neuronale Verknüpfungen, die den Prozess im Lauf der Zeit automatisieren. Das ist der Teil, der Mühe macht und am Anfang nur schleichenden Erfolg erkennen lässt.
2. **Stresstest:** Übung macht den Meister, und Training ist das A und O. Du wirst nicht nach der ersten Trainingsstunde sofort einen Marathon laufen, auch nicht nach dem ersten Aufschlagen des Textbuchs gleich die Abschlussprüfung schreiben. Gib deinen körperlichen und mentalen Muskeln so oft wie möglich zu tun. Steigere langsam den Schwierigkeitsgrad und erhöhe den Druck so, dass er sich langsam den echten Testbedingungen annähert, ob auf dem Spielfeld, auf der Rennstrecke oder im Prüfungsraum. Fang an, immer wieder und vor immer mehr Menschen aufzutreten oder zu sprechen, setz dich unter Zeitdruck oder absolviere Testläufe oder Probeklausuren. Wenn du weißt, welche Aspekte der bevorstehenden Aufgabe dein Selbstvertrauen ankratzen, kannst du dich darauf vorbereiten. Wenn du dich immer wieder herausforderst, kommst du kontinuierlich voran, und wenn es dann ernst wird, hast du nicht das Gefühl, einen Riesensprung hinlegen zu müssen.
3. **Analysiere deinen Fortschritt:** Es ist möglich, dass du ständig trainierst und trotzdem ohne größeren Lerneffekt dieselben Fehler begehst. Um das meiste aus den Herausforderungen herauszuholen, ob groß oder klein, sieh sie als Lernerfahrung. Was willst du in Zukunft genauso machen, woran musst du noch arbeiten? Analysiere alles bis ins kleinste Detail und nutze die wertvollen Informationen, die du daraus ziehst. Sie werden dir den Weg zu noch mehr Erfolg weisen.
4. **Setz deine Einsichten praktisch um:** Das Wissen allein,

was du verändern musst, reicht nicht. Dein Gehirn lernt erst, wenn es die Chance bekommt, das Neue auszuprobieren und immer wieder zu üben. Wenn du weißt, welches Thema dich in einer Prüfung die meisten Punktabzüge gekostet hat, nutze das. Beginn von vorn und arbeite an deinen Schwächen, bis sie zu Stärken werden. Immer wieder von vorne.

Probier's mal damit

Bei dieser kurzen Übung kann es hilfreich sein, dir die Antworten aufzuschreiben, damit du sie hinterher parat hast. Stell dir bitte vor, du würdest morgen aufwachen und dein Selbstvertrauen wäre wie durch Zauberhand plötzlich so groß geworden, wie du es dir wünschst. Du machst die Augen auf – woher weißt du in diesem Moment, was passiert ist? Konzentriere dich bei deiner Antwort weniger darauf, was sich anders *anfühlt*, sondern beschreibe, was du anders *machen* würdest und wie. Wie wäre deine Körperhaltung? Wie würdest du dich bewegen? Würdest du anders mit deinen Mitmenschen umgehen? Wie würdest du die nächste Herausforderung angehen? Stell dir alles detailliert vor und mach dir dann einen Aktionsplan.

Die meisten Menschen denken, dass sich entweder erst ihr Gefühl oder das Problem ändern müsste, bevor ihr Traum wahr werden kann. Aber ähnlich wie Motivation entsteht Selbstvertrauen nicht von sich aus. Aber alles, was auf deiner Liste steht: Das sind die Taten, die das Gefühl entstehen lassen. Einiges fühlt sich vielleicht machbarer an als anderes. Dann fang einfach damit an!

Selbstvertrauen ist der Bus, der nie kommt, wenn man auf ihn wartet. Er taucht normalerweise in dem Moment auf, wenn du beschlossen hast, zu Fuß zu gehen, und fast am Ziel bist. Also mach dich auf den Weg, und ich wette, wenn du ein paar Meter gegangen bist, erscheint der Bus.

Zusammengefasst

- Lauf dem Selbstvertrauen nicht hinterher. Du wirst nie ankommen. Selbstvertrauen ist ein Nebenprodukt der Bereitschaft, ganz unten anzufangen, dich nach oben zu arbeiten und immer weiter zu lernen. Es wächst sowohl durch Misserfolge als auch Erfolge, wenn du bereit bist, aus beidem zu lernen.
- Geringes Selbstvertrauen ist in neuen und unvorhersehbaren Situationen ganz normal und kein Grund aufzugeben. Anstatt das Gefühl zu verdrängen, konzentriere dich darauf, was du lernen und was du beitragen kannst. Gib dein Bestes, und wenn das nicht reicht, überleg dir, wie du noch besser werden kannst.
- Selbstvertrauen setzt die Bereitschaft zum Scheitern voraus. Das bedeutet, du musst bereit sein, Misserfolge als notwendigen Teil des Lernprozesses zu akzeptieren. Ein Scheitern ist keine Aussage über deinen Wert als Mensch. Es zeigt dir nur, woran du als Nächstes arbeiten solltest.
- Geh sorgsam mit deiner Sprache um. Es besteht ein großer Unterschied zwischen Nicht-gut-genug-Sein und Noch-nicht-bereit-Sein. Wer sich Mühe gibt, hat die Möglichkeit, es besser zu machen.

«Zwischen Nicht-gut-genug-Sein und Noch-nicht-bereit-Sein besteht ein großer Unterschied. Misserfolg ist eine Erfahrung, kein Persönlichkeitsmerkmal.»

KAPITEL 15

Wenn du dich überfordert fühlst

«Der beste Weg hinaus sei der hindurch.»
Robert Frost, «Im Dienst der Arbeiter»

MEIN BRIEF AN DICH

Wenn du das Gefühl hast, alles würde über dir zusammenbrechen und du könntest nicht mehr klar denken, dann bin ich froh, dass du hier bist. In den nächsten Minuten brauchst du nichts anderes zu tun, als meinen Worten zu folgen. Der Lichtstrahl deiner Aufmerksamkeit, der bis eben noch wild umhergeschweift ist, ruht jetzt auf diesen Zeilen. Nur du und ich. In aller Ruhe. Finde zu deinem natürlichen Atemrhythmus zurück, versuche, deine Lungen mit jedem Atemzug etwas mehr zu füllen, und lass dir beim Ausatmen Zeit. Du wirst merken, dass du mit jedem Mal etwas schwerer wirst und die Anspannung allmählich nachlässt. Lass deinen Unterkiefer locker hängen und leg die Zungenspitze leicht an den oberen Gaumen. Lass die Schultern sinken. So ist es gut.

Es geht hier nicht darum, irgendein Problem zu lösen. Du brauchst nur eins zu tun: du selbst sein, so wie du bist. Alles andere belassen wir in der Vergangenheit und in der Zukunft, wo es hingehört, und kehren zurück ins Jetzt. Deine einzige Aufgabe ist es, Balance zu finden. Während du innehältst und deinen Körper zur Ruhe kommen lässt, fällt der Druck. Die bisherige Anspannung war zwar unangenehm, aber nicht schädlich, und du bist ihr nicht ausgeliefert. Während du immer ruhiger und gelassener wirst, verspürst du Erleichterung. Alles beruhigt sich.

Das bedeutet nicht, dass du aufgibst oder aussteigst. Du drückst nur den Pausenknopf, um das Karussell verlassen und dich erden zu können. Lass den Blick weich werden und die Augenbrauen sinken, lockere noch einmal den Kiefer. Während du mit jedem langsamen Ausatmen ruhiger wirst, erzähle ich dir etwas.

Die nachhaltigsten Veränderungen in Menschen habe ich nicht dann erlebt, wenn ihr Leben plötzlich leichter wurde. Sondern wenn sie entdeckt haben, dass sie viel mehr bewältigen konnten, als sie dachten.

Niemand hat dir gesagt, wo die Grenze deiner Belastbarkeit liegt. Weil niemand es weiß. Auch du nicht. Wenn du also überzeugt bist, der vor dir stehenden Herausforderung nicht gewachsen zu sein, dann mach dir bewusst, dass das keine Tatsache ist. Sondern ein Narrativ, das du dir einredest.

Dieser Moment der Stille soll dich nicht vor der Welt da draußen beschützen, denn du benötigst keinen Schutz. Wenn du dich entscheidest, die Herausforderung anzunehmen, wirst du ungeahnte Kräfte in dir entdecken und herausfinden, was alles möglich ist.

Und jedes Mal, wenn dir alles zu viel wird, wenn sich das Gedankenkarussell wieder zu schnell dreht, kannst du hierher zurückkehren, und ich werde da sein. Wir können uns entspannen und ausruhen, wann immer du es brauchst, bis du bereit bist, wieder loszulegen und noch ein bisschen mehr zu geben.

Das Schöne an diesen Momenten ist, dass sie kurz sind. Sie erfordern keine großen Entscheidungen. Der Zug muss nicht stehen bleiben. Keiner wird merken, dass du dir eine kleine Auszeit genommen hast, aber du bist wieder handlungsfähig und kannst den nächsten Schritt machen, einen nach dem anderen. Wenn du Angst hast, den Überblick zu verlieren, richtest du dein Augen-

merk jetzt nicht auf den Horizont, sondern nur auf die nächsten Schritte. Und merkst dabei, dass nur der Gedanke, du würdest es nicht schaffen, dich zurückgehalten hat.

Wenn die Situation zu verworren ist und das Ergebnis unkontrollierbar scheint, dann konzentriere dich auf das, was du beeinflussen und besser machen kannst. Setz da an, wo du Spielraum hast. Dann mach einen Schritt nach dem anderen und sei stolz darauf, dass du nicht wegläufst, nicht aufgibst. Ein mutiger Schritt nach vorn fühlt sich wesentlich besser an als ein verzagter Schritt zurück. Er beweist dir, dass du die Kraft hast für den nächsten Schritt und auch für den übernächsten.

Toolkit

Um das Gefühl von Überforderung zu überwinden, hilft es, sich klarzumachen, dass man auch unter großem Stress noch handlungsfähig bleiben kann. Du bleibst dir bewusst, dass du dein Verhalten bestimmen und deine Umwelt beeinflussen kannst. Und damit kannst du arbeiten. Wer sich überfordert fühlt, meint oft, nicht mehr handlungs- und entscheidungsfähig zu sein. In solchen Momenten müssen wir dafür sorgen, dass wir uns wieder sicher fühlen, um klare Gedanken fassen zu können. Das nächste Tool hilft dir dabei.

Erdung

Wenn du vor Anspannung und Überforderung feststeckst, verschafft dir diese kurze Übung eine Pause und hilft dir, dich mit deinem Körper zu verbinden und dich auf das Hier und Jetzt zu konzentrieren.

Stell als Erstes beide Füße auf den Boden.

Nimm wahr, was du sonst noch berühren kannst: deine Kleidung, die Wand oder den Stuhl, auf dem du sitzt. Nimm dir ein paar Minuten Zeit, alles so wahrzunehmen, als wäre es das erste Mal.

Beobachte und beschreibe im Stillen, wie sich das anfühlt: die Temperatur, die Textur, das Gewicht in deinen Händen.

Jetzt sieh dich um nach einem Gegenstand in deiner Umgebung, dem du in letzter Zeit wenig Beachtung geschenkt hast. Vielleicht, weil er wenig interessant ist und du oft gedankenlos an ihm vorbeigehst. Mach dich ein paar Minuten lang mit dem Gegenstand vertraut, beobachte und beschreibe ihn im Stillen. Vielleicht fällt dir auf, wie das Licht darauf fällt, du siehst Farben und Schatten, Beschaffenheit und Linien. Wie würdest du den Gegenstand beschreiben?

Jetzt erweitere dein Bewusstsein und achte auf die Geräusche in deiner Umgebung. Manche kommen vielleicht ganz aus der Nähe, andere sind weiter weg. Du willst nichts daran verändern, du bewertest nicht, du nimmst nur wahr, beobachtest und beschreibst im Stillen.

Mach so weiter, such dir Dinge in deiner Nähe aus, die du anfassen, sehen, hören kannst. Mit dieser Technik kehrst du in die Gegenwart zurück, und die Gedanken, die Stress und Überforderung ausgelöst haben, verschwinden.

Du kannst diese Technik auch mit *Self-Soothing*, Selbstberuhigung, verbinden – eine gute Methode, um in schwierigen Momenten mit großem Stress umzugehen. Auch dabei nutzt du deine Sinne, um dich auf Dinge zu konzentrieren, die für dich Sicherheit und Trost bedeuten. In England ist beispielsweise gemeinsames Teetrinken ein Ritual, das mit Nähe und Wärme verbunden ist, und wenn wir den Prozess verlangsamen, jeden Handgriff bewusst durchführen und darauf achten, was wir sehen, hören und riechen, während wir den Tee ziehen lassen und einschenken, dann kann das Überforderung und Anspannung lindern. Es gibt viele Dinge, die beruhigend wirken, der Duft eines geliebten Menschen, ein Familienessen, Fotos von glücklichen Momenten, entspannende Musik. Du kannst selbst wählen. Wichtig ist nur, dass du deine Sinne einsetzt, um ins Hier und Jetzt zu kommen und in schwierigen Momenten Ruhe zu finden, anstatt sie zu betäuben oder zu unterdrücken.

Hüte dich vor falschen, hinderlichen Glaubenssätzen

Wenn etwas eintritt, das unser Leben auf den Kopf zu stellen droht, fühlen wir uns schnell überfordert. Das kann der Tod eines geliebten Menschen sein, eine Trennung oder Scheidung oder die Erfahrung von emotionaler oder körperlicher Gewalt. In solchen Situationen bricht das Gefühl von Überforderung regelrecht über uns herein. Manchmal aber baut es sich auch langsam und allmählich auf. In der heutigen Zeit fallen steigende berufliche Verantwortung und damit verbundene Erwartungen oft mit der Familiengründung zusammen, sodass immer mehr Aufgaben zu bewältigen sind. Die Anzeichen für schädlichen chronischen Stress werden so lange ignoriert, bis es zum Zusammenbruch kommt.

Bei manchen Menschen führt weniger eine besonders überwältigende Situation zu Überforderung, sondern eher ihr Selbstbild und ihre vermeintliche Unfähigkeit im Umgang mit Stress und schmerzhaften Emotionen. Ich habe einen Großteil meines Berufslebens damit verbracht, mit meinen Klienten und Klientinnen an einer realistischeren Einschätzung ihrer Stärke und Resilienz zu arbeiten. Der häufig gehörte Glaubenssatz *Das schaffe ich nicht* ist die Vorlage für ein Leben, das aufgrund der daraus resultierenden Entscheidungen immer kleiner und unglücklicher wird.

Die Auffassung, der Geist ließe sich nur über den Körper beruhigen, lässt außer Acht, dass negative Gedanken, wenn nicht hinterfragt, immer wieder neue Stressreaktionen auslösen können, sodass Ruhe völlig unmöglich erscheint. Deswegen lohnt es sich, jene Glaubenssätze, die die Überforderung auslösen, genauer zu betrachten. Du brauchst ihnen nicht zu widersprechen, wenn dir das im Moment zu viel ist. Aber nimm sie wahr und halte sie auf Abstand. Sieh sie als das, was sie sind: ein Narrativ, dem du Glauben schenken kannst oder auch nicht. Was würdest du sagen, wenn dein Lieblingsmensch in einer Phase der Überforderung an dieses Narrativ glauben würde? Wenn er gerade genau das Gleiche durchmachen würde wie du, wie sollten seine Glaubenssätze lauten? Würdest du ihm wünschen, die eigene innere Stärke zu erkennen?

Du weißt aus anderen Kapiteln schon, dass ich dich nie von etwas überzeugen will, das du selbst nicht glaubst. Aber jede Situation lässt sich aus unterschiedlichen Perspektiven betrachten. Also such dir einen Blickwinkel, der dir nützt, nicht solche, die dir schaden. So funktioniert Umdeutung, *Reframing*, und sogar Aussagen wie «Das schaffe ich nicht» lassen sich aushebeln, indem man sie umformuliert in «Wie kann ich mich am besten innerhalb der mir zur Verfügung stehenden Zeit darauf vorbereiten, in einer bestimmten Situation mein Bestes zu geben?». Versuche, die Dinge zu fokussieren, die du erreichen willst, und nicht das, was du vermeiden willst.

Sieh dich nicht als schwaches Opfer

Überforderung ist kein Zeichen von Unfähigkeit oder innerem Chaos. Sie ist vielmehr ein Signal, dass dein Leben so, wie es im Moment aussieht, für dich nicht funktioniert oder dass dich irgendetwas aus dem inneren Gleichgewicht bringt. Die Ursachen sind bei jedem anders. Deine Aufgabe ist es, dich nicht dafür zu bestrafen, sondern der Überforderung mit Neugier zu begegnen. Überlege, was zu ihr beiträgt und was dein Körper und dein Geist dir mitteilen möchten. Hör hin, du wirst es erfahren.

Keine Termine, die Seele baumeln lassen

Die meisten Menschen kennen das Gefühl, dass das Leben so schnell voranrast, dass man kaum mithalten kann. Jon Kabat-Zinn, emeritierter Professor für Medizin und Meditationslehrer, macht in seiner Arbeit einen einfachen Vorschlag zur Stressreduzierung, der in der heutigen Zeit geradezu radikal anmutet. Er schlägt vor, sich «Nicht-Tun-Zeit» einzuteilen. Einen geschützten Zeitraum, in dem nichts anderes zu tun ist, als achtsam den Moment wahrzunehmen. Ein Schritt aus dem Überforderungschaos heraus, in dem Körper und Geist sich betäubt fühlen und abschalten wollen.

Man kann diese Zeit allein verbringen, aber da wir als soziale Wesen auch in der Gemeinschaft und in Verbindung mit anderen Ruhe finden, ist das ebenso möglich. Achtsam ist man dann, wenn man absichtsvoll den Moment wahrnimmt, ob allein oder unter anderen Menschen.

Wenn du dein Nervensystem aus der hektischen Aktivität herausholst und Stille und Ruhe einkehren lässt, wirst du Entlastung spüren und wieder Kraft schöpfen. Mit einer Freundin sprechen, Musik hören, den Herzschlag eines geliebten Menschen spüren oder meditieren – finde heraus, was für dich am besten geeignet ist.

Wer dem Klang einer anderen Stimme folgen möchte, findet auf meinem YouTube-Kanal geführte Meditationen, die jederzeit abrufbar sind.

Energie rauf, Energie runter

Manchmal ist Überforderung das Resultat von großem Stress und hoher Anspannung, und du hast das Bedürfnis nach Ruhe und Entspannung. In anderen Situationen kann das Gegenteil der Fall sein. Vielleicht fühlst du dich niedergeschlagen, möchtest aber wieder an der Welt teilnehmen und die an dich gestellten Anforderungen angehen. Du wünschst dir, dich wacher und aktiver zu fühlen und dich auf deine Aufgaben konzentrieren zu können. Wer lernt, seinen körperlichen Zustand zu regulieren, hat ein wichtiges Tool fürs Leben in der Hand.

Dein Atem hilft dir, dich in einen aktiveren Zustand zu versetzen, indem du zwischen langem Ausatmen und tiefem, kräftigem Einatmen wechselst. Das erhöht schnell deine Herzaktivität. Bewegungen und passende Musik unterstützen den Prozess. Mit ein bisschen Übung wirst du schnell herausfinden, wie sich die Tools auf deinen körperlichen und mentalen Zustand auswirken. Dann kannst du sie jederzeit für dich nutzen, entweder, um dich zu beruhigen, oder um dich zu aktivieren.

Zusammengefasst

- Gefühle sind unangenehm, aber nicht gefährlich. Wenn du deine Gefühle fürchtest, wirst du nicht erfahren, was sie dir zu sagen haben.
- Das Gefühl von Überforderung bedeutet nicht, dass du nicht genügst oder gestört oder ein Opfer bist. Es setzt sich lediglich aus Sinneseindrücken deines Körpers zusammen, die dir Informationen darüber geben, was du gerade brauchst. Wenn du mit Neugier hinsiehst, kann die Antwort ganz leicht zu finden sein.
- Widerstehe dem Drang, dich dafür zu verurteilen oder zu verdammen. Du bist nicht das Gefühl. Du machst eine Erfahrung, und deine Sinne teilen dir mit, was du brauchst. Hör auf deinen Körper, er wird dir sagen, was er braucht. Wahrscheinlich muss er irgendwie wieder Kraft tanken.
- Mach dir auch in Momenten der Überforderung bewusst, wie deine Schnellfeuergedanken deine Gefühle beeinflussen. Welche Glaubenssätze verhindern, dass du aus der Überforderung herauskommst? Wie kannst du sie umformulieren, um wieder ins Gleichgewicht zu kommen und weitermachen zu können?
- Nicht immer ist Ruhe das, was wir gerade brauchen. Manchmal müssen wir aktiver und wacher werden. Atem, Bewegung und Musik können dir dabei helfen. Probiere es aus und nimm wahr, was dich in den erwünschten Zustand versetzen kann.

«Du kannst viel mehr bewältigen, als du für möglich hältst. Ein mutiger Schritt nach vorn fühlt sich wesentlich besser an als ein verzagter Schritt zurück.»

Unbedingt lesen ...

KAPITEL 16

Wenn du hasst, was aus dir geworden ist

«Das Selbst ist nichts Vorgefertigtes, sondern durch Handlungsentscheidungen sich ständig Veränderndes.»
John Dewey

MEIN BRIEF AN DICH

Denk an jemanden, den du bedingungslos liebst. Der dir die Welt bedeutet. Für den du nur das Allerbeste willst. Erinnere dich an einen Moment, in dem du diese Person unbeschwert und voller Freude erlebt hast. Nimm wahr, wie du dich dabei fühlst.

Jetzt stell dir vor, dass sich die Augen dieses Menschen mit Schmerz füllen und du ihn immer wieder sagen hörst: «Ich hasse mich!» Nimm wahr, wie du dich fühlst, wenn dir klar wird, dass dieser Selbsthass deinem eigenen entspricht.

Du willst diesem Menschen unbedingt zeigen, wie wertvoll und großartig er ist. Aber er ist blind dafür, während du von außen klar erkennst, was ihn so liebenswert macht, so unschätzbar und wundervoll. Wenn er es nur selbst sehen könnte.

Dir ist egal, ob dein Lieblingsmensch irgendwelche Erwartungen, seine eigenen oder die von anderen, erfüllt oder nicht, es ändert nichts an deiner Liebe zu ihm. Von außen siehst du, dass sein

Selbsthass und seine Selbstverachtung nichts mit seinem Wert zu tun haben, weil beides völlig unangebracht ist. Du weißt, dass er Liebe und Zuneigung verdient hat, auch wenn er es selbst nicht sieht.

Halte an dem Bild von dir und deinem geliebten Menschen fest. Versetze dich jetzt an seine Stelle, und ich nehme deine ein. Von außen erkenne ich, dass dein Selbsthass dir schadet. Ich sehe, dass er in deinen Augen der einzig möglichen Wahrheit entspricht, während ich von da, wo ich stehe, noch so viel anderes wahrnehme.

Ich möchte dir helfen, dich anders zu sehen. Aber weder meine Worte noch die von anderen können die Erfahrungen, die dich deinen Selbsthass gelehrt haben, auslöschen. Wir können den Weg nicht ungegangen machen. Wir können nur einen neuen finden. Einen, der Selbstmitgefühl und Heilung bringt.

Ich werde nicht von dir verlangen, «Ich liebe dich» in den Spiegel zu rufen. Wenn du nicht magst, wer du heute bist, dann überlege dir, wer du morgen sein möchtest. Die gute Nachricht ist, dass du nicht in Stein gemeißelt bist. Die bisherigen Kapitel deiner Geschichte müssen nicht die weiteren bestimmen. Du bist eine große Wundertüte voller Potenzial. Du kannst gestalten, wer aus dir werden soll, du kannst lernen, dich als wertvoll und veränderbar zu sehen, selbst wenn du dich noch nicht so fühlst.

Wohin Selbsthass führt, weißt du. Das wünscht man niemandem.

Du wirst nur dann die Person werden, die du sein willst, jemand, den du lieben kannst, wenn du dir zuerst mit Respekt, Mitgefühl und Demut gegenübertrittst.

Um das alte Narrativ zu verändern, musst du entschlossen das bestmögliche Leben für dich wollen und der Welt dein Bestes geben wollen. Dazu gehört, die Anteile in dir zu akzeptieren, die du am meisten verabscheust, aber auch, diese Ehrlichkeit mit Güte und Wohlwollen zu mischen, wie du es auch deinem Lieblingsmenschen wünschen würdest. Es bedeutet, dass du entscheidest und umsetzt, wie du mit dir selbst umgehen willst, wie du dich anderen gegenüber verhältst und wie du am Leben teilnimmst, auch wenn alte Gewohnheiten schwer zu brechen sind. Klar ist, dass Selbsthass dich nicht weiterbringt.

Toolkit

Dein Selbstbild wird sich nicht über Nacht verändern, sondern schrittweise und allmählich. Außerdem hast du es nicht vorgefertigt übernommen. Es wurde durch viele verschiedene Menschen, Erfahrungen und Taten geformt, deren Folgen du wahrscheinlich oft nicht erkannt hast. Keins der folgenden Tools allein wird ein plötzliches Wunder bewirken. Aber jedes wird dazu beitragen, dass du mit Bedacht überlegen kannst, wie du dich von nun an behandeln wirst, und dir helfen wahrzunehmen, was sich in deinem Leben verändert.

Verstecke Selbsthass nicht hinter Perfektionismus

Selbsthass macht sich im Leben unter anderem dadurch bemerkbar, dass du dir die falschen Beziehungen aussuchst, die möglicherweise gesunden sabotierst und Gelegenheiten oft verstreichen lässt. Aber nicht immer ist selbstschädigendes Verhalten so offensichtlich.

Um psychologisch gefährliche Gefühle und Überzeugungen zu verdrängen, entwickeln wir gewisse Lebensregeln, die uns vor der Realität dieser schädlichen Glaubenssätze bewahren sollen. Vielleicht denkst du: «Solange mich alle Menschen in meiner Nähe mögen, bin ich in Ordnung.» Also setzt du all deine Energie ein, damit andere dich als hilfsbereit und freundlich und wertvoll betrachten. Ein unmögliches Unterfangen, das dich völlig auslaugt. Das ist schon traurig genug, aber noch trauriger ist, dass du dein Ziel niemals erreichen wirst. Egal, wie sehr dich die anderen für alles, was du für sie tust, mögen, du fühlst dich nie voll akzeptiert. Tief im Inneren glaubst du immer, dass alles unter Vorbehalt steht. Du hast das Gefühl, dir Liebe und Zugehörigkeit durch ständigen Kraftaufwand verdienen zu müssen.

Achte daher auf perfektionistische Tendenzen, die deinen Selbsthass nur so lange deckeln, wie du das nicht Erfüllbare erfüllst. Es ist schön und richtig, zum Wohle der Gesellschaft beitragen zu wollen, aber dazu gehört auch jener Selbstrespekt, der dich durch Unvollkommenheiten und Höhen und Tiefen in Beziehungen zu anderen Menschen tragen kann.

Ohne Selbstmitgefühl und die Entschlossenheit, dich selbst so zu behandeln, wie jeder Mensch es braucht und verdient, wirst du den Rest deines Lebens in einer Tretmühle verbringen. Du wirst nie das Gefühl haben, genug zu sein, und die Latte für Glück und Zufriedenheit immer höher legen.

Nimm dich an der Hand und lass dich auf die Welt ein.

Lerne, dass du dir selbst eine Heimat bieten kannst, zu der du immer zurückkehren kannst.

Wichtig ist, zwischen Bescheidenheit und Selbstaufopferung zu unterscheiden. Wenn du dich für unwichtig und wirkungslos hältst, wird das deinen Selbsthass füttern und schädliche Folgen haben. Denn dein Verhalten wird alles, was dir wichtig ist, vom inneren Kern bis in die letzten Winkel deines Lebens bestenfalls beschmutzen, schlimmstenfalls zerstören.

Deine Neigung zum Selbsthass sagt nichts über deinen Wert aus. Sie enthält keine Informationen, ob du liebenswert bist und Glück und Erfüllung verdienst. Aber sie ist ein Zeichen, dass sich etwas ändern muss, damit du das Beste aus deinem Leben machen kannst. Es gilt, die Lücke zwischen der Person, die du jetzt lebst, und der Person, die du sein willst, teilweise zu schließen. Doch gnadenlose Selbstoptimierung wird die Leere des

Selbsthasses nicht füllen, auch wenn es vielleicht erst einmal so aussieht. Die Lösung liegt darin, dich wertzuschätzen und für dich zu sorgen wie für ein Kind, das das Gefühl von Heimat und Zugehörigkeit braucht. Achte auf dich und deine Zukunft, so wie du es jedem wünschen würdest, der dir am Herzen liegt. Dann verhinderst du, dass du Glück und Zufriedenheit ständig weiter in die Zukunft verschiebst, wenn du endlich das perfekte Wesen bist, das niemand je sein kann. Nimm es dir ruhig zum Vorbild, aber mach dir nichts draus, wenn du nie so sein wirst. Damit bist du in bester Gesellschaft.

Nimm dir vor, nur noch so mit dir zu sprechen, dass es zum besten Ergebnis führt. Ob du meinst, es zu verdienen, ist im Moment egal. Es ist notwendig, um dein Leben so zu verändern, wie es sich verändern soll.

Vermeide emotionale Schlussfolgerungen

Viele Menschen glauben, Gefühle und Gedanken seien getrennte Dinge. Sie halten Emotionen für unsere irrationale, chaotische Seite und unsere Gedanken für das rationale Gegenstück. Doch das ist weit weniger der Fall, als den meisten lieb ist. Vieles von dem, was wir denken, wird von unseren Gefühlen geformt, und umgekehrt haben Gedanken Einfluss auf unsere Gefühle.

Ein Gefühl ist die bestmögliche Interpretation einer Situation durch unser Gehirn. Da das leider nur selten Zugang zu allen Fakten hat, füllt es die Lücken durch Erinnerungen an ähnliche Szenarien und Informationen unseres Körpers über sein Wohlbefinden. Wenn man das weiß, versteht man viel leichter, dass wir alle ständig emotionale Schlussfolgerungen treffen: Wir nehmen Gefühle nicht als Möglichkeit wahr, sondern als bewiesene Tatsache. *Ich fühle es, also muss es wahr sein.*

Wenn du erst einmal über emotionale Schlussfolgerungen Bescheid weißt, siehst du sie überall. Allerdings erkennst du sie wahrscheinlich bei anderen viel leichter als bei dir selbst. Bestimmt kommst du dir in gewissen Situationen manchmal dumm vor. Daraus abzuleiten, du wärst grundsätzlich dämlich und nutzlos, trotz vieler Beweise für das Gegenteil, wäre eine emotionale Schlussfolgerung. Fast jeder hat schon einmal das Gefühl vermittelt bekommen, wertlos zu sein. Aber du würdest von keinem anderen sagen, dass es der Wahrheit entspräche. Trotzdem machen sich viele dieses Gefühl zu eigen und halten sich tatsächlich für wertlos. Wenn sie dann noch dementsprechend handeln, wird der Schaden erst richtig groß. Wenn du dich selbst als wertlos ansiehst, wirst du anfangen, dich demgemäß zu verhalten. Jede kleine Emotion wird viel bedeutender wirken, als sie tatsächlich ist, und dir vermeintlich aufs Neue bestätigen, was für ein Nichtsnutz du bist.

Wähle das richtige Narrativ

Wenn du die Dinge angehen möchtest, die dir das Leben schwer machen, dann achte auf deine Sprache. Stell dir erneut deinen Lieblingsmenschen vor. Was du ihm nicht sagen würdest, sagst du auch dir nicht. Wenn dir durch jahrelange Gewohnheit doch wieder ein negativer Gedanke durch den Kopf schießt, dann halte ihn diesmal auf.

Du weißt, wohin Selbsthass führt. Schön ist es dort ganz sicher nicht. Kein guter Ort, weder für jemanden, den du liebst, noch für dich. Hat dir der Selbsthass eines anderen Menschen jemals etwas Gutes gebracht? Nein. Eher hat er dir geschadet.

Dein Selbsthass erzählt dir vermutlich eine Geschichte, in der du der Bösewicht bist und von anderen verachtet wirst. Er redet dir ein, du würdest alles Schlechte, das dir widerfährt, verdienen. Und er hält dich davon ab, in bester Absicht einen unvollkommenen Beitrag zur Welt zu leisten, denn solltest du scheitern, werden deine Gedanken die Hölle. Wenn du derart selbstschädigende Gedanken bemerkst, halte inne und schreibe sie auf. Das nimmt ihnen den Nimbus als unanfechtbare Tatsachen und degradiert sie zu einem Echo aus der Vergangenheit, das für deine Zukunft keine Bedeutung hat.

Nutze deine Wut

Ich halte Wut ja für ein gutes Zeichen. Sie taucht oft erst dann auf, wenn der Selbstwert sich regt. Sie richtet sich gegen die Menschen, die deine geliebte Person dazu gebracht haben, sich selbst zu hassen. Wut ist nicht so negativ, wie man uns immer weismachen will. Solange sie sich nicht gegen dich selbst richtet oder gegen andere, die dir nichts Böses wollen, kann sie eine Triebkraft sein. Wut fordert dich auf, aktiv zu werden. Sie treibt dich an, etwas zu unternehmen und dein Leben zu verbessern. Unterdrücke sie nicht. Nutze sie als Treibstoff, bis sie irgendwann verfliegt. Das ist ganz normal.

Der Blick zurück zeigt dir, wie du hierhergekommen bist

Es kann schwer sein, schmerzhafte Glaubenssätze anzufechten. Wenn du verstehst, durch welche Erlebnisse in deiner Vergangenheit diese Muster wahrscheinlich entstanden sind, kann das helfen, Abstand von deinen Gefühlen zu gewinnen und sie als das zu sehen, was sie sind. Du erkennst dann auch in schwierigen Momenten, dass alte Wundschmerzen nicht immer mit der heutigen Realität zu tun haben müssen. Früher, als es notwendig war, hat dich ihre Empfindlichkeit geschützt. Aber letztendlich schaden sie dir.

Auch die klügsten und einsichtigsten Menschen tragen manchmal ungesunde Glaubenssätze in sich, die jede Logik aushebeln. Wir stützen Entscheidungen auf Emotionen und rationalisieren sie im Nachhinein. Veränderung beginnt also mit dem Verstehen des fehlerhaften Lernprozesses, der diese Glaubenssätze überhaupt erst implementiert hat. Das kann ein singuläres Trauma gewesen sein. Oder die subtile, allmähliche Erosion des Selbstwerts, die du erst dann wahrnimmst, wenn du alt genug bist, um das Familiensystem zu verlassen, und durch den Blick von außen erkennst, dass andere es anders machen.

Die nächste Wegmarke, die dich auf festeren Boden bringt, ist das Erzählen deiner eigenen Geschichte. Um die Bilder in deinem Kopf in eigene Worte zu fassen, kannst du sie entweder aufschreiben oder in sicherer Umgebung darüber sprechen. Wenn du die alte Situation verlassen hast und nicht länger in Abhängigkeit lebst, hilft dir der Rückblick, frühere Erlebnisse auf konstruktive Weise neu zu betrachten und die Auswirkungen zu erkennen, mit denen du bis heute zu kämpfen hast. Verfolge nach, wann und wie dein Gehirn diese Glaubenssätze zum Selbstschutz angenommen hat und warum es bis heute zwanghaft an ihnen festhält. Dann begreifst du, dass du aus dieser Endlosschleife aussteigen kannst.

Der Blick von außen auf die eigene Geschichte reicht meistens schon, um Veränderungen zu bewirken. Von oben lassen sich die Wege im Wald viel leichter erkennen als mitten zwischen den Bäumen. Wie auf einer Landkarte siehst du dann die Orte, an denen du gewesen bist, wo du dich verlaufen hast und wohin du jetzt gehen möchtest.

Beherrsche deine Gedanken

Wie schaffen wir es, Gedanken, die einfach so in unserem Kopf aufploppen, zu kontrollieren? Auf jeden Fall gilt es zu vermeiden, dass du dich dafür geißelst, dass du dich geißelst. Das ist ein sinnloser Kreislauf. Gewöhn dir an, deine Gedanken aufmerksam zu beobachten. Tägliche Achtsamkeitsübungen werden deine mentalen Muskeln stärken. Wenn du einen Gedanken wahrnimmst, den du niemals zu anderen sagen würdest, blocke ihn sofort ab. Das bedeutet nicht, dass du versuchen sollst, ihn ungedacht zu machen. Sondern dass du reagierst und in dem Teil von dir, der sich eine bessere Zukunft ohne ständige Selbstgeißelung wünscht, einen Gegengedanken suchst. Das kann wie folgt klingen: «Nein. Diese Art von Kommentar ist nicht hilfreich. So spreche ich nicht mehr mit mir. Das zieht mich nur runter.» Außerdem kannst du selbstkritische Gedanken auch einem Realitätscheck unterziehen, aber nur, wenn es schnell und einfach zu machen ist. Lass dich nicht auf ein Gerangel ein. Du willst sie möglichst schnell zerplatzen lassen, indem du sie als das begreifst, was sie sind: ein hinderliches Echo aus der Vergangenheit, mit dem du dich nicht mehr übermäßig befassen willst.

Hör auf diese neue Stimme, die dein Bestes will. Die dich ermuntert, aufzustehen und weiterzugehen. Sie kann ein strenger, aber hilfreicher Coach sein, ein liebevoller Elternteil oder dein mitfühlendes Selbst. Du kannst die Stimme im Lauf der Zeit weiterentwickeln, wichtig ist nur, dass sie bedingungslos auf deiner Seite steht, dich hundertprozentig unterstützt und die bestmögliche Zukunft für dich will. Mach dir klar, dass sich das unangenehm, peinlich, kitschig und albern anfühlen wird. Die alten Stimmen, für die Güte etwas Lächerliches ist, werden laut und deutlich aus der Vergangenheit nachhallen und es dir schwer machen, durchzuhalten. Auch wenn es sich nicht sofort richtig anfühlt, ist es trotzdem das, was du für die Zukunft brauchst. Betrachte die Echos als Zeichen eines *Extinction Burst*, einer Löschung der alten Narrative, und halte durch, bis sie immer schwächer werden.

Zusammengefasst

- Du hast dich nicht über Nacht hassen gelernt, und auch das Umlernen wird seine Zeit dauern. Aber diese Arbeit ist notwendig, wenn du dich von Selbsthass und dem damit verbundenen Schmerz befreien willst.
- Perfektionismus wird Selbsthass nur überdecken, solange dein Selbstwert an Bedingungen geknüpft bleibt. Sich hohe Ziele zu stecken und etwas beitragen zu wollen, ist durchaus positiv, aber es ist wichtig, dass du dich bei Siegen wie in Niederlagen als jemand von Wert behandelst.
- Emotionales Schlussfolgern (*Ich fühle es, also ist es wahr*) ist eine häufige Denkverzerrung, die bei dieser Arbeit nur schadet. Achte darauf, dass es dir nicht ohne Widerspruch unterläuft.
- Es ist okay, wütend darüber zu sein, dass dein Leben nicht das ist, was du dir wünschst. Aber nutze die Wut zu seinem Vorteil. Lenke sie in eine sorgfältig ausgewählte Richtung und lass dich von ihr zu positivem Handeln antreiben. Wut, die sich willkürlich gegen dich selbst richtet, wird dir schaden.

«Du kannst gestalten, wer aus dir werden soll. Wenn du nicht magst, wer du heute bist, dann überlege dir, wer du morgen sein möchtest.»

Unbedingt lesen ...

KAPITEL 17

Wenn du Angst hast, die falsche Entscheidung zu treffen

> «Es ist nicht schwer, Entscheidungen zu fällen, wenn du deine Werte kennst.»
> Roy E. Disney

MEIN BRIEF AN DICH

Eine Weggabelung bedeutet nicht immer eine willkommene Chance. Die Angst vor der falschen Entscheidung kann lähmen. Also forscht man nach den Ursachen der Angst. Und wer sucht, der findet. Wenn du dann weißt, wovor du Angst hast, kannst du die Entscheidung erleichtert verschieben, wenigstens fürs Erste. Jede Entscheidung hat ihren Preis, man gewinnt das eine, verliert jedoch das andere. Aber es ist falsch, sich darauf zu fixieren. Denn wahr ist auch, dass Tatenlosigkeit irgendwann zu großer Leere und Verzweiflung führt.

Manchmal fällt die Wahl schwer. Und die perfekte Entscheidung gibt es nicht. Für jeden Weg, den man einschlägt, schlägt man andere aus. Dass wir unsere Wahl vielleicht bereuen werden, ist uns nicht immer sofort klar, manchmal aber vorherzusehen. Wenn du dich entscheidest, wie du leben und was du erreichen möchtest, dann sei dir bewusst, dass du auf diesem Weg manches bedauern wirst. Wir können nur versuchen, Entscheidungen zu treffen, die wir vor uns vertreten können, mit deren Konsequenzen wir leben können, ohne Gefahr zu laufen, irgendwann um ein Leben zu trauern, das vielleicht viel sinnvoller gewesen wäre.

Natürlich ist es nie so, dass man einfach zwischen zwei möglichen Ergebnissen abwägt und überlegt, welches besser wäre. «Besser» ist ein dehnbarer Begriff. Was wir wollen, entspricht nicht immer dem, was wir brauchen. Auch die Menschen, für die wir Verantwortung tragen, haben Bedürfnisse, die unseren unter Umständen widersprechen. Damit wird der Begriff des «Besten» kompliziert und zieht gute wie schlechte Konsequenzen nach sich, die du nicht vorhersehen kannst.

Du kannst nur dann den Mut für große Lebensentscheidungen aufbringen, wenn du bereit bist, dir zu vergeben, falls du den falschen Weg einschlägst.

Diese Entscheidung kann dir niemand abnehmen. Aber das ist eine gute Nachricht, denn es heißt, du bist nicht das Opfer der Konsequenzen. Du hast die Möglichkeit, dein Leben in die Hände zu nehmen und die Richtung zu bestimmen. Wenn du zu deiner Entscheidung stehst, ob sie sich nun als richtig oder falsch erweist, ist das immer ein Gewinn, solange du bereit bist, daraus zu lernen und die Richtung gegebenenfalls anzupassen. Diese kurvenreiche Straße ist dein aufregendes Leben.

Toolkit

Es gibt ein paar Kniffe, mit denen sich schwierige Entscheidungen leichter treffen lassen. Manche sind schnelle Tricks für sofort, andere erfordern Übung.

Was wichtig ist

Eine Entscheidung zu treffen, fällt vor allem dann schwer, wenn wir uns in unterschiedliche, entgegengesetzte Richtungen gezogen fühlen. Also ist es sinnvoll, die verschiedenen Faktoren einzeln zu gewichten. Unsere Werte und Prioritäten ändern sich im Lauf des Lebens und sollten vor wichtigen Entscheidungen überprüft werden. Die Möglichkeiten dazu habe ich detailliert in meinem ersten Buch beschrieben (s. Kapitel 33 in *Aufstehen oder liegen bleiben?*). Damit stellst du sicher, dass deine Entscheidung sich darauf gründet, was dir an diesem Punkt in deinem Leben am wichtigsten ist.

Probier's mal damit

Mach dir eine Liste der unterschiedlichen Bereiche deines Lebens, die von deiner Entscheidung aller Wahrscheinlichkeit nach betroffen sein werden. Dazu gehören beispielsweise Familie, Kindererziehung, Freundschaften, enge Beziehungen, Beruf, Gesundheit, Ausbildung, persönliche Entwicklung, soziales Umfeld und Mitwirkung.

Schreib zu jedem Bereich eine kurze Antwort zu folgenden Fragen:

- Was ist dir in diesem Lebensbereich am wichtigsten?
- Welchen Beitrag möchtest du leisten, wie willst du dich einbringen?
- In welchem Verhältnis steht deine Entscheidung zu deinen Werten? Entspricht oder widerspricht sie ihnen eher?
- Wie fühlst du dich damit? Wird die Entscheidung dein Leben verbessern oder verschlechtern?

Je nach Bedeutung der Situation oder der Werte, die deine Entscheidung berührt, kannst du mehr oder weniger Zeit für diese Fragen aufwenden. Wichtig ist nur, dass du ehrlich zu dir selbst bist. Das klingt leichter, als es ist. Oft sind die Antworten nicht die, die wir hören wollen. Vor allem, wenn uns klar wird, wie schwierig die anstehende Entscheidung tatsächlich ist.

Fluch und Segen

Wenn jemand zu mir in Therapie kommt und über Veränderungen nachdenkt, sich aber bisher nicht dazu durchringen konnte, zerlegen wir gemeinsam das Problem in seine Einzelteile. Im Alltag nehmen wir uns oft nicht die Zeit dazu.

Während wir grübeln, ohne den Sprung zu wagen, wägen wir die Vor- und Nachteile der Veränderung ab. Wir finden heraus, ob der Nutzen die Kosten übersteigt – und verstehen dann nicht, warum wir immer noch zögern. Diese allzu simple Analyse lässt nämlich etwas Entscheidendes außer Acht.

Was oft vergessen wird, sind die Vorteile des Nichthandelns. Was es uns bringt, die Entscheidung auszusitzen und mit ihren Konsequenzen nicht leben zu müssen. Erst wenn du diesen Mechanismus erkennst, kannst du dir ehrlich beantworten, was deine Tatenlosigkeit dich kostet, auch für den weiteren Verlauf deines Lebens.

Probier's mal damit

Hier eine gute Übung, wenn du die richtige Entscheidung schon kennst, aber ihre Umsetzung vermeidest. Die folgenden Fragen dienen als Gedankenanstoß.

- Welchen Vorteil hat es, die Entscheidung nicht umzusetzen?
- Was kannst du dadurch vermeiden?

- Welchen Preis hat das, jetzt und später?
- Bist du bereit, mit den Konsequenzen zu leben?

Halte Zweifel aus

Wenn eine Entscheidung gefallen ist, heißt das nicht unbedingt, dass deine Ängste und Zweifel damit verflogen wären. Vielleicht bist du noch unsicher, ob es die beste Entscheidung für dich ist. Möglicherweise bleiben Zweifel. Solltest du deine Entscheidung neu überdenken müssen, dann nur auf konstruktive Weise. Grüble nicht über die Wege nach, die du ausgeschlagen hast, vor allem, wenn du dich aus guten Gründen gegen sie entschieden hast. Zweifel bedeuten nicht, dass die Entscheidung falsch war. Sie können einfach ein Ausdruck von Verlust sein und für das Opfer stehen, das du bringen musstest, um einen Weg zu wählen. Richte den Blick nach vorn auf dein Ziel und nicht auf das, was hätte sein können.

Scheitern

Wenn du oft wie gelähmt vor Entscheidungen stehst, dann lohnt sich ein Blick auf deine persönliche Erfahrung mit Misserfolgen.

Bestimmt gibt es in deinem Leben Menschen, die dir Angst gemacht haben, du könntest fallen, und andere, die dir das Gefühl vermittelt haben, fliegen zu können, einfach durch ihre Reaktion auf deine Erfolge oder Misserfolge. Jede Niederlage schmerzt noch viel mehr, wenn ihr eine Hasstirade folgt, die dich an deinem Selbstwert zweifeln lässt.

Wenn wir die Erfahrung gemacht haben, für unsere Fehler bestraft zu werden, sind wir irgendwann nicht mehr in der Lage, Entscheidungen zu treffen. Das gilt auch, wenn wir uns selbst bestrafen. Den Mut für große Entscheidungen findest du dann, wenn du weißt, dass du auch bei Misserfolgen bedingungslos auf deiner Seite stehst. Nicht *falls* du scheiterst, sondern *wenn*. Denn natürlich wirst du irgendwann auf deinem Weg auch scheitern.

Aber wenn du dich entschließt, dich bei Misserfolgen zu behandeln wie jemand, der dir am Herzen liegt, an dich zu glauben, dir das zu sagen, was dir guttut – und nicht alte Tyrannen zu zitieren –, dann fällt es leichter, wieder aufzustehen. Dann reichst du dir eine helfende Hand, anstatt dich zu Boden zu drücken.

Um das Vertrauen zu fassen, dass du auch im Fall von Niederlagen hinter dir stehst, wie Freunde es tun würden, musst du Ernst machen. Such dir die richtigen Worte, halte sie bereit, finde heraus, was dir guttut und was dich herunterzieht. Du versagst nicht. Du lebst. Du lernst. Du erlebst, dass du jedes Mal wieder aufstehst. Und damit plagt dich die Angst vorm Scheitern immer weniger.

Zusammengefasst

- Dauerhafte Zweifel sind nicht immer ein Grund zum Aufgeben. Wenn du gut über deine Entscheidung nachgedacht hast und sie deinen wichtigsten Werten entspricht, dann gehört das Aushalten von Ungewissheit über das Ergebnis zum Prozess. Zweifel dürfen mit im Boot sein, aber nicht am Steuer stehen.
- Wenn du weißt, dass du die richtige Entscheidung getroffen hast, sie aber nicht umsetzen kannst, führ dir kurz vor Augen, was der Vorteil wäre, wenn alles bliebe, wie es ist. Was vermeidest du durch deine Tatenlosigkeit? Was kostet dich das? Wärst du bereit, es auszuhalten?
- Welche Erfahrungen hast du mit Misserfolgen gemacht? Hält dich das von manchen Entscheidungen ab? Wenn du dich mutig genug fühlst, um eine Wahl zu treffen, wie gehst du dann mit einem eventuellen Misserfolg um?
- Niederlagen sind unvermeidlich, aber leichter zu ertragen, wenn jemand an unserer Seite steht. Wie würde sich dein Leben verändern, wenn du beschließen würdest, dir selbst dieser jemand zu sein?

«Richte den Blick nach vorn
auf dein Ziel und nicht auf
das, was hätte sein können.»

Unbedingt lesen ...

KAPITEL 18

Wenn dir die Willenskraft fehlt

«Denk daran, dass das Flugzeug gegen den Wind abhebt, nicht mit ihm.»
Henry Ford

MEIN BRIEF AN DICH

Vielleicht hast du manchmal das Gefühl, mit dir selbst im Widerstreit zu liegen. Der eine Teil weiß genau, was langfristig gut für dich wäre. Aber der innere Schweinehund hat überhaupt keine Lust, heute damit anzufangen. Also lässt du es. Und schwörst dir, gleich morgen loszulegen. Aber dann ist morgen, alles geht von vorne los, und das, was dir guttun würde, wird wieder zugunsten älterer, einfacherer Gewohnheiten verschoben.

Dieses Gerangel mit der eigenen Willenskraft tritt nicht nur bei besonders anstrengenden oder unangenehmen Aufgaben auf. Denken wir an Sport: Die meisten Menschen wissen, dass sie Spaß dabei haben werden und sich hinterher besser fühlen, trotzdem müssen sie sich erst mal aufraffen. Also ist nicht die Aufgabe an sich schwierig, sondern es liegt oft an der Reibung zwischen dem Tun und dem Nicht-Tun. Ist man erst einmal in Schwung, tritt die Frage der Willenskraft in den Hintergrund. Doch bis es so weit ist, gilt es, den mentalen und körperlichen Schweinehund mühevoll zu überwinden.

Wenn du das kennst, weißt du wahrscheinlich auch, dass du dir deine Tatenlosigkeit gern als zeitweiligen Aufschub schönredest. Du tust so, als würdest du nur auf bessere Umstände warten: wenn du mehr Zeit hast, weniger müde bist, nicht so viel um die Ohren hast. Aber im Lauf der Zeit merkst du, dass dir immer neue Gründe für einen erneuten Aufschub einfallen. Immer gibt es Dinge, die dringend erledigt werden müssen, nie fühlst du dich ganz bereit, die Aufgabe anzugehen. Dieses aufgeschobene Handeln facht den immerwährenden Konflikt in deinem Hirn an und führt unausweichlich zu Reue.

Aber auch das sichere Wissen um spätere Reue löst nicht die gegenwärtige Reibung auf. Deine jetzigen Gefühle sind dir wichtiger als die zukünftigen. Erst wenn du dir klarmachst, dass es immer eine Kraft geben wird, die dich in die entgegengesetzte Richtung zieht, wirst du die Energie aufbringen, aktiv zu werden. Auf dem Weg zum Ziel gehört bei jedem Schritt Reibung dazu.

Also warte nicht, bis dir danach ist. Warte nicht auf den perfekten Zeitpunkt. Wenn dir dein Ziel wichtig ist, mach die ersten Schritte darauf zu. Dann bekommst du Schwung für alle weiteren.

Der Bestsellerautor Steven Pressfield hat beschrieben, dass der eigentliche Kampf der gegen die eigenen inneren Widerstände ist. Wenn du den Schweinehund besiegst und dich vorankämpfst, kannst du stolz für dich beanspruchen, für dich einzustehen und deine Richtung selbst zu wählen, anstatt dich rückwärts den Hügel hinunterschieben zu lassen. Nie wirst du dich lebendiger fühlen, als wenn du mit Entschlossenheit dein Ziel verfolgst und siehst, dass du vorankommst.

Toolkit

Die folgenden Tools helfen dir, dir neue Gewohnheiten anzueignen und deine Willenskraft zu stärken. Alle sind wirksam, aber vielleicht findest du manche für dich besser geeignet als andere.

Stell dir harte Fragen

Viele Menschen, die sich mehr Willenskraft wünschen, machen heutzutage den Fehler, auf Onlineratgeber zu hören, die Visualisierungen als Allheilmittel darstellen: Man malt sich aus, wie wunderbar alles sein wird, wenn man sein Ziel erreicht, stellt sich vor, man wäre schon dort, und sagt sich immer wieder, warum man dort hinwill. Das kann funktionieren, aber ich habe hier ein verlässlicheres, wenn auch weniger sanftes Tool. Überleg dir Folgendes:

1. Was das ständige Aufschieben dich kostet: Du bleibst stecken. Mach dir klar, dass du unnötig lange an einer Situation festhältst, in der du nicht mehr sein willst – nicht weil die Veränderung so schwierig wäre, sondern weil die Versuchung stark ist, alles beim Alten zu belassen. Wer Neues will, muss Altes möglicherweise aufgeben.
2. Was sind die wahren Konsequenzen, wenn alles beim Alten bleibt? Mach dir klar, dass auch das Aufschieben einer Veränderungsentscheidung eine Entscheidung ist. Dann kannst du dich mit den Konsequenzen deiner Tatenlosigkeit auseinandersetzen, anstatt dir einzureden, du würdest die Entscheidung nur verschieben.

Probier's mal damit

Nimm dir für die folgenden Fragen ein paar Minuten Zeit. Sie können dir helfen, Klarheit in deinen inneren Konflikt zu bringen.

- Wovor soll dich dein Zögern schützen? Welche negativen Auswirkungen könnte das Vermeiden von Veränderung nach sich ziehen?
- Welche bisherigen Vorteile oder Annehmlichkeiten müsstest du aufgeben, wenn du handeln würdest?
- Welche Vorteile entgehen dir, wenn du nicht handelst?
- Was kostet es dich jedes Mal persönlich, wenn du entscheidest, alles beim Alten zu belassen?
- Was bedeutet es für dich, wenn du deine Entscheidung nicht umsetzt oder es nicht schaffst, den ersten Schritt zu machen?
- Wie wirkt sich das auf dein Selbstbild aus?
- Wie wirkt sich das auf die wichtigen Bereiche deines Lebens aus?

Rechne mit Misserfolgen

Wenn wir positive Veränderungen zwar anstoßen wollen, aber dafür anderen Versuchungen widerstehen müssen und es nicht schaffen, aktiv zu werden, obwohl das unsere Zukunft verbessern würde, können wir viel von den Extremfällen in diesem Bereich lernen: Suchtkrankheiten. Eine Suchttherapie besteht zum größten Teil aus Rückfallvermeidung. Das bedeutet, sich für die schlimmsten Tage zu wappnen, alle denkbaren Hürden vorherzusehen und einen konkreten, detaillierten Plan für jede einzelne bereitzuhalten, und zwar von Anfang an. Denn sonst legt man seine Zukunft in die Hände seiner Impulse.

Wenn uns irgendetwas so schwer fällt, dass wir dafür Willenskraft aufbringen müssen, handelt es sich mit großer Sicherheit um eine lohnende Sache. Liste alles auf, was deinen Erfolg vereiteln könnte. Endlich kannst du deine Selbstzweifel zu deinem Vorteil nutzen. Mal dir die schlimmsten Szenarien aus, aber nutze sie, um konstruktiv zu planen, anstatt in trübem Grübeln zu versinken. Wir werden diese Gedanken gleich einsammeln und in einen ausgefeilten und gut durchdachten Plan einbauen, damit sie deine Ziele nicht sabotieren können.

Diese Planung zur Risikominimierung kann dir unter Umständen ein paar schwierige Entscheidungen abverlangen. Vielleicht musst du Nein sagen zu Dingen, die dir bisher Spaß gemacht haben oder wichtig waren, und Ja zu einer Veränderung, die Angst und Unsicherheit mit sich bringt. Lass dich davon nicht abhalten, sondern führe dir immer wieder dein Ziel vor Augen. Mach dir bewusst, warum du es erreichen willst und warum du die Alternativen *nicht* willst.

Probier's mal damit

- Welche Hürden und Hindernisse siehst du vor dir, die deinen Erfolg vereiteln könnten?
- Welche Momente, Orte oder Situationen fallen dir ein, die deinen Fortschritt plötzlich über den Haufen werfen könnten?
- Welche Erklärungen und Rechtfertigungen fallen dir ein, die ein Einknicken in diesen Momenten akzeptabler machen würden?

Dann mach dich daran, für jedes einzelne Hindernis auf deiner Liste einen Aktionsplan zu entwerfen.

Das ist keine angenehme Aufgabe, aber nicht vorbereitet zu sein, wäre viel schlimmer. Wenn du mit Karacho in die Hürden hineinrennst, weil du sie nicht kommen siehst, verringert das erheblich deine Chancen, am Ende ins Ziel einzulaufen. Aber wenn du den Mut hast, dich schon im Vorhinein mit möglichen Schwierigkeiten auseinanderzusetzen und dir zu überlegen, wie du mit ihnen umgehen willst, dann brauchst du am Ende deinem Plan nur noch zu folgen, ohne dass dir der Schwung allzu sehr genommen wird.

Sei bereit für den Erfolg

Das Rezept zum Erreichen deiner Ziele enthält mehrere einfache Zutaten, die allerdings im Alltag oftmals untergehen. Ohne Mehl kannst du kein Brot backen, genauso wenig kannst du dein Bestes geben, ohne noch ein paar andere Dinge hinzuzufügen. Dazu gehören Schlaf und Erholung, sie sind die Basis aller Willenskraft. Frag Profisportler, du wirst überrascht sein, wie viel Ruhezeit sie einplanen. Muskeln brauchen Entspannung, um sich regenerieren und wachsen zu können, das Gleiche gilt für die Psyche. Also bau kleine Erholungsphasen in den Tag ein, du wirst den Unterschied schnell merken.

Worte haben Macht, aber nichts, was ich sage, könnte deinen müden, gestressten Schweinehund je dazu bringen, spontan und energiegeladen aufzuspringen und loszurennen. Selbst die stärksten Worte können den Tank nicht füllen, der die Maschine in Bewegung setzt. Die Tools in diesem Abschnitt können dir heute helfen, deine innere Einstellung zu verändern. Aber wenn du auch morgen und übermorgen noch Willenskraft haben willst, musst du deinem Körper und deinem Geist geben, was sie brauchen, um die Veränderungen umsetzen zu können.

Bewegung, Ernährung und Schlaf werden deine Willenskraft stärken. Ohne diese drei Elemente wird alles andere viel schwieriger. Nicht jedes muss auf hundert Prozent sein, aber wenn wir sie missachten, dann auf eigene Gefahr. Wenn du heute eins davon verbessern kannst, dann bist du auf dem richtigen Weg und machst dir das Leben leichter.

Freunde dich mit Stress an

Um deine Willenskraft zu stärken, hilft es zu verstehen, welche Rolle Stress spielt. Wenn du dein Ziel erreichen willst, dafür aber etwas anderes aufgeben musst, dann sei dir bewusst: Je höher dein Stresslevel, desto wahrscheinlicher wirst du der Versuchung nicht widerstehen. Eine langjährige schlechte Angewohnheit abzulegen, erfordert große kognitive Mühe. Stress ist meistens ein Zeichen dafür, dass die Anforderungen die zur Verfügung stehenden Ressourcen aktuell übersteigen. Dein Gehirn greift dann zu automatisierten Reaktionen, um schnell wieder Entspannung und Wohlbefinden einkehren zu lassen.

Die Hauptauslöser von Stress mögen in der Außenwelt liegen, aber mach dir auch bewusst, welchen zusätzlichen Stress deine Gedanken unter Umständen verursachen. Wenn du dich nach einem Rückschlag oder Missgeschick mit Selbsthass und Selbstkritik überschüttest, erhöhst du nur ungewollt den Druck, und dann schleichen sich Bedürfnisse ein, die sofort befriedigt werden wollen, während gleichzeitig die Mauer, die dich vor der Versuchung schützen soll, bröckelt.

Aber Stress kann auch eine andere Rolle spielen. Wenn du träge rumhängst und dich eigentlich gern aufraffen und in Bewegung kommen möchtest, kann Stress hilfreich sein. Mal dir aus, wie gern du dein Ziel erreichen möchtest, dann bringt schon die Vorfreude neuen Schwung und Antrieb. Auch das ist eine Stressreaktion, die in diesem Fall aber erwünscht und im wahrsten Sinne des Wortes zielführend ist.

Manchmal kann dieser Wechsel von Entspannung und Ruhe zu Erregung und Unruhe unangenehm sein, hinzu kommen noch Unsicherheit und Anspannung über den ungewissen Ausgang.

Kein Wunder, dass manche Leute diese Gefühle gern irgendwie betäuben würden. Um voller Energie auf unser Ziel zuzuhalten, müssen wir den Wert von Anspannung und Unruhe erkennen und beides in die richtigen Bahnen lenken.

Wenn du beim Wechsel von Ruhe zu Unruhe, von Entspannung zu Energie, von Sicherheit zu Ungewissheit Anspannung empfindest, denk daran, dass nur so aus Langeweile ein Abenteuer werden kann. Der Drang, alles beim Alten zu belassen, lässt sich überwinden, wenn du bereit bist, ihn anzunehmen und offen für Veränderung zu sein. Stell dir vor, du würdest in einen kalten See springen wollen. Kurz davor sperren sich deine Gedanken dagegen und versuchen, dir das Ganze auszureden. Aber nach den ersten Minuten im Wasser merkt man: «Wenn man sich daran gewöhnt hat, ist es sehr schön.» Der erste Moment einer Veränderung ist immer ein Schock fürs System. Wenn man den Sprung gewagt hat, fühlt sich das Ganze längst nicht so schlimm an wie befürchtet.

Nimm Verbindung auf zu deinem zukünftigen Ich

Wer im Sumpf des Alltags steckt, denkt oft wenig über die Zukunft nach. Die ist ja noch weit weg und längst nicht so wichtig wie das, was gerade anliegt. Wenn man sich die eigene Zukunft vorstellt, fühlt sich das oft an, als würde man jemand anderen in einem Film sehen, verschwommen und vage. Trotzdem geht man davon aus, dass das zukünftige Ich besser sein wird als das jetzige, dass es die aktuellen Herausforderungen hinter sich gebracht hat und ein schöneres Leben führt.

Untersuchungen haben gezeigt, dass wir, wenn wir uns von unserem zukünftigen Ich abgekoppelt fühlen, dazu neigen, die Konsequenzen unseres jetzigen Handelns für die Zukunft zu ignorieren. Wer die Kontinuität zwischen heute und später begreift, ist eher willens, sich im Hier und Jetzt Mühe zu geben.

Wenn du dich mit deinem zukünftigen Ich nicht verbunden fühlst, reagierst du eher impulsiv und entscheidest danach, wie du dich jetzt fühlen willst, anstatt danach, was du eines Tages erreicht haben willst. Wenn du deinem Zukunfts-Ich nicht durch impulsive Entscheidungen von heute das Leben schwer machen willst, solltest du dir bewusst machen, dass du in der Zukunft nicht eine idealisierte Version deiner selbst ohne Probleme sein wirst. Auch dann noch werden sich Mühen und Anforderungen genauso anfühlen wie heute.

Probier's mal damit

Nimm dir ein bisschen Zeit, schließ die Augen und stell dir vor, wie du in einer Woche oder in einem Monat leben willst und wie du zurückblicken wirst auf deine Entscheidungen von heute. Was hält dein Zukunfts-Ich von deinem Verhalten? Schreib ihm einen Brief und erkläre, was du heute tun willst, um ihm das Leben leichter zu machen. Wie musst du heute handeln, damit du später stolz und dankbar zurückblicken und mit neuem Schwung vorangehen kannst?

Zusammengefasst

- Mach dir nicht vor, dass dein Zukunfts-Ich es leichter haben wird. Verbinde dich stattdessen mit ihm als das Ich, das du jetzt bist. Wenn du ein erfülltes Leben hast, verlangen alle möglichen wichtigen Dinge deine Aufmerksamkeit. Der Widerstand, den du heute spürst, wird in der Zukunft genauso stark sein, also kannst du genauso gut heute anfangen.
- Gib dir vor allem Mühe, nur darauf hast du Einfluss.
- Probiere aus, welche Rolle Stress spielt, sodass du ihn zu deinem Vorteil nutzen kannst.
- Überlege dir, was daraus folgt, wenn du nicht tust, was dir wichtig ist, und was es dich kostet. Dann erkennst du besser, was dich zurückhält.
- Es wäre naiv zu glauben, dass nach dem ersten Schritt alles wie am Schnürchen liefe. Menschen, die auf lange Sicht Erfolg haben, überlegen im Vorhinein, was ihnen zum Verhängnis werden könnte, und treffen Vorkehrungen, um solche Hindernisse umgehen zu können. Überlass dich nicht deinen Impulsen.
- Willenskraft lässt sich nicht aus der Luft greifen, sie muss gestärkt und angefacht werden. Ausreichend Schlaf, Bewegung und gutes Essen halten dich bei Kräften und geben dir Energie für die Langstrecke.

«Gib dir vor allem Mühe, nur darauf hast du Einfluss.»

Unbedingt lesen ...

KAPITEL 19

Wenn du auf Knopfdruck dein Bestes geben musst

«Wenn wir uns nach einem Leben ohne Schwierigkeiten sehnen, erinnere uns daran, dass Eichen im Sturm stärker werden und Diamanten durch Druck entstehen.»
Peter Marshall

MEIN BRIEF AN DICH

Hier liegt sie vor dir: die Chance, all das umzusetzen, woran du so hart gearbeitet hast. Du spürst den Druck von allen Seiten, konzentrierst dich darauf und merkst, dass du deine Aufmerksamkeit nicht mehr auf die Aufgabe selbst richten kannst. Du beginnst, an deinem Selbstvertrauen zu zweifeln, und bist unsicher, die richtigen Entscheidungen treffen zu können. Du meinst, nicht gut vorbereitet zu sein, und hast Angst, nicht die Ruhe bewahren zu können – all das, was ohne Druck überhaupt kein Problem ist.

Du kannst jeden erfolgreichen Menschen fragen, er wird dir sagen, dass er dieses Gefühl kennt. Die Fähigkeit, immer das Beste zu geben, ist auch ihm nicht angeboren. Er hat es gelernt, wie auch du es lernen wirst.

Worin auch immer die Herausforderung bestehen mag, du musst dabei genauso fokussiert sein auf dein Mindset, deine innere Einstellung, wie beim Rest der Vorbereitung. Wenn du dei-

nen Gedanken freien Lauf lässt, werfen sie dich möglicherweise aus der Bahn. Dann kannst du nicht dein Bestes geben. Wenn du die Herausforderung als Bedrohung betrachtest und wie ein Kaninchen vor der Schlange stehst, wirst du dich auch wie ein Beutetier fühlen und dementsprechend reagieren: Rein aufs Überleben fokussiert hoffst du, dass die Bedrohung schnell vorbeigeht, damit du dich vom Stress erholen und die durch die Niederlage und Schmach erlittenen Wunden lecken kannst. Mit dieser Einstellung wirst du dich nie auf die Aufgabe an sich konzentrieren. Deine Gedanken werden umherflitzen wie das verzweifelt vor der Schlange fliehende Kaninchen, um die Katastrophe irgendwie abzuwenden und dem Stress zu entrinnen. Das führt nicht dazu, dass du dein Bestes gibst. Im Gegenteil, die scheinbare Bestätigung all deiner negativen Glaubenssätze wird dich dazu drängen, deine Ambitionen aufzugeben.

Wenn du also dein Bestes geben willst, müssen deine Gedanken mit deinen Absichten übereinstimmen. Die Beute ist allein auf Selbstschutz programmiert. Die Jägerin dagegen sieht ein Abenteuer und wird begeistert alles für ihr Ziel geben. Diese Vorfreude gibt das Signal für die Verfolgungsjagd. Doch wenn die Jägerin zu lange zögert, weil sie überlegt, was alles passieren könnte und wie sie sich im Falle eines Scheiterns fühlen wird, hat sie schon verloren.

Die Freude am Jagen überwiegt alles. Die Verfolgung mag anstrengend und nervenaufreibend sein, aber die Alternative wäre, selbst zur leichten Beute zu werden. Das weißt du, nimmst die Mühe gern auf dich und genießt das spätere Triumphgefühl.

Wenn du deine Aufmerksamkeit wie ein Scheinwerferlicht allein darauf richtest, was alles schiefgehen könnte und was dann passieren würde, bleibt nichts mehr für die Aufgabe übrig. Umgekehrt gilt, wenn du deine ganze Konzentration für die Aufgabe einsetzt, bleibt kein Raum für Zweifel am Ergebnis. Es lohnt sich nur dann, Aufmerksamkeit auf das Ergebnis zu richten, wenn es bereits eingetreten ist. Bis dahin solltest du dich einzig und allein auf den Prozess konzentrieren. Denk nicht so sehr darüber nach, wie sich Erfolg oder Niederlage anfühlen werden, sondern wie es sich anfühlt, die Aufgabe möglichst effizient zu erledigen. Freunde dich mit diesem Gefühl an, trage es wie eine Jacke, die du immer dann überziehst, wenn es etwas zu erledigen gibt. Nimm die Entschlossenheit wahr, mit der du auf dein Ziel zugehst, und nicht die Angst, die dich dazu bringen will, dich zitternd in die Büsche zu schlagen. Die Jacke bist du, wenn du dich gut fühlst, weil du bist, wer du bist, weil du dir Mühe gibst und deine Motivation kennst. Sie gibt dir die Sicherheit, dass du unabhängig vom Ergebnis dieser Herausforderung auch die nächste angehen wirst und dann die übernächste, denn jede ist nur ein Teil eines großen Ganzen. Jede Herausforderung ist nur eine Chance von vielen, dein Bestes zu geben und dazuzulernen. Der einzige Weg zum Erfolg.

Das Verlagern der Aufmerksamkeit vom Ergebnis auf den Prozess wirkt sich nicht nur vorteilhaft auf deine Leistung aus. Unerschütterliches Selbstvertrauen und ewige Lebenszufriedenheit warten nicht erst an der Ziellinie geduldig auf dich. Wenn du nach dieser oder der nächsten oder übernächsten Herausforderung endlich dort ankommst, wirst du feststellen, dass du dich nicht viel anders fühlst als jetzt. Das Selbstvertrauen setzt schon während der Jagd ein, wenn du an nichts anderes denkst, große Schritte machst und merkst, dass die Grenzen, die vermeintlich so fest im Boden verankert waren, nur Trugbilder sind.

Wenn das passiert, hast du alles getan und es geschafft. Du kannst eine Situation voller Druck und Angst in einen Prozess verwandeln, der dir Spaß macht: indem du dir Zeit nimmst, dir Mühe gibst und dich mit der Aufgabe auseinandersetzt. Wenn du am Ende in die Arena hinaustrittst, probierst du nicht zum allerersten Mal etwas völlig Neues aus. Es wartet keine böse Überraschung. Du wiederholst, was du schon viele Male geübt hast, und kannst voller Freude allen zeigen, was du im stillen Kämmerlein vorbereitet hast.

Dein Herzklopfen und die verschwitzten Hände sind nur Zeichen, dass dein Gehirn deinen Körper darauf vorbereitet, Bestleistung zu geben. Du bist völlig konzentriert und kannst deine Energie zielgerichtet einsetzen. Nutze das. Verhindere es nicht. Es mag sich beunruhigend und unangenehm anfühlen, aber es wird dich ans Ziel bringen.

Wie auch immer deine Arena aussieht, nimm deinen Platz entschlossen ein in dem Wissen, dass du im Grunde gegen keinen anderen als dein früheres Ich antrittst.

Toolkit

Wie ich am Anfang des Kapitels versprochen habe, kann man lernen, unter Druck sein Bestes zu geben. Ich werde dir jetzt ein paar Methoden dazu an die Hand geben. Wenn dein großer Tag kurz bevorsteht, kannst du sie sofort anwenden. Noch bessere Ergebnisse erzielst du mit ein bisschen Zeit und Übung. Je öfter du sie befolgst, desto mehr werden sie dir zur zweiten Natur werden.

Was tun bei Anspannung

Vielleicht bist du ein bisschen enttäuscht, wenn du jetzt liest, dass hier kein Tool beschrieben wird, das dich von deiner Angst heilt. Glaub mir, du wirst diesen Zustand der erhöhten Wachsamkeit, die Reaktionsschnelle und Muskelenergie brauchen, um deine Aufgabe bestmöglich zu erledigen.

Was wir erreichen wollen, ist eine Veränderung deiner Einstellung. Denn die Anspannung ist eigentlich dazu da, dir zu helfen. Solange du nur deinen panischen Herzschlag wahrnimmst und ihn beruhigen willst, konzentrierst du dich nicht auf die eigentliche Aufgabe. Aber wenn du die Anspannung zulässt oder sogar begrüßt, wird sie dich sehr wahrscheinlich nicht mehr behindern. Du kannst Unruhe und Unbehagen annehmen, sie werden dir helfen, deine Leistung zu verbessern. Sei dir dabei auch bewusst, dass die Angst dich drängen will, klein beizugeben und Ruhe und Sicherheit zu suchen. Wenn du über all das nachdenkst, was schiefgehen könnte, und dich den Katastrophenszenarien in deinem Kopf überlässt, wirst du nur noch eins wollen: raus aus der ganzen Situation.

Aber der Kampf-oder-Flucht-Reflex lässt dir eine zweite Option – du kannst kämpfen. Das heißt nicht, dass du wild um dich schlagen sollst. Du lenkst deine Angst in geordnete Bahnen und konzentrierst dich darauf, was du tun wirst, wenn alles gut ausgeht, und was du tun kannst, damit es so kommt.

Pass auf, was du sagst

Wie auch immer die Herausforderung aussieht, deine Leistung wird deinem Gefühl entsprechen. Also gilt es, dieses Gefühl sorgfältig auszuwählen. Wofür wiederum Sprache dein bestes Werkzeug ist. Dein Antrieb. Im letzten Abschnitt habe ich beschrieben, dass sich Anspannung auch anders sehen und nutzen lässt. Das nennt man Umdeutung: *Reframing*. Umdeutung heißt nicht, sich etwas vorzumachen oder einzureden, an das man nicht glaubt. Aber man kann wählen, eine Situation aus der nützlichsten Perspektive heraus zu betrachten: aus der der Jägerin, nicht der der Beute. Dann sieht man das Abenteuer, nicht die Angst, die Herausforderung, nicht die Bedrohung, Dankbarkeit, nicht Verbitterung, konstante Verbesserung anstatt negativer Selbstkritik. Durch diese kleine Perspektivveränderung kannst du Herausforderungen ganz anders angehen, mit neuem Elan, höchster Konzentration und Spaß am Prozess.

In meinem letzten Buch habe ich davon geschrieben, dass im

Internet oft dazu geraten wird, sich Dinge vorzusäuseln, an die man noch gar nicht glaubt. Das ist wenig hilfreich und führt eher dazu, dass sich deine Gedanken über den Wahrheitsgehalt des Gesäuselten zanken. Wenn du versuchst, dir irgendeinen Satz in Dauerschleife einzureden, wird dein Verstand alle möglichen Gründe finden, warum er nicht wahr sein kann, was schließlich deine Aufmerksamkeit derart in Beschlag nimmt, dass du nichts anderes mehr zustande bringst. Zum Glück können ein paar klug gewählte Worte helfen, deine Aufmerksamkeit und deinen emotionalen Zustand so zu stabilisieren, dass du auch unter Druck auf der Zielgerade bleibst.

Wenn du mit Affirmationen arbeiten möchtest, solltest du dir in Ruhe zu überlegen, was du in schwierigen Momenten hören willst. Hier ist eine Liste mit Tipps für effektive Affirmationen, die dir in schwierigen Zeiten helfen könnten.

- Wenn du nicht daran glaubst, wird es nicht funktionieren. Stütze alles, was du dir sagst, auf Fakten, nicht auf Emotionen oder Meinungen. Wähle die Fakten sorgfältig, damit sie die erwünschte Wirkung auf deine Gefühle haben.
- Worte haben große Kraft, wenn sie mit harter Arbeit gepaart werden. Hoffe nicht darauf, dass ein paar aufmunternde Worte deine mangelnde Vorbereitung ausbügeln werden. Wenn du dich auf eine Aufgabe nicht angemessen vorbereitet hast, dann passe die Worte dem an, was du an diesem Punkt deines Lernprozesses von dir erwarten kannst. Mach dir bewusst, dass du aus dieser Erfahrung lernen kannst – auch Versuch macht klug. Du stehst nicht auf dem Gipfel deines Fortschritts, sondern erklimmst eine weitere Stufe auf der Leiter. Wenn du dir jedoch Mühe gegeben hast, kann eine Affirmation, die deinen Einsatz würdigt, dir helfen, mit erhobenem Kopf und voller Selbstvertrauen auf die Aufgabe zuzugehen.

- Gute Affirmationen sind instruktiv und lenken deinen Fokus und dein Handeln, aber du schreibst hier kein Rezeptbuch. Such dir Sätze aus, die wirklich bei dir ankommen. Affirmationen sind dazu da, dich in einen mentalen und emotionalen Zustand zu versetzen, in dem du dein Bestes geben kannst, und dich konzentriert durch den Prozess zu leiten.
- Schau auf deine früheren Erfolge zurück und erinnere dich, wie das ist, wenn du dein Bestes gibst: Was tust du, und wie tust du es? Welche Einstellung bringst du mit, worauf konzentrierst du dich, und welche kleinen Details führen zum Erfolg? Du hast bestimmt schon mitbekommen, was es braucht, damit du Höchstleistung bringen kannst: wie du in bestimmten Situationen vorgehen solltest und wann du deine persönlichen Stärken anzapfen musst. Nutze diese Erkenntnisse für deine Affirmationen: Worte, die dich in einen Zustand versetzen, in dem alles fließen kann.

Was tun mit all den Gedanken

Wie du inzwischen weißt, lassen sich ängstliche Gedanken kaum vermeiden. Dein Gehirn beschwört unwillkürlich irgendwelche Vorhersagen über mögliche Resultate herauf, die zufällig nach deiner ganz persönlichen Horrorgeschichte klingen. Und wenn du dir vornimmst, einfach nicht an das möglicherweise negative Ergebnis zu denken, denkst du automatisch an nichts anderes mehr.

Du kannst überflüssige Gedanken also weder vermeiden noch einfach wieder aus deinem Kopf verdrängen, bis er leer ist. Um deine Aufmerksamkeit, deinen emotionalen Zustand und dein Verhalten wieder in die gewünschte Richtung zu lenken, braucht es andere Mittel. Hier kommen Affirmationen ins Spiel.

Vielleicht hast du manchmal das Gefühl, solche Tools sind

viel zu gut, um wahr zu sein, oder zu simpel. Oft merken wir im Alltag gar nicht, dass unsere Gedanken nicht hilfreich sind, bis wir völlig von Angst überwältigt sind und aufgeben wollen. Um diese Tools wirkungsvoll anwenden zu können, musst du erst einmal wahrnehmen, dass deine Gedanken in eine gefährliche Richtung davongetrieben sind, und deine Aufmerksamkeit kontrolliert wieder auf das gewählte Ziel richten. Es lohnt sich also, neben dem Körper auch den Geist zu trainieren, um plötzlich auftretenden Druck durch unvorhersehbare Ereignisse abfedern und auf Kurs bleiben zu können.

Wie schon erwähnt, stelle ich mir in Stresssituationen meine Aufmerksamkeit wie einen Scheinwerfer vor, den ich gezielt dorthin richten kann, wo es hell werden soll. Die Gedanken und Gefühle, die unversehens nach oben ploppen und Raum beanspruchen, kann ich letztendlich nicht kontrollieren. Das Scheinwerferlicht meiner Aufmerksamkeit dagegen schon. Wie auf einer Bühne werden die Personen, die im Lichtkegel stehen, über den weiteren Ausgang der Handlung entscheiden. Die gute Nachricht ist: Mit ein bisschen Übung gelingt das immer besser. Mich bewusst zu entscheiden, worauf ich meine Aufmerksamkeit richte, ist im Grunde nichts anderes als Achtsamkeit oder *Mindfulness*. Mit jeder Achtsamkeitsübung lernst du, dieses mächtige Tool besser zu nutzen und jederzeit darauf zurückgreifen zu können.

Ruhiger Körper, ruhiger Geist

Wenn du kurz vor dem Sprung ins kalte Wasser stehst und dich nicht bereit dazu fühlst, gibt es noch ein weiteres wirksames Tool, um deine Gedanken zu ordnen: Du kannst deine körperliche Reaktion beeinflussen. Das bedeutet nicht, den ganzen Körper zu entspannen, schließlich sind dir Adrenalin und erhöhte Aufmerksamkeit unter Stress nützlich. Aber damit diese

Empfindungen nicht eskalieren, kannst du bewusst deine Atmung verlangsamen und deinen Herzschlag beruhigen.

Überlege dir, wie dein Körper deinen Geist und deine Gedanken unterstützen könnte. Zwischen Körper und Geist besteht eine Wechselwirkung. Das bedeutet, deine Körperhaltung und deine Bewegungen können das, was du fühlen willst, entweder verstärken oder abschwächen. Drückt deine Haltung aus, dass du gleich dein Bestes geben wirst? Verbessert oder verschlechtert sie dein Selbstvertrauen? Sport ist das perfekte Beispiel. Schau dir an, wie große Athleten und Athletinnen zum Wettkampf antreten. Da sind keine gehetzten Blicke und kein panisches Nagelbeißen. Du siehst Haltung und Konzentration, die Schultern sind tief nach hinten gezogen, die Muskeln gespannt, aber elastisch und einsatzbereit, die Bewegungen sprechen für Entschlossenheit und gute Vorbereitung.

Wie du deinen Körper einsetzt, hängt von der jeweiligen Herausforderung ab. Vielleicht brauchst du energiegeladene Begeisterung, vielleicht eher einen ruhigen, klaren Fokus oder die Abenteuerlust der Jägerin. Die Art, wie du dich bewegst und hältst, wird dein Feuer entweder entfachen oder löschen.

Auf Druck reagiert der Körper mit Anspannung und Erregung. Vielleicht bemerkst du diese Veränderungen nicht einmal, aber sie beeinflussen dein Denken, deine Gefühle und dein Verhalten. Wenn du deine innere Einstellung bewusst lenken willst, gehört dazu auch, deine Körperhaltung, deine Bewegungen und deinen Atem zu kontrollieren.

Zusammengefasst

- Umdeutung bedeutet nicht, dich selbst zu belügen oder dich von irgendetwas überzeugen zu wollen, an das du nicht glaubst. Es bedeutet, eine Situation aus der Perspektive zu betrachten, die dir am meisten nützt.
- Überlege dir nicht nur, wie du eine bevorstehende Herausforderung deuten willst, sondern auch, wie du dich selbst dabei siehst und wie sich das auf deine Leistung auswirkt. Begibst du dich proaktiv und voller Vorfreude in die Herausforderung hinein, oder drückst du dich halbherzig herum und denkst über mögliche Misserfolge nach, die du vermeiden möchtest? Die Ergebnisse werden entsprechend unterschiedlich ausfallen.
- Deine Aufmerksamkeit beeinflusst deine Leistung und dein Erleben mehr, als du denkst. Konzentriere dich voll und ganz auf deine Aufgabe. Das Nachdenken über die möglichen Ergebnisse lenkt dich nur ab und verhindert, dass du dein Bestes gibst.
- Wähle deine Worte präzise und gezielt. Sei dir bewusst, wie stark sie deinen Gefühlszustand und deine Konzentrationsfähigkeit beeinflussen können. Wähle weise.
- Verändere deine Einstellung zu Stressreaktionen und den unterschiedlichen Empfindungen, die wir unter Angst verstehen. Sieh sie als Zeichen, dass dein Körper sich bereit macht. Wenn nötig, beeinflusse über den Atem deinen Herzschlag und halte an deiner Konzentration fest.

«Wenn du dein Bestes
geben willst, müssen deine
Gedanken mit deinen
Absichten übereinstimmen.»

Unbedingt lesen …

3

Wenn es dir schwerfällt, deine Gefühle auszuhalten

KAPITEL 20

Wenn du dir immer zu viele Gedanken machst

«Widrigkeiten mit einem ruhigen Gemüt zu ertragen, raubt dem Unglück die Stärke und die Last.»
Lucius Annaeus Seneca, *Hercules Oetaeus, 231–232*

MEIN BRIEF AN DICH

Wenn du dir gerade zu viele Gedanken machst, weißt du bestimmt, dass du am Ende immer bei den schlimmsten Schreckensszenarien landest. Also schauen wir uns an, was das Schlimmste ist, das passieren kann, wenn du dir zu viele Gedanken machst. Wer ständig über Dinge nachgrübelt, die vielleicht nie eintreten werden, hält das normalerweise für eine angeborene Eigenschaft, mit der man leben muss. Das stimmt nicht. Du bist deinem Grübelwahn und dem dadurch entstehenden Leid nicht ausgeliefert.

Dass uns die fürchterlichsten Gedanken durch den Kopf jagen, scheint fast so selbstverständlich zu sein wie atmen. Aber die Reaktion darauf unterscheidet sich von Mensch zu Mensch, denn sie kann erlernt werden. Du musst dich nicht damit abfinden, dir ständig wegen jeder Kleinigkeit Sorgen machen. Du kannst lernen, die Gedanken zu nutzen, anstatt dich von ihnen verrückt machen zu lassen.

Ob du vor Angst zitterst oder voller Selbstvertrauen vorwärtsgehst, hängt davon ab, ob du glaubst, die Situation im Griff zu haben und durch dein Handeln beeinflussen zu können. Ist das nicht der Fall, machst du dir sofort Sorgen. Wenn du erst einmal einen Plan dafür hast, wie du reagieren willst, kannst du dir die hilfreichen Gedanken zunutze machen und dir selbst Gegenmittel verabreichen gegen das Leid, das Grübeleien mit sich bringen.

Das heißt, du brauchst nicht länger mit den Gefühlsturbulenzen zu leben, die deine unnützen Gedanken aufwirbeln. Und wenn du nicht mehr ständig damit rechnest, dass du dir Sorgen machen wirst, verhinderst du zusätzliches Leid.

Du wirst den morgigen Tag mit der gleichen Kraft angehen wie den heutigen. Aber ich möchte dir ein paar Tools an die Hand geben, mit denen du dich ein bisschen besser rüsten kannst. Das tust du im Übrigen auch immer dann, wenn du dich aktiv entscheidest, dich von deiner Angst nicht aufhalten zu lassen. Der Umgang mit deinen Sorgen von heute bildet die Schablone für deinen Umgang mit den Sorgen von morgen. Die Reaktionen, die du wieder und wieder einübst, werden irgendwann zu deiner zweiten Natur.

Also weg mit der Defensivhaltung, in der du damit rechnest, von deiner Angst überwältigt zu werden. Geh zum Angriff über und ändere dieses alte Muster, das dein Leben unnötig erschwert.

Toolkit

Die Tools in diesem Abschnitt sind sofort anwendbar, werden aber mit etwas Übung immer bessere Ergebnisse bringen. Was sich zunächst mühsam anfühlt, wird allmählich zur zweiten Natur. Fang klein an und nimm dir zuerst die weniger dramatischen Sorgen vor, um dich an den Prozess zu gewöhnen.

Lerne zu schätzen, was dein Gehirn tut

Man könnte das Gehirn als eine Art Sicherheitsverantwortlichen für deine körperliche und mentale Gesundheit ansehen. Es erhält Hinweise darüber, wie dein Körper funktioniert, nimmt auf, was deine Sinne über die Welt da draußen sagen, und zeigt dir, was vielleicht passieren könnte. Diese Vorhersagen kommen in Form von Gefühlen und Gedanken. Manchmal sind sie hilfreich, manchmal lenken sie dich von anderen, nützlicheren Dingen ab. Du musst entscheiden, was du damit machen willst. Du legst fest, wem oder was du deine Aufmerksamkeit und Zeit widmest.

Vielleicht kennst du das: Dir geht ein Horrorszenario durch den Kopf, und du ergreifst umgehend Gegenmaßnahmen. Du und dein Überlebensinstinkt arbeiten dann Hand in Hand. Aber wenn die Gefahr nicht akut und die beste Reaktionsweise nicht ganz klar ist, passiert es oft, dass man an diesen Vorhersagen hängen bleibt und immer wieder darüber nachgrübelt, ohne je zu einem Ergebnis oder einem Plan zu kommen. Wir steigern uns in die Angst hinein und lassen die Gedanken nicht los, die unseren Kopf besetzen, als würde das bildliche Ausmalen der Schreckensszenarien uns irgendwie zu einem Entschluss bringen. Doch auch wenn diese Abläufe im Gehirn ihren Sinn haben, bleibt es ratsam, die erzeugten Gedanken zu hinterfragen und das Leid nicht zu vergrößern. Denn sie können manchmal verhindern, dass wir die vielen angenehmen, wertvollen und positiven Emotionen wahrnehmen, die uns ebenso zur Verfügung stehen.

Um uns weniger Sorgen zu machen, ist es nicht nötig, alle Gedanken an Schreckensszenarien gänzlich zu unterbinden. Wir müssen uns nur klar darüber sein, wie wir mit ihnen umgehen wollen, und das lässt sich üben.

Wie sieht dein Gesamtstress aus?

Die meisten Menschen wissen, dass übermäßiges Grübeln Stress verursacht. Aber die sorgenvollen Gedanken sind nicht die Ursache der Stressreaktion, sondern Teil eines viel größeren Stresskreislaufs, der (in den meisten Fällen) schon vorher in Gang gekommen ist. Weiteres Grübeln vergrößert den Stress und beschleunigt den Kreislauf. Aber umgekehrt gilt auch, dass man bei erhöhtem Stress viel leichter ins Grübeln gerät.

Wenn dein Körper Stress wahrnimmt, reagiert er mit erhöhter Wachsamkeit und Hypersensibilität, während gleichzeitig dein Gehirn die Umgebung nach möglichen Auslösern absucht. Nehmen wir an, du trinkst nach einer Nacht mit schlechtem Schlaf mehrere Tassen Kaffee, um fit für die Arbeit zu sein. Dann geht dein Lieblingsmensch nicht ans Telefon, dein ohnehin schon gestresster Körper versetzt dein Gehirn in Alarmbereitschaft, und du fängst an, dir tausend schreckliche Gründe auszumalen, warum dein Lieblingsmensch deinen Anruf nicht annimmt. Während du dir an anderen Tagen nichts daraus gemacht hättest, lässt der körperliche Stress dich anfällig werden für sorgenvolles Grübeln.

Außerdem fängt dein Gehirn an, Abkürzungen zu nehmen, und es entstehen Gedankenverzerrungen, die man auch als Wahrsagerei bezeichnen könnte. *Ich habe es gedacht, daher ist es wahr oder wird zumindest auf jeden Fall passieren.* Das jagt die Anspannung dann noch mehr in die Höhe und gibt dem Karussell der sorgenvollen Gedanken einen Extraschubs, bis es sich wild im Kreis dreht.

An diesem Beispiel erkennst du, dass es wenig sinnvoll ist zu beschließen, sich keine Sorgen mehr zu machen. Sehr sinnvoll ist es aber, den größeren Kontext deines allgemeinen Stresslevels zu berücksichtigen. Zu wenig Schlaf, schlechte Ernährung und mangelnde Bewegung machen dich anfälliger für sorgenvolle Gedanken und Schreckensszenarien. Auch übermäßiger Konsum von Koffein oder Alkohol oder anderen Dingen, die deinen Körper in Stress versetzen, erhöhen die Alarmbereitschaft.

Wirf daher einen Blick auf die übrigen Stressfaktoren in deinem Leben. Beziehungsprobleme, die Arbeit oder finanzieller Druck können zu Sorgen und Ängsten in anderen Lebensbereichen beitragen. Das macht sich vor allem dann bemerkbar, wenn unsere Anspannung uns übertrieben und wesensfremd vorkommt. Unser Leben besteht aus vielen Schichten, aber wir haben nur eine Stressreaktion. Wenn du merkst, dass du über Dinge nachgrübelst, die dir früher leichtgefallen sind, dann ist es hilfreich, sich das Gesamtbild anzuschauen und zu überlegen, wie gestresst du bereits vor diesem konkreten Problem warst.

Erkenne Gedanken als das, was sie sind

Man kann sich stundenlang Sorgen machen, ohne es überhaupt zu merken. Was einfach klingt, erfordert in Wirklichkeit einige Übung: Gedanken als solche wahrzunehmen, um entscheiden zu können, was man mit ihnen machen will. Wenn wir Gedanken nicht als Gedanken erkennen, neigen wir dazu, sie als Fakten zu nehmen und ihnen all unsere Aufmerksamkeit zu widmen.

Hier sind drei häufige Arten der Gedankenverzerrung, die dir beim Grübeln auffallen könnten:

1. **Katastrophisieren:** Stets kommt dir das grauenhafteste aller Schreckensszenarien zuerst in den Sinn, egal, wie unwahrscheinlich es ist. Dann lässt du es in deinem Kopf ablaufen wie deinen eigenen privaten Horrorfilm.
2. **Schwarz-Weiß-Denken:** Auch als Alles-oder-nichts-Denken bekannt. Wir neigen dann dazu, alles in Extremen zu sehen und das Mittelfeld und die vielen Grautöne dazwischen zu ignorieren.

3. **Wahrsagerei:** Die implizite Annahme: *Ich habe es gedacht, deswegen muss es wahr sein und wird wahrscheinlich eintreten.* Du redest dir beispielsweise ein, dass ein Vorstellungsgespräch schlecht laufen wird, bevor es überhaupt begonnen hat, indem du den Gedanken als Tatsache nimmst.

Das Erkennen dieser kognitiven Verzerrungen ist schon der erste Schritt, um sich von ihnen zu distanzieren und sie teilweise zu entmachten. Manchmal reicht das schon, um zu durchschauen, dass sie keine reale Vorhersage der Zukunft sind, sondern nur eine mögliche Betrachtungsweise der Situation. Aber wenn du genauer hinsehen willst, stelle dir ein paar neugierige Fragen:

- Ist es stichhaltig?
- Ist es wahrscheinlich?
- Ist es wichtig?
- Kann ich es verändern?
- Wo liegt die Verzerrung in dieser Vorstellung oder Vorhersage?
- Und vor allem: Ist es hilfreich?

Viele Menschen üben das, indem sie sich konkrete Sorgen und Antworten dazu aufschreiben. Das hilft ihnen, sich die Methode anzueignen, um in Krisensituationen darauf zurückgreifen zu können.

Kontrolliere deine Aufmerksamkeit und werde aktiv

Hast du deine Gedanken erst einmal hinterfragt, erkennst du schnell, dass die Lösung nicht darin liegt, sich keine Sorgen mehr zu machen, sondern darin, deine wertvolle Aufmerksamkeit auf die richtigen Dinge zu lenken. Wenn du schon grübeln musst, dann nur über etwas, das du als wahr, wichtig und veränderbar erkannt hast.

Sobald du weißt, welche deiner Sorgen berechtigt sind, sind Taten das beste Gegenmittel gegen schädliches Grübeln. Wenn du nicht gleich loslegen kannst, ist Planung das zweitbeste Mittel. Überlege dir die nächsten konkreten Schritte zur Lösung des Problems. Bereite dich vor und wage einen ersten kleinen Schritt – schon das fühlt sich ganz anders an, als ängstlich und untätig zu verharren.

Wenn du merkst, dass du handlungsfähig bleibst, egal, wie überwältigend das Problem sein mag, kann das eine große positive Wirkung auf deine mentale Gesundheit haben. Wer sich darauf konzentriert, seine Lage wenigstens ein kleines bisschen zu verbessern, wird die Folgen in seiner Umgebung und seinem Umfeld spüren und sich nicht von seinen Sorgen lähmen lassen.

Zusammengefasst

- Finde dich mit deinen Grübeleien und Sorgen nicht ab. Wir können lernen, unsere Gedanken viel besser zu lenken, als du glaubst.
- Gedanken, die vom Schlimmsten ausgehen, sind nicht das Problem. Tatsächlich sorgen sie oft für unsere Sicherheit. Das Leid entsteht vielmehr dadurch, dass wir uns diese kleinen Horrorgeschichten immer wieder durch den Kopf gehen lassen, ohne etwas zu unternehmen und die Situation zu verbessern.
- Übermäßiges Grübeln erhöht den Stress. Umgekehrt macht dich erhöhter Stress anfällig für sorgenvolle Gedanken. Wenn du merkst, dass du zu viel über etwas nachgrübelst, das dir normalerweise nichts ausmacht, dann prüfe, welcher Stress aus anderen Bereichen deines Lebens hereinschwappt.
- Wenn das Gehirn eine Bedrohung wahrnimmt, kürzt es Gedankengänge ab, um dich in Sicherheit zu bringen. Wer sorgenvolle Gedanken als Nebenprodukt einer Stressreaktion erkennt, weiß, dass sie oft verzerrt sind. Diese Verzerrung zu sehen, nimmt ihnen die Macht.
- Fragen wie «Ist es wichtig?», «Ist es wahrscheinlich?», «Ist es veränderbar?» und «Ist es hilfreich?» können als Kompass dienen, um uns zu zeigen, wohin wir unsere Aufmerksamkeit lenken sollten.

«Der Umgang mit deinen
Sorgen von heute bildet
die Schablone für deinen
Umgang mit den Sorgen von
morgen. Die Reaktionen,
die du wieder und wieder
einübst, werden irgendwann
zu deiner zweiten
Natur.»

KAPITEL 21

Wenn die Angst auftaucht

«Mut ist nicht die Abwesenheit von Angst,
sondern der Triumph darüber.»
Nelson Mandela

MEIN BRIEF AN DICH

Du bist für das Auftreten deiner Angst nicht verantwortlich. Du bist verantwortlich für den Mut, den du aufbringst, um sie zu bezwingen. Wir sind der Angst nicht ausgeliefert. Wir sind emotionale Formwandler, und das schon immer. Nimm die Konzentrationskraft der Samurai oder den aggressiven Kriegstanz der Māori – immer geht es darum, einen Fokus zu wählen, die richtige innere Einstellung zu wählen, den besten Umgang mit unseren größten Ängsten zu wählen. Natürlich hatten diese Kämpfer Angst. Aber sie nutzten ihre Angst auf mutige Weise. Wir alle können uns entscheiden, unsere Aufmerksamkeit wie einen Laserstrahl zu bündeln und mit absoluter Entschlossenheit zu handeln.

Du spürst Wachsamkeit, und die ist notwendig. Sie sagt dir, dass du bereit bist, konzentriert und entschlossen. Wenn du dich deiner Angst stellst, findest du eine Stärke in dir, die viel tiefer geht, als du für möglich gehalten hättest. Du hast bisher kaum an der Oberfläche deiner Kraft gekratzt. Also atme entspannt ein und aus. Du gehst deinen Weg, nicht als Beute, sondern als Jägerin. Lass nicht zu, dass deine Aufmerksamkeit zwischen lauter Schatten hin und her springt, die du vermeiden möchtest. Schau nach vorn und verliere dein Ziel nie aus den Augen.

Spiel nicht immer wieder im Inneren alle möglichen Horrorszenarien ab, sondern überlege dir, wie du die Situation lösen kannst. Plane, wie du die Lösungen umsetzen kannst, und lass dich von deinem Mut leiten.

Dies ist ein wichtiger Entwicklungsschritt: Charakter bildet sich durch die Auseinandersetzung mit Widrigkeiten. Mit Entschlossenheit wirst du in dir die Kraft finden, deine Konzentration und Klarheit zielbewusst umzusetzen. Darauf kannst du stolz sein.

Kopf hoch, Brust raus, und dann entscheide konkret, wie du weiter vorgehen willst. Bestimme, was deine Angst für dich bedeuten soll. Sie ist da, weil du etwas Schwieriges zu bewältigen hast. Wie das Zünden einer Rakete, das Energiewellen durch die ganze Umgebung schickt, ist auch das Aufsteigen von Angst in deinem Körper ein willkommenes Startsignal. Sie ist der Treibstoff, der dich ans Ziel bringen wird.

Du trittst zu deinem wichtigsten Spiel an. Und nach diesem Kapitel weißt du, dass du entscheiden kannst, wie du aufs Spielfeld gehen willst, und dass du Emotionen nutzen kannst, dazu sind sie nämlich da.

Toolkit

Ich möchte kurz daran erinnern, dass die hier beschriebenen Tools jederzeit angewendet werden können, um dir durch schwierige Situationen zu helfen. Wenn du aber an einer dauerhaften Phobie oder genereller Angst leidest, solltest du unbedingt professionelle Hilfe suchen.

Wenn du jetzt gerade vor einer Herausforderung stehst und

dich mental darauf vorbereiten möchtest, werden dir diese Tools helfen.

Bedingungsloses Mitgefühl

Um Angst mit Entschlossenheit, Widerstandskraft und der notwendigen Gefasstheit zu begegnen, musst du bedingungslos auf deiner Seite stehen. Unterschätze nicht, was das bedeutet. Es darf nicht nur oberflächlich geschehen. Vermeide jede Art von Selbstgespräch, die dich behindern könnte. Du darfst weder zu hart noch zu nachgiebig mit dir sein. Du darfst dich für Rückschläge nicht verachten. Vor allem musst du ganz sicher sein, dass du auch im schlimmsten Fall immer auf deiner Seite stehst und das absolut Beste für dich tust. Wenn du Schwächen zeigst, darfst du dich nicht zerfleischen. Sieh dich selbst als Königin und Krieger – es wird dir helfen, dein Ziel zu verfolgen, anstatt den Rückzug anzutreten.

Bedingungsloses Selbstmitgefühl bedeutet, dass du eher kämpfst als flüchtest. Es bedeutet, dass du trotz deiner Angst das Richtige für dich oder deine Lieblingsmenschen tust. Dass du Mühen auf dich nimmst, um eine bessere Zukunft zu leben.

Aufmerksamkeit ist Macht

Beobachte genau, welche Gedanken, Bilder und Gefühle für dich hilfreich sind und welche nicht. Die nicht hilfreichen gilt es so weit auf Abstand zu halten, dass wir sie als das sehen, was sie sind, um uns auf jene nützlichen Gedanken und Emotionen konzentrieren zu können, die uns durch schwierige Momente hindurchtragen.

Abstand von den eigenen Gedanken und Gefühlen zu nehmen, bezeichnet man als Defusion. Das ist schnell erreicht, indem man die Gefühle aufschreibt, um aus der Vogelperspektive sofort zu sehen, womit man es zu tun hat. Auch mit Sprache lässt sich arbeiten. Beginne jede Beobachtung mit den Worten «Ich merke, dass meine Gedanken wie folgt aussehen ...» oder «Ich bemerke ein Gefühl von ...». Das schafft Abstand zwischen dir und deinen Erfahrungen und hilft dir zu verstehen, dass du und deine Gedanken oder Gefühle nicht eins seid. Die sind nämlich nur die zusammengefasste Situationsinterpretation deines Gehirns anhand der Reaktionen deines Körpers. Wenn wir also einen Schritt zurücktreten, lässt sich viel leichter erkennen, welche Perspektive wichtig und welche eher nichtig ist.

Das heißt nicht, dass du Angst unterdrücken oder ihre Berechtigung leugnen solltest. Oft kommt sie in anderer Form wieder genau dann an die Oberfläche, wenn man nicht damit rechnet und wehrlos ist. Weder unterdrückst du furchtsame Gedanken und Gefühle, noch ignorierst du sie. Du entscheidest nur, sie nicht ans Steuer zu lassen.

Angst ist kein Problem

Angst ist nicht das Problem. Sie ist ein Zeichen, dass es Probleme geben könnte, mit denen du dich eventuell befassen musst. Wenn wir glauben, Angst würde bedeuten, mit uns stimmt etwas nicht, lehnen wir sie ab, kämpfen dagegen an und setzen jedes Mittel ein, damit sie verschwindet. Wir verschleudern unsere Energie, um den Boten zu erschießen, anstatt uns die Mühe zu machen, uns die Botschaft anzuhören.

Viele von uns verachten sich für ihre Angst. Wir halten uns dann für feige oder nicht gut genug. Tatsächlich kann Angst einfach bedeuten, dass man vor einer großen Herausforderung steht. In den Worten des Psychiaters Carl Jung: «Wo deine Angst ist, da ist deine Aufgabe.» Angst ist also ganz normal. Angst vor dem Unbekannten oder Ungewissen. Angst vor der Komplexität eines Problems und der Last der Verantwortung für sich selbst und seine Liebsten. Wenn Angst normal ist, dann lass sie zu. Wenn du nicht mehr gegen sie ankämpfst, kann sie dich nicht mehr zu Entscheidungen zwingen. Lass sie zu, aber handele nicht nach ihr.

Die Aufgaben werden dadurch nicht kleiner, aber du wirst stärker, mutiger, beherzter und kühner. Dazu gehört, sich den Herausforderungen des Lebens zu stellen. Wenn wir nicht darauf pochen, dass alles wie am Schnürchen zu laufen hat, wenn wir nicht über jeden Huckel und Riss im Asphalt jammern, dann setzen wir unseren Weg einfach unbeirrt fort. Und wer gibt, ohne eine Gegenleistung zu erwarten, findet wahre Menschlichkeit.

Reframing

Die Bedeutung, die du aktuell deinen körperlichen Empfindungen beimisst, bestimmt auch deinen zukünftigen Umgang mit ähnlichen Ängsten. Packst du die Angst beim Schopf und bist stolz darauf, oder verkriechst du dich aus Angst vor der Angst? Umdeutung, *Reframing*, bedeutet nicht, sich eine schmerzhafte Emotion schönzureden oder ihr einen anderen Namen zu geben. Im Gegenteil, es geht darum, zur Realität zurückzukehren.

Je mehr die Wissenschaft über das Entstehen von Emotionen weiß, desto mehr verstehen wir, dass wir viel mehr Einfluss auf unsere Erfahrungen und unser Verhalten nehmen können, als uns früher beigebracht wurde.

Dein Gehirn erzählt dir pausenlos, was in deinem Körper im Verhältnis zur Außenwelt vor sich geht, sagt aufgrund von Erinnerungen an vergangene Ereignisse die Zukunft vorher und empfiehlt dir die richtige Reaktion. Deine Gefühle sind das Resultat dieser Zusammenfassung. In ungewohnten Situationen sind sie daher eigentlich nichts anderes als Rätselraten. Was du daraus machst, liegt bei dir. Sie können ein Zeichen sein, dass du dich in einer schwierigen Lage befindest und komplizierte Aufgaben zu bewältigen hast. Oder ein Zeichen für ganz andere Dinge, beispielsweise Schlafmangel, Ungewissheit, Überforderung, Erschöpfung, negative Glaubenssätze. Die Liste ließe sich beliebig fortsetzen. Du hast die Macht, den Fokus deiner Gedanken und dein Verhalten so zu wählen, dass die emotionale Reaktion unterstützt wird, die für das Bestehen der Herausforderung hilfreich ist.

Falls du dich bisher wie das Kaninchen vor der Schlange gefühlt hast, hat mein Brief am Anfang dieses Kapitels vielleicht zu einer Veränderung dieses Bildes beigetragen, einfach durch ein Anpassen der Sprache. Wenn die Beschreibung auf dich oder deine Situation nicht zutrifft, musst du sie nicht übernehmen. Wichtig ist, dass du deine Worte mit Sorgfalt und in der Absicht wählst, das für dich in der aktuellen Situation Beste zu tun.

Vergiss nicht, dass Angst das Kernstück von Mut ist und ein Signal, dich in den Kampf zu werfen. Außerdem geht Angst vorüber, also nutze sie, solange sie da ist. Wir halten Härten besser aus und nutzen unsere Tools effektiver, wenn wir wissen, dass auch schwere Zeiten ein Ende haben.

Zusammengefasst

- Du bist nicht verantwortlich für das Auftauchen von Angst. Du bist verantwortlich für den Mut, den du aufbringst, um die Angst zu bewältigen.
- Die Wachsamkeit, die du verspürst, ist notwendig. Sie zeigt dir, dass du bereit bist, konzentriert und entschlossen. Durch deine Entscheidung, dich der Herausforderung zu stellen, setzt du ungeahnte und tief in dir verborgene Kräfte frei.
- Spiel im Kopf nicht die möglichen Horrorszenarien durch, sondern überleg dir konkret, wie du vorgehen willst. Mal dir aus, wie du die Situation lösen willst. Denk über deine Lösungen und ihre Umsetzung nach und lass dich von deinem Mut leiten.
- Angst lässt sich nur dann mit Entschlossenheit, Widerstandskraft und der notwendigen Gefasstheit entgegentreten, wenn du hundertprozentig auf deiner Seite stehst.
- Beobachte aufmerksam, welche Gedanken, Bilder und Gefühle dir hilfreich sind und welche nicht. Die nicht hilfreichen müssen wir auf Abstand halten, damit wir sie als das erkennen, was sie sind, und uns auf die Gedanken und Gefühle konzentrieren können, die uns durch diese schweren Momente hindurchtragen.
- Angst ist immer nur ein Bote. Wenn wir sie als persönliche Schwäche ansehen, versuchen wir, sie irgendwie verschwinden zu lassen. Verurteile sie nicht und kämpfe nicht gegen sie an. Angst zu empfinden, heißt nicht, dass mit dir etwas nicht stimmt. Auch nicht, dass du feige oder zu schwach wärst. Sie teilt dir lediglich mit, dass du vor einer schwierigen Aufgabe stehst.

«Angst ist das Kernstück von Mut.»

Unbedingt lesen ...

KAPITEL 22

Wenn dich Trauer überwältigt

«Der Schmerz der Trauer gehört genauso zum Leben wie die Freude an der Liebe; es ist vielleicht der Preis, den wir für die Liebe zahlen, der Preis der Verpflichtung.»
Dr. Colin Murray Parkes

MEIN BRIEF AN DICH

Ich schreibe dies, ohne eine Vorstellung davon zu haben, was du fühlst oder wie groß dein Schmerz ist. Vermutlich größer, als du oder ich in Worte fassen können. Ich werde dir nicht sagen, was du fühlen oder denken sollst. Was immer du fühlst, ist richtig.

Trauer ist nicht bloß ein Gefühl. Sie läuft wie ein Faden durch alle Emotionen. Jede Erinnerung holt den Schmerz wieder nach oben, und wir stehen ihm hilflos gegenüber. Aber jede Erinnerung trägt auch die Liebe, das Lachen, den Trost und die Ruhe in sich, die wir gefühlt haben, als die Person, um die wir trauern, noch da war. Wie ist es möglich, bei diesen Erinnerungen gleichzeitig die frühere Wärme und die heutige Qual zu fühlen, die Anwesenheit und die Abwesenheit?

Wie ist es möglich, in kurzen Momenten der Ablenkung Lebenslust zu empfinden? Eine Nische in der Zeit, in der das Leben fast wie früher erscheint. Aber schon schlägt die Realität mit aller Kraft zu und wirft dich zurück in Finsternis und Schmerz.

Auf diese ganz normalen Zwischenphasen folgen oft Schuldgefühle, weil man einen Moment ohne Schmerz gelebt hat. Wie konnte ich es wagen, meine Trauer drei Sekunden lang zu vergessen? Und falls die Person, um die wir trauern, nach langer Krankheit oder jahrelangem Siechtum gestorben ist, verheddert sich die Erleichterung darüber, dass sie von ihrem Leid erlöst wurde, mit der Sehnsucht nach ihr. Diese Emotionen stehen sich gegenseitig im Weg, die eine macht die andere schwer erträglich. Und ein Sinn ist in alldem erst recht nicht zu erkennen.

Aber wenn Trauer wirklich der Preis der Liebe ist, dann her damit. Weil kein Schmerz der Welt uns je wünschen lassen würde, es hätte den geliebten Menschen nie gegeben, wir hätten nie die Chance gehabt, ihn zu lieben.

Also nimm all deine Kraft zusammen für diesen Schmerz. Lass ihn mit all seinem Elend zu, damit er seinen natürlichen Lauf nehmen kann. Auch in der Trauer können wir Dankbarkeit empfinden für das, was uns verbunden hat, und die Verbundenheit fortsetzen, wenn auch auf eine neue Weise, die wir uns nicht ausgesucht haben.

Die Spuren, die der verstorbene Mensch in deiner Seele und deinem Körper hinterlassen hat, verschwinden nicht. Er bleibt in dir, ihr bleibt verbunden. Nicht nur in deinen Erinnerungen, sondern auch durch die Gefühle, die er in dir ausgelöst hat, durch eure gemeinsamen Rituale und vertrauten Blicke, durch die Insider-Witze, das blinde Verständnis und in der Person, die du durch ihn geworden bist.

Dein Körper erinnert sich, wie es war, neben diesem Menschen zu liegen, mit ihm zu reden, ihm zuzuhören. Die Herausforderung der Trauer liegt nicht darin, die Erinnerungen zu leugnen oder zu unterdrücken, sondern sie dann zuzulassen, wenn du es möchtest. Das heißt nicht, dass die Abwesenheit des Menschen nicht schmerzen würde, aber du lernst, seine Spuren zu schätzen und den Abdruck, den sie in deiner Welt hinterlassen haben, zu ehren.

Toolkit

Lockere Ratschläge erübrigen sich in Phasen der Trauer, daher stützt sich alles, was ich hier aufliste, auf das, was wir aus der Literatur wissen, auf Beschreibungen von Menschen, die ihren Weg durch die Trauer hindurch gefunden haben, und von Fachleuten, die sie dabei unterstützt haben.

Trauer ist nicht vorhersehbar

Trauer hat keinen Endpunkt, warum sollte sie auch? Das Gefühl und die Form mögen sich im Lauf der Zeit verändern, und das ist gut so. Irgendwann kannst du vielleicht freier entscheiden, wann du dich in den Schmerz hineinbegeben und wann du wieder heraustreten willst, wann du dich erinnern oder lieber im Hier und Jetzt leben möchtest.

Du brauchst kein schlechtes Gewissen zu haben wegen deiner Trauer. Trauer muss sein. Nimm dir Zeit, um dich auf diesen lebensverändernden Verlust einzustellen.

Trauer ist oft chaotisch und unvorhersehbar. Das heißt nicht, dass du falsch mit ihr umgehst. Sie ist einfach so. Leg eine Hand auf dein Herz, spüre die Wärme und erinnere dich daran, dass diese Situation gleichzeitig ganz natürlich und schrecklich schwer ist. Was du jetzt ganz sicher nicht gebrauchen kannst, ist zusätzlicher Schmerz durch mühselige Konventionen, die beim Trauern angeblich einzuhalten wären.

Depressionssymptome sind nach einem Todesfall nicht ungewöhnlich und ganz und gar nicht krankhaft. Sorge dennoch dafür, dass du Dinge tust, die dir helfen. Lass dich von den Menschen in deinem Leben trösten und unterstützen, geh raus in die Natur, bewege dich jeden Tag und gönn dir lange Ruhephasen.

Lass es regnen, aber nimm den Schirm mit

Die Trauertherapeutin Julia Samuel drückt es so aus: «Schmerz ist der Motivator für Veränderung.» Die aufsteigenden Gefühle zuzulassen und wahrzunehmen, wird dir helfen, einen Umgang mit der neuen Realität zu finden. Aber du musst dich nicht jede Sekunde des Tages dem Schmerz hingeben. Es ist völlig in Ordnung, sich immer wieder mit Alltagsdingen abzulenken und zu schützen. Du wirst Dinge finden, die vorübergehend Trost oder Ablenkung bieten und es dir ermöglichen, dich von der körperlichen und emotionalen Anstrengung zu erholen.

Natürlich ist nicht jede Ablenkung gleich gut. Besonders in dieser sensiblen Phase ist es wichtig, sich von allem fernzuhalten, was den Schmerz auf Kosten deiner Gesundheit und späteren Handlungsfähigkeit betäuben würde. Als Erstes kommen da Alkohol und Drogen in den Sinn, aber wir betäuben uns auch auf weniger eindeutige und oft übersehene Weise durch übermäßiges Arbeiten oder Perfektionismusansprüche, wodurch wir den Erinnerungen und dem Schmerz zu entgehen hoffen. Es ist gut, in der Arbeit Sinn zu finden, aber es sollte keine zwanghafte Vermeidungsstrategie daraus werden. Da Trauer sich bemerkbar macht, wenn es still wird, macht man so lange hektisch weiter, bis der Burn-out zuschlägt und der Körper einen zur Ruhe zwingt. Gezielte Ablenkung tut gut, und es ist wichtig, sich Zeit für die Gefühle zu nehmen, die gefühlt werden wollen, um die Trauer zu bewältigen.

Richte deinen Schmerz nicht gegen die, die geblieben sind

Ob du deinen Schmerz durch Wut ausdrücken oder ihn vermeiden willst – wenn du andere Trauernde vor den Kopf stößt, macht das alles nur schlimmer. Wenn der Schmerz dich zerreißt, lass dich von anderen umarmen – und umarme sie umgekehrt auch. Die Liebe und das Mitgefühl der Menschen in deinem Leben sind es, die dich durch den Verlust hindurchtragen. Familie, Freunde und Freundinnen halten zusammen und helfen sich gegenseitig aus der Isolation heraus, die der Verlust oft mit sich bringt. Niemand kann dir die Trauerarbeit abnehmen, aber man kann dich auf dem Weg begleiten und dafür sorgen, dass du ihn nicht allein gehen musst.

Wenn du andere brüskierst, schädigt das die Beziehungen zu den Menschen, die dir geblieben sind. Lass dich von der Verlusterfahrung nicht verbittern oder mit Hass erfüllen.

Richte den Schmerz nicht gegen dich selbst

Irgendwie fühlen wir uns immerzu schuldig: wenn der Schmerz zuschlägt und wenn er es nicht tut, wegen dem, was wir getan haben, und dem, was wir unterlassen haben. Überall scheint sich das schlechte Gewissen einzuschleichen, was meist daran liegt, dass wir uns mehr Einfluss zuschreiben, als wir tatsächlich je hatten.

Wir quälen uns mit allen möglichen «Was wäre gewesen, wenn ...»-Szenarien, spintisieren über vergangene Entscheidungen, die wir anders hätten treffen können oder sollen, malen uns alternative Verläufe oder Ergebnisse aus. Oder wir peinigen uns mit der Illusion, alles wäre unsere Schuld.

Das alles ist Ausdruck unserer Sehnsucht nach der Person, die nicht mehr da ist. Wir verhandeln mit der neuen Realität, die wir so nicht gewollt haben. Das gehört zum Prozess. Aber versuche, das schlechte Gewissen ziehen zu lassen und in die Gegenwart zurückzukehren. Wenn du den Schmerz gegen dich selbst richtest, macht das die Vergangenheit nicht besser, aber die Zukunft schlimmer.

Anerkennen und ausdrücken

Die Beziehung zu deinem geliebten Menschen endet nicht. Sie verändert sich. Zur Umstellung gehört, über die verstorbene Person zu sprechen und dem Verlust Raum zu geben. Wenn der Schmerz noch unerträglich ist, aber man anderen bei besonderen Anlässen nicht die Stimmung vermiesen möchte, ist das nicht immer einfach. Es kann aber die Verbundenheit aufrechterhalten. Vielleicht zündest du zu Weihnachten eine Kerze für die verstorbene Person an oder kochst an ihrem Geburtstag ihr Lieblingsessen oder stößt gemeinsam mit anderen auf den Menschen an, den ihr so schmerzlich vermisst. Diese kleinen Gesten geben nicht nur unserem Schmerz über den Verlust Ausdruck, sondern verbinden uns auch miteinander. Wenn reden schwerfällt, lässt sich Trauer auf stillere Weise ausdrücken. Tagebucheinträge oder andere kreative Tätigkeiten helfen, das mitzuteilen, was wir nicht in Worte fassen können.

Wenn du versuchst, den Schmerz wegzudrücken, den du und deine Nächsten empfinden, schadet das der Verbindung zwischen euch. Alle fühlen ihn, aber keiner will ihn zeigen. Deine Maske trifft auf meine, wir plaudern über Nichtigkeiten, fühlen uns einsamer denn je und schaffen es nicht, das Unaussprechliche auszusprechen. Leider ist es nicht möglich, Gefühle selektiv zu betäuben. Mit den schmerzhaften verlierst du auch die positiven. Du kannst nicht aus Angst vor dem Schmerz all das aufgeben, das dir früher Spaß gemacht hat. Wenn du den Schmerz zulässt und ausdrückst, kannst du sowohl um deinen geliebten Menschen trauern als auch an diesem neuen Leben teilhaben und es hin und wieder sogar genießen.

Verbundenheit

Der wichtigste Rat in Zeiten von Trauer ist wahrscheinlich dieser: Das Licht, das uns durch die Dunkelheit führt, ist die Verbundenheit sowohl zu dem geliebten verstorbenen Menschen als auch zu den geliebten lebenden Menschen.

Auch wenn der verstorbene Mensch nicht mehr körperlich anwesend ist, lässt sich die Verbindung zu ihm erhalten. Wenn die Sehnsucht groß ist, helfen uns Rituale, Schreine oder besondere Orte, seine Nähe zu spüren. Du kannst auch einen Gegenstand, der für euch beide Bedeutung hatte, bei dir tragen, dann hast du ihn immer griffbereit, wenn du ihn brauchst.

Aber achte auch auf die Menschen, die in deinem Leben geblieben sind, und verliere diese Beziehungen nicht aus den Augen. Das ist vielleicht der wichtigste Satz in diesem Kapitel. Geh auf die Menschen in deinem Leben zu und versuche, euch allen diese schreckliche Situation etwas zu erleichtern. Geht diesen Weg gemeinsam. Manchmal hat man das Bedürfnis, sich zurückzuziehen, aber isoliere dich nicht zu lange.

Bewegung verändert die Gehirnchemie

Wenn dir der Boden unter den Füßen weggezogen wurde und alles sich verändert hat, befindet sich dein Körper erst einmal im Kampf-oder-Flucht-Modus, während du zu begreifen versuchst, was passiert ist, und deine Zukunft neu ordnen musst. Tiefe Traurigkeit und ein Gefühl der Leere machen es schwer, sich auf den Alltag einzulassen.

Viele der Menschen, die ich in den vergangenen Jahren durch Trauerphasen begleitet habe, sagen, dass vor allem Bewegung ihrer mentalen Gesundheit gutgetan hat. Die Wissenschaft bestätigt das. Wir wissen, dass jede Form von Bewegung, die die Herzfrequenz erhöht, die Atmung vertieft und die Muskeln fordert, sich auf die Gehirnchemie auswirkt, die wiederum die Grundlage für mentale Gesundheit ist. Schon wenige Minuten sportlicher Betätigung erhöhen deinen Adrenalin- und Dopaminspiegel, steigern deine Energie und wirken der Erschöpfung entgegen, die oft mit Trauer einhergeht. Nach etwa zwanzig Minuten sorgt ein Mix aus Endorphinen und Endocannabinoiden erwiesenermaßen dafür, dass du optimistischer und fröhlicher wirst und dich mehr mit anderen verbunden fühlst. Dieses Gefühl braucht in Zeiten von Trauer jede Unterstützung, die es kriegen kann.

Wenn du in Gemeinschaft Sport treiben kannst, spürt dein Gehirn die Verbindung, du profitierst von einem gesteigerten Gefühl von Zugehörigkeit und Vertrauen und fühlst dich insgesamt weniger allein. Wenn man vielleicht seit Wochen das Haus kaum verlassen hat, muss es ja keine Extremsportart sein. Jeder kleine Schritt, der gehbar ist und vielleicht sogar Spaß macht, führt zum nächsten und bringt langfristige Ergebnisse. Also leg das Tempo ein, das dir guttut.

Zusammengefasst

- Was immer du fühlst, ist richtig. Vergiss alle Erwartungen, was du fühlen solltest und wie lange.
- Es ist völlig okay, zwischen den großen Emotionen für Ablenkung zu sorgen und sich wenigstens für kurze Zeit vom Schmerz zu erholen.
- Vermeide es, den Schmerz gegen dich selbst oder die Menschen, die dich lieben, zu richten. Auch wenn die Wut deinen Schmerz sichtbar machen oder verdrängen soll, macht sie eine ohnehin schon schlimme Situation unerträglich.
- Trauer ist eine seelische und körperliche Erfahrung. Jede Form von Bewegung hilft, deine mentale Gesundheit zu stärken und zu erhalten. Das müssen keine sportlichen Übungen sein. Es reicht ein Spaziergang in der Natur oder ein paar Bahnen im Schwimmbad mit Freunden.
- Verbundenheit ist in Trauerphasen das Allerwichtigste. Bestimmt möchtest du dich zwischendurch zurückziehen, aber isoliere dich nicht zu lang. Hilf anderen und nimm die Unterstützung deiner Mitmenschen an.
- Es ist außerdem völlig in Ordnung, die Verbindung zu dem geliebten Menschen, den man verloren hat, beispielsweise durch kleine, erinnerungsträchtige Gegenstände aufrechtzuerhalten oder an Orte zu gehen, an denen man sich ihm nahe fühlt.

«Wenn du den Schmerz gegen dich selbst richtest, macht das die Vergangenheit nicht besser, aber die Zukunft schlimmer.»

Unbedingt lesen ...

KAPITEL 23
Wenn dir alles sinnlos vorkommt

«Selbst die dunkelste Nacht wird enden und die Sonne aufgehen.»
Victor Hugo, *Die Elenden*

MEIN BRIEF AN DICH

Wenn du in kurzer Folge viele Schicksalsschläge einstecken musstest und all deine Bemühungen im Nichts zu verlaufen scheinen, fragst du dich möglicherweise irgendwann, was das alles soll. Alles kommt dir sinnlos vor. Die einfachsten Dinge kosten zu viel Kraft. Du vergisst, dass Anstrengung auch Spaß machen kann, und hinterfragst den Sinn in allem, was du angehen sollst.

Das ist sowohl völlig menschlich als auch ziemlich gefährlich. Wer keinen Sinn mehr sieht, wird depressiv. Aber zum Glück kannst du etwas dagegen tun. Empfundene Sinnlosigkeit bedeutet nicht, dass dein Leben wertlos wäre. Sie signalisiert dir lediglich, dass es Zeit ist, umzudenken und etwas zu unternehmen. Erwarte nicht, dass dir der Sinn des Lebens auf dem Präsentierteller gereicht wird. Er zeigt sich in deinem Verhalten, deinem Engagement und deinem Umgang mit Herausforderungen. Auch diese dunkle Phase, in der du an allem zweifelst, hat einen Sinn. Du machst die Erfahrung, wie grau und leer dir alles vorkommt, wenn du gerade keinen Sinn mehr siehst. Deine neue Mission lautet also, den Weg aus der Düsternis herauszufinden, bis du wieder die Fülle des Le-

bens vor dir liegen siehst. Du wirst ungeahnte Kräfte entdecken, und wenn du das Tal durchschritten hast und bessere Zeiten gekommen sind, wirst du nicht mehr aufzuhalten sein.

Es geht also darum, dein Leid in etwas Lohnenswertes zu verwandeln. Das Leben ist hart und anstrengend. Aber wenn wir uns für etwas einsetzen, das größer ist als wir, leben wir im Einklang mit unserer menschlichen Natur. Sieh dir an, wie lebendig Menschen wirken, die sich einbringen und etwas Gutes zum Leben ihrer Mitmenschen beitragen können. Auch du wirst dabei Sinn verspüren. Aber zuerst musst du aktiv werden, denn wenn du dich nicht bewegst, holt die Depression dich ein. Wenn sich gerade alles sinnlos anfühlt, musst du dir eine Aufgabe suchen, für die es sich lohnt zu leben. Wenn du bereit bist, Verantwortung für deinen Weg zu übernehmen, wirst du über dich hinauswachsen.

Zuallererst brauchst du Vertrauen, dass dein Einsatz den Istzustand verbessern wird. Wer gerade zu ertrinken droht, verliert das Gefühl für all das Strahlende an der Oberfläche. Man spürt nur noch den immensen Druck, der alles so beschwerlich macht. Wenn deine Psyche untergeht und um dich herum alles trüb aussieht, bleibt dir nur, wie verrückt zu strampeln. Kämpfe gegen die Kräfte an, die dich nach unten ziehen wollen. Dass du dir eine bessere Zukunft in diesem Moment noch nicht vorstellen kannst, zeigt nur, wie beschränkt unsere Fantasie ist.

Dein Leben in keine bedeutungslose Last. Es ist eine Chance, eine Gelegenheit, etwas Gutes in einer Welt zu tun, die es wirklich brauchen kann. Nimm die Verantwortung an, dein Bestes zu geben, damit du die Welt in einem etwas besseren Zustand zurücklassen kannst.

Toolkit

Wenn du schon länger keinen Sinn mehr siehst, mach es dir jetzt nicht zu leicht, sondern überlege dir genau, wie du jedes dieser Tools konkret umsetzen kannst. Es wird nicht einfach werden, und nur dieses Buch zu lesen, reicht nicht. Du musst Taten folgen lassen. Da ich schon mit vielen Menschen gearbeitet habe, die in dieser Hölle der Verzweiflung und Hoffnungslosigkeit steckten, weiß ich, dass du als Erstes deine Gedankenschleifen angehen musst. Du brauchst die negativen Gedanken nicht auszublenden, aber du musst den Blick nach vorne richten. Will sagen: Akzeptiere, wie du dich im Moment fühlst, aber glaube nie, es ließe sich kein Sinn finden, nur weil du im Moment keinen sehen kannst.

Eine kleine Sache

Wenn du meinst, eh nichts ausrichten zu können, wird dich dieser Glaubenssatz garantiert in die Tiefe ziehen. Er hilft niemandem, er kann nur schaden. Da viel auf dem Spiel steht, solltest du dich fragen, ob dieser Gedanke in irgendeiner Weise wahr ist. Die Antwort findest du durch Ausprobieren heraus. Zieh los und mach dich nützlich, tu etwas Gutes und prüfe, ob du den negativen Gedanken widerlegen kannst. Bemühe dich, irgendetwas zu unternehmen, das eine kleine Verbesserung bringen könnte. Oder fällt dir vielleicht auf, was an deinem Verhalten die Lage gerade verschlechtert? Das ist durchaus möglich, die ewige Frage nach dem Sinn gehört dazu. Also überlege dir, was sinnvoller sein könnte als deine Grübeleien. Du sollst nicht versuchen, dich zu irgendetwas zu überreden, an das du noch nicht glaubst. Du testest lediglich Möglichkeiten aus, um die Wahrheit herauszufinden.

Es ist nicht schlimm, wenn du erst mal nicht weißt, wo du anfangen sollst. Das weiß keiner. Fang einfach an. Such dir irgendetwas, das du ausprobieren möchtest, und leg los. Fang so klein an, dass es dir fast lächerlich vorkommt. Dann kannst du dir nicht einreden, es wäre nicht zu schaffen. Du brauchst auch nicht zu weit nach vorne zu schauen. Bleib im Moment. Wenn die kleine Sache erledigt ist, hast du einen Erfolg erlebt: Du weißt, dass du mehr zu bieten hast, als dir ständig den Kopf über das Leben zu zerbrechen. Ein kleiner Erfolg führt zum nächsten und so weiter, und am Ende wirst du die Früchte ernten.

Engagement

Nichts vermittelt uns mehr Sinn als unser urmenschliches Bedürfnis nach Verbundenheit mit anderen, denen wir etwas Gutes tun können. Wenn dir gerade alles grau und leer vorkommt, kann ich fast garantieren, dass du dich von deinen Mitmenschen abgeschnitten fühlst oder glaubst, ihnen nicht gerecht zu werden.

Wenn du dich als einsame Randfigur siehst und meinst, nichts zum Leben der anderen beitragen zu können, fängst du an, dich unsichtbar zu fühlen. Dabei bist du viel mehr eingebunden, als du denkst. Jeder Mensch, dem du begegnest, wird von dir beeinflusst. Deine Bemühungen, den Moment zu verbessern, bereichern die anderen. Sparst du dir die Mühe, macht sie das ärmer. Sobald du für dich selbst nicht gut genug sorgst, leiden unwissentlich die anderen.

Du wirkst dem ständigen Grübeln über die eigene Bedeutungslosigkeit am besten dadurch entgegen, dass du den Blick nach außen richtest und überlegst, ob du irgendjemandem etwas Gutes tun kannst. Der Bedarf ist endlos. Übernimm irgendeine winzig kleine Verantwortung, mit der du einem anderen einen Gefallen tun kannst. Wenn du erlebst, dass du dich einbringen und anderen das Leben schöner machen kannst, dass du Dinge verbessern kannst, lohnt sich das viel mehr als all deine Grübeleien. Dein Engagement wird zur Motivation. Dein Beitrag muss nicht groß oder beeindruckend ausfallen, er muss nur positiv sein.

Wenn dir alles sinnlos vorkommt, wird dein Gehirn Gründe finden, es gar nicht erst zu versuchen. *Das klappt sowieso nicht, nichts kann meine Gefühle verändern, was ich tue, ist sinnlos.* Diese Gedanken lassen nur einen Weg offen. Und zwar einen, der dunkel und einsam ist und ins Jammertal der Verzweiflung führt. Wenn dein Gehirn dir also vorgaukelt, dass der kleine Beitrag, den du gerade leisten willst, wertlos und reine Zeitvergeudung wäre, halte den Gedanken auf Abstand und nimm dir vor, ihn erst einmal zu überprüfen.

Bewegung macht Laune

Wenn du nichts als Verzweiflung und Hoffnungslosigkeit empfindest, ist das nicht der Zeitpunkt, um über Fragen nachzudenken, auf die es keine Antwort gibt. Konzentriere dich erst einmal darauf, deinen Grundzustand zu verbessern. Das beste Mittel ist erwiesenermaßen Bewegung. Ob du spazieren gehst, schwimmst, auf Bäume kletterst oder das Haus putzt: Alles zählt. Bewege dich jeden Tag, wenn möglich draußen in der Natur und gemeinsam mit anderen, dann zählt es gleich doppelt. Finde heraus, was dir Spaß macht, beweg dich, weil es Laune macht. Such dir Bewegungsarten oder Tätigkeiten, die sichtbare Ergebnisse bringen: Ob du das Bad schrubbst, den Rasen mähst oder aufräumst, du siehst schnell den Erfolg und fühlst dich gleich besser, gleichzeitig hebt die körperliche Betätigung deine Laune und holt dich aus den düsteren Gedanken heraus.

Sollten deine Gedanken, dass alles sinnlos ist, länger anhalten und sich zu einer Depression auswachsen, rate ich dringend, dir professionelle therapeutische Unterstützung zu suchen, wenn es irgendwie möglich ist. Das gilt umso mehr, wenn du sozial isoliert bist.

Verbundenheit bringt Perspektive

Bleib nicht allein in deinem Leid. Unsere Beziehungen zu anderen Menschen verleihen dem Leben Sinn. Zeit mit anderen zu verbringen, hilft dir, neue Perspektiven zu finden, die sich in der Einsamkeit oft verzerren. Einem nahen Menschen anzuvertrauen, was du durchmachst, kann diese Gefühle normalisieren und einen Ausblick in eine hellere Zukunft eröffnen. In der Gemeinschaft erkennst du schnell auch die Nöte von anderen und merkst, dass sie für deine Hilfe dankbar sind. Jeder Mensch hat Probleme, und wer dir nahesteht, wird froh sein, dich an seiner Seite zu wissen.

Solltest du dich isoliert fühlen und Angst haben, auf andere zuzugehen, stehen dir dennoch ein paar Möglichkeiten zur Verfügung. Je nachdem, wo auf der Welt du lebst, kannst du vielleicht Kontakt aufnehmen zu sozialen Hilfsdiensten oder deinen Hausarzt oder deine Hausärztin um Rat bitten. Es ist auch möglich, winzige Schritte auf andere Menschen in deinem Umfeld zuzumachen, in deinem Tempo. Vielleicht wechselst du ein paar Worte mit der Person, die du häufig an der Bushaltestelle oder der Supermarktkasse triffst. Oder mit den Menschen in deiner Nachbarschaft. Diese kleinen, aber regelmäßigen Interaktionen sind eine gute Übung, um mehr Selbstvertrauen aufzubauen und aus der Einsamkeit herauszukommen.

Neubewertung

Wenn du es geschafft hast, deine Stimmung und deinen emotionalen Grundzustand zu verbessern, und dich wieder regelmäßig positiven Dingen widmest, nimm dir etwas Zeit, um die Situation noch einmal zu betrachten. Wahrscheinlich erkennst du jetzt klarer, was dich überhaupt in emotionale Schieflage gebracht hat. Überlege, was deine schlechten Gefühle verstärkt hat, betrachte deine Lebensumstände und frühere Entscheidungen. Dieses Reflektieren kann dir eine neue Richtung aufzeigen. Vielleicht sind kleine Veränderungen erforderlich, vielleicht sogar größere. Setz dir kurzfristige Ziele und ein paar größere längerfristige, um dir Orientierung zu geben. Mithilfe der Übung zur Überprüfung deiner Wertvorstellungen im Anhang kannst du sicherstellen, dass deine Ziele dem entsprechen, was dir an diesem Punkt deines Lebens wichtig ist.

Nur du kannst deine Ziele festlegen, also nimm dir Zeit dafür. Wähle einen Moment, in dem du konzentriert bist und mit Gewissheit fühlst, dass du ab jetzt das für dich Beste tun willst.

Zusammengefasst

- Das Gefühl, das Leben sei sinnlos, ist völlig menschlich, aber nicht ungefährlich. Wer Sinnlosigkeit empfindet, ist anfällig für Depressionen. Aber du bist dem nicht ausgeliefert. Du kannst etwas ändern.
- Empfundene Sinnlosigkeit bedeutet nicht, dass dein Leben wertlos wäre. Sie signalisiert dir lediglich, dass es Zeit ist, umzudenken und etwas zu unternehmen. Erwarte nicht, dass dir der Sinn des Lebens auf dem Präsentierteller gereicht wird. Er zeigt sich in deinem Verhalten, deinem Engagement und deinem Umgang mit Herausforderungen.
- Es geht darum, dein Leid in etwas Lohnenswertes zu verwandeln. Das Leben ist hart und anstrengend. Aber wenn wir uns für etwas einsetzen, das größer ist als wir, leben wir im Einklang mit unserer menschlichen Natur. Sieh dir an, wie lebendig Menschen wirken, die sich einbringen und etwas Gutes zum Leben ihrer Mitmenschen beitragen können.
- Bleib nicht allein in deinem Leid. Unsere Beziehungen zu anderen Menschen verleihen dem Leben Sinn. Zeit mit anderen zu verbringen, hilft dir, neue Perspektiven zu finden, die sich in der Einsamkeit oft verzerren.
- Nichts vermittelt uns mehr Sinn als unser urmenschliches Bedürfnis nach Verbundenheit mit anderen, denen wir etwas Gutes tun können.

«Dein Beitrag muss nicht groß oder beeindruckend ausfallen, er muss nur positiv sein.»

Unbedingt lesen …

KAPITEL 24

Wenn du dich wie ein Hochstapler fühlst

«Ich bin kein Schriftsteller.
Ich mache mir und anderen nur etwas vor.»
John Steinbeck, *Working Days*

MEIN BRIEF AN DICH

Wenn dir gerade viel abverlangt wird und du nicht sicher bist, ob du all dem gerecht werden kannst, dann ist das wunderbar. Wir alle kennen das Gefühl, vermeintliche Hochstapler zu sein, wenn man sich beweisen und seine Grenzen ausloten muss. Und dann treffen wir Menschen, von denen wir lernen können, deren Klugheit und Kompetenz uns einschüchtern, schneiden im Vergleich zu ihnen unserer Meinung nach schlecht ab und fühlen uns fehl am Platz. Was wir dabei nicht sehen, ist das Potenzial, das andere, die uns bis hierher begleitet haben, in uns erkannt haben. Außerdem wissen wir über jede einzelne unserer Schwächen und Unzulänglichkeiten genau Bescheid, haben aber keine Ahnung von denen der anderen.

Je mehr du dich als Anfänger oder Anfängerin mit großen Meistern oder Meisterinnen vergleichst, desto eher wirst du glauben, nie so talentiert und erfolgreich wie sie werden zu können.

Reines Glück, dass du überhaupt so weit gekommen bist. Wie sollst du dieser Herausforderung gewachsen sein? Und dein Gehirn nimmt schon den ersten kleinen Rückschlag sofort als Beweis, dass du nicht gut genug bist und niemals sein wirst.

Was das Ganze erst recht schmerzhaft macht, ist die Illusion, allein mit diesen Gefühlen zu sein. So dumm wie du kann doch kein anderer sein! Wenn wir dann unter den unerbittlichen Blicken der anderen und mit der sicheren Aussicht auf eine Riesenblamage zum Kampf antreten (denn so fühlt es sich für uns an), sind wir überzeugt, uns übernommen zu haben und niemals gewinnen zu können. Wir vergessen völlig, dass alle anderen sich früher genauso gefühlt haben, dass auch sie ganz unten angefangen und sich allen Unzulänglichkeiten zum Trotz nach oben gearbeitet haben.

In diesen Momenten verliert man schnell aus den Augen, was man eigentlich geben will. Man klammert sich an seine Würde, um keine Scham zu verspüren, was oft Reue zur Folge hat. Fast übermächtig wird der Drang, Ausreden zu erfinden, der Herausforderung auszuweichen oder dem Perfektionismus hinterherzurennen. Aber du bist kein hilfloser Passagier auf dieser Reise. Du hast das Steuer in der Hand. Du hättest dich entscheiden können, zurückzuweichen, auszuweichen. Hast du aber nicht. Darauf kannst du stolz sein.

Natürlich ist da Angst. Sie taucht immer auf, wenn wir ahnen, dass wir besser werden können, als wir es heute sind. Wenn wir die Chance haben, über unsere vermeintlichen Grenzen hinauszuwachsen. Wenn einem die Angst die Sicht vernebelt, vergisst man leicht, dass man die Hand am Hebel hat und es bloß eine harte Nuss zu knacken gilt.

Trotzdem behaupte ich nicht, die «Ich bin nicht gut genug»-Gedanken wären immer krankhaft und falsch. Wer am Anfang steht, ist selten gut genug. Aber das muss keine Bedrohung sein, solange du weißt, dass du in der Lage bist, durch Anstrengung besser zu werden. Deine Zweifel können dir einen Hinweis geben, was du als Nächstes angehen solltest. Diese Einstellung bringt dich voran. Jetzt noch nicht gut genug zu sein, ist völlig okay, denn du wirst dafür sorgen, dass es nicht so bleibt.

Angst und Selbstzweifel sind ein Widerstand, der Gegendruck erfordert, aber kein Grund zum Aufgeben. Nur durch Widerstände bist du überhaupt so weit gekommen, sonst würdest du stillstehen und Wasser treten. Wenn du deine Kräfte messen musst, merkst du, dass du dich anstrengst. Das ist der Weg zu wahrem Erfolg.

Und was, wenn du scheiterst? Was, wenn du dich komplett blamierst? Nun, in dem Fall lernst du auf schmerzhafte Weise, dass du Niederlagen überleben und wieder aufstehen kannst. Du wirst außerdem lernen, dass die meisten Horrorgeschichten, die in deiner Fantasie ablaufen, niemals Wirklichkeit werden.

Toolkit

Vergiss nie, dass das Hochstaplergefühl zum Leben dazugehört. Niemand bleibt davon verschont. Viele der Menschen, die von Erfolg zu Erfolg segeln, kennen das Gefühl wahrscheinlich am besten. Sonst wären sie nicht so weit gekommen.

Das Gefühl wird nur dann zum Problem, wenn du dich ihm nicht stellst, wenn du kneifen willst, sobald es auftritt. Die folgenden Tools sind nicht dazu da, es verschwinden zu lassen. Das passiert von ganz allein, wenn du einfach weitermachst. Ziel ist, dir etwas an die Hand zu geben, damit du deine Angst nicht ganz so ernst nimmst und das, was du für deine Grenzen gehalten hast, locker übertreten kannst.

Erkenne kognitive Verzerrung

Deine Gefühle bilden die Suche deines Gehirns nach Sinnzusammenhängen ab. Wenn du dich verletzlich oder gestresst fühlst, stellen deine Gedanken eine Geschichte zusammen, die diesem Gefühl entspricht. Lass das Hochstaplergefühl daher nicht ungeprüft zu. Gedanken, die dir einreden wollen, du würdest allen nur etwas vormachen, hättest deinen Platz am Tisch nicht verdient, wirst bestimmt bald auffliegen, sind unangemessen und demütigend. Sie verstärken das Hochstaplergefühl und vergrößern die Angst. Mit ein bisschen Übung wird es immer leichter, die Verzerrung und Absurdität darin zu erkennen.

Wenn das Hochstaplergefühl aufkommt, wirst du merken, dass deine Gedanken vor allem um deine vermeintliche Inkompetenz und das negative Urteil anderer Menschen kreisen. Dann erinnere dich an das Spotlight-Phänomen. Jeder Mensch überschätzt das Ausmaß, in dem andere ihn negativ beurteilen. Die Forschung hat gezeigt, dass man nur auf einer Bühne tatsächlich die Aufmerksamkeit bekommt, von der man im Alltag ausgeht. Das zu wissen, kann helfen. Denk daran, dass es allen Menschen so geht, und oft fühlen wir uns viel exponierter, als wir sind. Wenn du nicht gerade auf einer Bühne einen Monolog hältst oder eine mündliche Prüfung absolvierst, achten weit weniger Menschen auf dich, als du meinst. Man muss das nicht verinnerlichen, um es zu überwinden. Das Wissen darum reicht, um die Spotlight-Gedanken ein wenig leichter zu nehmen.

Außerdem neigen wir dazu, vieles zu persönlich zu nehmen: Die Fehler, die mir beim Lernen unterlaufen, liegen natürlich nur an meinen eigenen, vermeintlich unabänderlichen Schwächen. Die Fehler, die andere machen, werden unter Berücksichtigung auftretender Schwierigkeiten und Herausforderungen und damit weitaus gütiger begutachtet. Ersteres führt zu Scham und Kapitulation, Letzteres ermöglicht Erkenntnisse und Fortschritt. Wenn du merkst, dass dir personalisierende Gedanken durch den Kopf schwirren, erkenne die kognitive Verzerrung und biete eine Gegendarstellung, die ein bisschen realistischer ist.

Ehrlichkeit

Wenn du dir wie eine Betrügerin oder ein Betrüger vorkommst, solltest du eins auf keinen Fall tun: deiner Angst gemäß handeln. Sie wird dich drängen, deine Schwächen zu verstecken und Lügen über deine Kompetenzen zu verbreiten, damit es so aussieht, als könntest du mithalten. Lass dich nicht darauf ein. Wenn du offen sagst, dass du noch am Anfang stehst und bereit bist, dazuzulernen und dich einzusetzen, wird dich kaum jemand dafür verurteilen. Im Gegenteil, man wird dir Vertrauen und Respekt entgegenbringen. Wer aber die eigenen Schwächen leugnet und vorgibt, besser zu sein, als es der Fall ist, stößt viel eher auf negative Kritik. Offenheit, Ehrlichkeit und Lernbereitschaft werden dagegen begrüßt.

Setz dich ein und lerne. Wenn du bereit bist, lebenslang dazuzulernen, wirst du dich immer wieder einmal überfordert fühlen. Das sagt etwas über die Situation, aber nichts über deine Fähigkeiten aus.

Selbstrespekt schlägt Selbstwertgefühl

Ein häufiger Rat gegen das Hochstapler-Syndrom lautet, das Selbstwertgefühl zu stärken. Das ist jedoch kein hilfreicher Ansatz, weil er impliziert, dass deine Selbstwahrnehmung als bescheidener und möglicherweise verletzlicher Anfänger falsch wäre, und dir weismachen will, etwas mehr Selbstbewusstsein reiche, dann würde die Welt an dich glauben.

Aber das Selbstwertgefühl ist nicht immer der Pfad zu Glückseligkeit, als der es seit Jahren gepriesen wird. Es kann einhergehen mit Narzissmus, Wut, Aggression und Mobbing und Werte wie Materialismus und Eitelkeit, Geld und Ruhm wichtiger aussehen lassen als Familie und Gemeinschaft.

Ein aufgeblasenes Selbstbewusstsein ist dir nicht dienlich

und wird deinen Mitmenschen auf die Nerven gehen. Ein angemessenes Selbstbild, das dich und andere gleichermaßen respektiert, ist viel wertvoller für dich. Es beinhaltet, dich als genauso wertvoll und existenzberechtigt zu sehen wie alle anderen, zu wissen, dass du immer weiter dazulernen wirst, und dich für die Gemeinschaft zu engagieren. Du weißt, dass du ein Mensch bist wie alle anderen.

Unfaire Vergleiche

Vergleiche nie deine ersten Schritte mit dem Stand, auf dem andere bereits auf der Erfolgsleiter sind. Schalte stattdessen auf inspirierende Neugier um. Wie sind sie so weit gekommen? Was kannst du von ihnen lernen?

Wenn du alle anderen im Raum für klüger oder fähiger hältst als dich, dann bist du ein Glückspilz. Du wirst dann nämlich die größten Fortschritte machen. Sieh nicht alles immer nur als Wettkampf, sondern betrachte jede Stufe im Kontext deines Lebens. Nimm auf und lerne, was immer möglich ist, und gib weiter, was du schon weißt.

Zusammengefasst

- Das Hochstaplergefühl gehört zu jeder neuen Herausforderung dazu. Es zeigt dir, was es noch zu lernen und zu erreichen gibt.
- Pass auf, dass du keine emotionalen Schlüsse ziehst. Sich wie ein Betrüger vorzukommen, heißt nicht, dass man einer ist. Du hast die Möglichkeit, ehrlich mit deinem Anfängerstatus umzugehen und offen mitzuteilen, dass du sowohl lernen als auch etwas beitragen möchtest.
- Anstatt dich mit denen, die dir voraus sind, zu vergleichen, schätze sie als Quelle der Inspiration und Erfahrung. Mit der wenigsten Erfahrung kannst du den größten Lernfortschritt machen. Das ist großartig.
- Du musst dich nicht immer für supertoll halten. Am meisten nützen dir ein ehrlicher, respektvoller Umgang mit dir selbst und der Wunsch, dir die bestmögliche Zukunft zu gestalten. Dann verlagere deinen Fokus nach außen und setz deine Kräfte für das große Ganze ein. Ständige Selbstbewertung schadet der mentalen Gesundheit.

«Hör nie auf dazuzulernen.»

Unbedingt lesen …

KAPITEL 25

Wenn du etwas getan hast, das du bereust

«Grüble unter keinen Umständen über deine Fehler nach. Sich im Dreck zu wälzen, macht nicht sauber.»
Aldous Huxley, *Schöne neue Welt*

MEIN BRIEF AN DICH

Wenn du dich im Rückblick unter Schmerzen an bestimmte Momente erinnerst, in denen du nicht ganz nach deiner Lebensmaxime gehandelt hast: Willkommen im Menschsein. Die harte Wahrheit ist, dass wir ebenso aus unseren Fehlern lernen, wer wir sein wollen, wie aus dem, was wir richtig machen. Gefühle wie Schuld, Reue und ein schlechtes Gewissen sind Zeichen, dass es etwas zu lernen gibt.

Aber wenn du findest, du hättest damals schon wissen sollen, was du jetzt weißt, wenn du meinst, du hättest die Lektion kennen müssen, bevor du sie gelernt hast, dann kommst du nicht weiter. Es hilft nicht, sich einzureden, vom ersten Tag an perfekt sein zu müssen, und Fehler für Beweise zu halten, dass man nichts wert ist. Wer mit dem Glaubenssatz aufgewachsen ist, nur ja keine Fehler machen zu dürfen, dann werde das Leben perfekt, neigt dazu, den Rest der Welt auf ein Podest zu stellen.

Die Erkenntnis, dass auf der Welt und im Leben alles seinen Preis hat, tut weh. Die Ansicht, alles wird gut und wir werden nie etwas zu bereuen haben, solange wir nur alles richtig machen, ist schlichtweg falsch. Jede Entscheidung hat ihren Preis, sogar die richtigen. Manchmal kann man mit dem Preis leben, manchmal plagt er einen jahrelang.

Ich schreibe das nicht, um dir deine Reue auszureden. Dein schlechtes Gewissen ist nicht das Problem, aber was du daraus machst, könnte eins werden. Emotionen sind wie Stochern im Dunkeln, du solltest dich zuallererst also fragen, ob das Gefühl überhaupt berechtigt ist. Wenn du dazu neigst, dich ständig zu hinterfragen und dir über jede Entscheidung den Kopf zu zerbrechen, kann Reue ein Symptom dieses destruktiven Musters sein. In dem Fall könnte das Kapitel über das ständig schlechte Gewissen dir helfen. Aber wenn du dir wirklich einen Fehltritt geleistet hast, kann deine Reue Gutes bewirken, vorausgesetzt, du hast den Mut, dich ihr zu stellen.

Manches können wir nur durch Widrigkeiten lernen. Also lass sie zu. Sei willens, da hinzuschauen, wo es wehtut. Nicht als Quelle des Selbsthasses, sondern der Weisheit.

Die Suche nach dem richtigen Weg im Leben führt genauso oft in Sackgassen wie auf neue Pfade. Am Anfang kann sich keiner von uns vorstellen, was alles schiefgehen wird, aber erst durch falsches Abbiegen wird der richtige Weg sichtbar. Wenn du dir die Sackgassen als Lebenslehren vorstellst, entsteht in deinem Inneren eine Karte, auf der du erkennst, welche Richtung du einschlagen sollst. Reue ist keine Einbahnstraße in die Hoffnungslosigkeit, du kannst anhalten und in eine andere Richtung weitergehen.

Wenn du in deinen Fehlern nicht gleich Indikatoren deines Werts siehst, kannst du das schlechte Gewissen in Fortschritt verwandeln. Ohne dein schlechtes Gewissen würdest du vielleicht nie die Person werden, die du jetzt sein möchtest. Lass das Gefühl zu, erkenne seinen Wert. Schuld kann dir helfen, mitten in der Ab-

wärtsspirale die Pausentaste zu drücken. Wenn du glaubst, es wäre ein Zeichen von Schwäche, auf das schlechte Gewissen zu hören, irrst du dich. Tatsächlich gehört eine große Portion Mut dazu, sich einzugestehen, dass du dich auf dem Weg zu dem Menschen, der du sein willst, vielleicht verrannt hast. So gesehen ist Schuld nur ein emotionales Warnschild, dass vielleicht nicht alles gut ist und du deine Werte nicht vergessen solltest.

Toolkit

Manche Menschen unterdrücken Gefühle von Reue und Schuld oder wehren sie ab. Andere lassen sich jahrelang von ihnen quälen. Irgendwo dazwischen liegt der Punkt, an dem du dich mit ihnen neugierig befassen kannst, um das Gute zu nutzen und das nicht Hilfreiche loszulassen. Das ist nicht immer leicht. Es erfordert Mut und Selbstdisziplin, sich einzugestehen, wo man vom Weg abgekommen ist, ohne in Selbsthass zu verfallen. Mit diesem Thema lassen sich zahlreiche Bücher füllen, aber hier sind erst einmal ein paar wichtige Tools für den Anfang.

Grübelstopp

Wir alle tun manchmal Dinge, die uns die Schamesröte ins Gesicht treiben und das schlechte Gewissen wecken. Wer dann in endloses Grübeln verfällt – und immer wieder durchgeht, wofür er sich so wahnsinnig schämt –, untergräbt seinen Selbstwert und kommt nicht weiter. Wenn die Scham uns im Griff hat, können wir weder klar denken noch daraus lernen. Der Mechanismus der Selbstbestrafung frisst uns dermaßen auf, dass wir es nicht schaffen, uns um Wiedergutmachung zu bemühen, den Schaden zu reparieren oder eine Lehre für die Zukunft zu ziehen.

Dich immer wieder in schmerzhaften und destruktiven Gedanken über das Geschehene zu verlieren, hilft dir nicht weiter. Dein ständiges Grübeln verhindert, dass du auf dein Gefühl hörst und tust, wozu es dich auffordert: das Problem zu lösen. Wenn du zwar einen Fehler gemacht, aber den Riss, der vielleicht in deiner Partnerschaft entstanden ist, wieder repariert hast, kannst du daraus lernen und das Schuldgefühl hinter dir lassen. Grübeleien bedeuten nur, dass wir uns immer wieder wünschen, die Vergangenheit ändern zu können. Aber nur wenn wir uns mit der Gegenwart befassen, können wir die Zukunft verbessern. Alles, was wir in den Sand gesetzt haben, kann zum Katalysator für eine wertvolle Veränderung werden.

Wenn dir auffällt, dass du grübelst, hör sofort auf damit. Du kannst entweder versuchen, zu produktiveren Gedanken überzuwechseln, und dir überlegen, wie du die Situation verbessern kannst, oder (wenn du dazu noch nicht bereit bist) aktiv etwas tun, das deine Aufmerksamkeit erfordert, um wieder in der Gegenwart Fuß zu fassen.

Das ist gelebte Achtsamkeit. Regelmäßige Achtsamkeitsübungen helfen dir, das Grübeln in Zukunft leichter zu erkennen und abzustellen. Wenn du jetzt gerade Ablenkung brauchst, such dir irgendeine Tätigkeit, in die du eintauchen kannst, um den Teufelskreis der Gedanken zu unterbrechen.

Mach den Schaden wieder gut

Wenn du weißt, dass dein schlechtes Gewissen gerechtfertigt ist und der Situation entspricht, dann versuch nicht, es dir auszureden, zu ignorieren oder zu betäuben. Um Schuldgefühle hinter dir lassen zu können, musst du handeln, und zwar zielgerichtet. Dadurch zeigst du, dass du zwar fehlbar bist, aber trotzdem okay: Dein Verhalten trägt dazu bei, eine angeschlagene Beziehung zu reparieren oder neue Beziehungen aufzubauen, die auf Vertrauen basieren.

Manchmal lässt sich der entstandene Schaden noch durch eine Entschuldigung reparieren. Das Problem ist, dass Entschuldigungen uns schwerfallen und aufrichtig sein müssen. Und nicht immer reicht sie aus, um den Riss in einer Beziehung zu kitten. Aber sie ist notwendig, denn ohne sie steht die in Schieflage geratene Beziehung weiterhin auf schwankendem Boden. Nach einem «Es tut mir leid» darf es keinen Weg zurück zum Alten geben. Der Entschuldigung müssen Taten folgen, du musst der anderen Person durch dein verändertes Verhalten zeigen, dass du es ab jetzt besser machen willst.

Wenn wir uns nicht zu einer Entschuldigung durchringen können oder sie unaufrichtig klingt, wird die andere Person wahrscheinlich misstrauisch bleiben und Zweifel an unseren Absichten haben, was weitere Risse verursachen kann. Überlegen wir also, wie eine gute Entschuldigung aussehen sollte.

Untersuchungen zeigen, dass eine effektive Entschuldigung aus sechs Komponenten besteht:

1. **Sprich aus, dass du das Geschehene bereust**
   Wenn dir klar ist, was du angerichtet hast, und das Geschehene ehrlich bereust, dann bekommt ein einfaches «Es tut mir leid» einen ganz anderen Klang. Oft sind sich die beteiligten Parteien uneins darüber, wie etwas passiert ist und wer die Schuld trägt. Aber die vollständige Verantwortungsübernahme für das eigene Verhalten (auch wenn du irgendwie das Gefühl hast, in der Situation recht gehabt zu haben) ist ein Qualitätsmerkmal einer aufrichtigen Entschuldigung. Oft neigen wir dazu, unser Fehlverhalten zu verteidigen und irgendwie der anderen Person oder den Umständen die Schuld in die Schuhe zu schieben. Es erfordert Mut, unabhängig von allen Faktoren, die vielleicht mit hineingespielt

haben mögen, Verantwortung für das eigene Handeln zu übernehmen. Das lässt dich nicht schwach wirken, sondern beweist im Gegenteil Anstand und Mut und schafft das Vertrauen, dass du dein Fähnchen nicht einfach in den Wind hängst. Die andere Person muss wissen, dass du dich nicht wieder von den Umständen hinreißen lassen wirst. Keine leichte Aufgabe, das gut hinzukriegen, aber sehr effektiv.

2. **Sag «Es tut mir leid»**
   Davor darfst du dich nicht drücken. Wenn du einem anderen Menschen unrecht getan hast, macht dich dieser Satz nicht kleiner. Er ist ein wichtiger Schritt, der dein Bemühen zeigt, es wiedergutzumachen und erneut Nähe aufzubauen. Und für viele macht es einen großen Unterschied, diesen Satz zu hören, unabhängig von den anderen Punkten auf dieser Liste.
3. **Bitte aufrichtig um Verzeihung**
   Um Verzeihung kann man einen anderen Menschen nur dann bitten, wenn man die volle Verantwortung für den Fehltritt und seine Konsequenzen übernommen hat. Sonst kann es so klingen, als möchte man einfach vom Haken gelassen werden. Da das Bitten um Verzeihung sehr unangenehm ist, fällt es vielen von uns schwer. Wenn der Schaden, den unser Fehlverhalten der anderen Person zugefügt hat, so groß ist, dass er den normalen Rahmen sprengt, dann kann es besser sein, Verständnis zu äußern, dass Vergebung Zeit braucht, und zu versichern, dass die Entschuldigung aufrichtig gemeint ist, selbst wenn kein Vergeben möglich sein sollte.
4. **Nimm die Gefühle der anderen Person ernst**
   Wir scheuen uns davor, den Schmerz anzusprechen, den wir anderen zugefügt haben, aus Angst, ihn wieder an die Oberfläche zu holen und den nächsten Streit loszutreten. Aber das tritt selten ein, wenn du signalisierst, dass du die Gefühle

der anderen Person nachvollziehen kannst und sie dir nicht egal sind. Wut ist oft dann die Folge, wenn wir uns nicht gesehen fühlen. Wenn du für die möglichen emotionalen Auswirkungen deines Fehlers Verständnis zeigst, hilft das oft, die Wut herunterzuköcheln. Gleichzeitig schafft dieses Zeichen von ehrlicher Reue wieder Nähe und Vertrauen und kann tatsächlich Veränderung bewirken. Wenn der andere spürt, dass du dich entschuldigst, weil du ihm wirklich nicht wehtun wolltest, fühlt sich das anders an als eine Entschuldigung, die nur die Diskussion beenden oder ihn beschwichtigen soll.
Ob du einer Meinung mit deinem Gegenüber bist oder nicht, zeige ihm, dass du seine Gefühle aus seiner Perspektive nachvollziehen kannst. Sag ihm, dass du es bereust und dass sein Schmerz dir sehr leidtut.

5. **Tue Buße**
   Wenn du dem anderen wirklich Schaden zugefügt hast, sollte es leichtfallen, eine Art Entschädigung anzubieten. Wenn du dir etwas ausgeliehen hast und es kaputtgeht, wäre es gut, für Ersatz zu sorgen, um der Entschuldigung mehr Gewicht zu verleihen. Nicht immer ist die Lage so eindeutig oder Entschädigung möglich, aber wenn ja, hilft das.
6. **Gestehe ein, dass du Erwartungen enttäuscht hast**
   Neues Vertrauen fasst man nur dann, wenn man sicher sein kann, dass der andere es nicht wieder tun wird. Versichere deinem Gegenüber, dass du die Regel oder Norm, die du gebrochen hast, normalerweise respektierst und einhältst, und erkläre, was genau du tun wirst, damit es nicht wieder passiert.

Selbstvergebung

Die andere Person hat dir vergeben, aber was ist mit dir? Manche von uns leiden noch jahrelang, wenn alle anderen schon längst vergessen haben, dass da mal etwas war. Wir wissen, dass unser schlechtes Gewissen niemandem nutzt, uns nicht guttut und unser Leben beeinträchtigt, aber wir können nicht loslassen. Es reicht nicht, sich einfach zu sagen, dass man sich vergibt. Die Gefühle bleiben. Wie also schaffen wir es, uns selbst zu vergeben?

Eins der großen Hindernisse ist der Irrglaube, Vergebung würde bedeuten, das eigene Fehlverhalten doch noch irgendwie zu rechtfertigen oder herunterzuspielen. Wir zwingen uns immer wieder auf die moralische Anklagebank, weil wir glauben, vergeben würde vergessen bedeuten, und damit wäre alles egal. Dabei heißt Vergebung ganz im Gegenteil, die volle Verantwortung für unser Handeln zu übernehmen, und sie hat nichts mit einer Geringschätzung des Geschehenen zu tun. Oft tut das weh, vor allem, wenn wir anderen lebensverändernden Schaden zugefügt haben. Wir glauben dann nicht, Vergebung zu verdienen, und bestrafen uns sinnlos selbst, indem wir jede Aussicht auf eine bessere Zukunft sabotieren.

Selbstvergebung tritt nicht einfach ein, wenn du es beschließt. Sie ist das Ergebnis eines langen Wiedergutmachungsprozesses und erfordert aufrichtiges Bemühen um Veränderung, damit du sicher sein kannst, nicht wieder fehlzutreten. Dann wird sich der Würgegriff des Schuldgefühls allmählich lockern. Du kannst dir eingestehen, dass du als Mensch fehlbar bist, und darauf vertrauen, dass du alles tust, um Fehler wiedergutzumachen und ein möglichst sinnvolles und erfülltes Leben zu leben.

Hier ein paar mögliche Schritte auf diesem Weg:

1. Wenn man aufschreibt, was im Inneren rumort, lassen sich verhedderte Gedanken entwirren und klären. Damit ist leichter zu erkennen, wie das Problem zu lösen ist und was man daraus lernen kann. Schreib dir auf, welche Gedanken du dir über deine Fehler machst, es wird dir helfen.
2. Nimm dir Zeit, deine Gefühle wahrzunehmen und in Worte zu fassen. Versuche, die unterschiedlichen Emotionen zu benennen. Dann überlege, wie deine Sicht auf das Geschehene diese Gefühle verstärkt. Vielleicht hast du beispielsweise unrealistische Erwartungen an dich selbst, obwohl du es eigentlich besser wissen solltest. Oder du glaubst, dass dein Verhalten ein grundsätzliches Urteil über dich und deinen Wert als Mensch abgibt.
3. Schreib genau auf, wie sich alles abgespielt hat, lies es dir durch und tilge alle Werturteile. Vielleicht hast du an einigen Stellen Rechtfertigungen oder Ausreden einfließen lassen. Falls dich Schuldgefühle plagen, hast du möglicherweise dein Verhalten negativ bewertet und die schädlichen Folgen überbetont. Nimm das alles raus und halte dich an die Fakten.
4. Befasse dich dann mit den Umständen, die zu deinem Fehlverhalten geführt haben. Das ist keine Liste von Ausreden – es geht darum zu verstehen, wie es so weit kommen konnte. Damit übernimmst du die nötige Verantwortung sowohl für die Vergangenheit als auch die Zukunft, denn wenn du verstehst, was zu deinem Fehler geführt hat, kannst du zukünftig in ähnlichen Situationen neuerliches Fehlverhalten besser vermeiden. Und es hilft dir, Mitgefühl für dich selbst zu empfinden, das du brauchst, um dich nicht länger selbst zu verurteilen. Solange du dir einredest, du hättest den Fehler gemacht, weil du ein böser Mensch bist, ist niemandem ge-

holfen, und du wirst nicht versuchen, es in Zukunft besser zu machen. Sei dir bewusst, dass alle Menschen Fehler machen und dass zum Menschsein auch lebenslanges Lernen gehört, dann hilfst du dir selbst und deinen Mitmenschen weitaus mehr. Überspringe diesen Schritt also nicht einfach. Wenn du nicht die Absicht hattest, anderen wehzutun, dann sag es. Vielleicht hilft es dir, an einen Lieblingsmenschen zu denken und dir zu überlegen, wie du ihm helfen könntest, Verantwortung für sein Handeln zu übernehmen, ohne dass er seinen Selbstwert infrage stellt.

5. Beschreibe, was du aus der Situation gelernt hast. Welche Erkenntnisse hast du für dein Leben gewonnen? Wie willst du ähnliche Fehler in Zukunft vermeiden?
6. Mach es wieder gut. Je nach Situation kann das eine Mischung aus einer aufrichtigen Entschuldigung, Schadensersatz und vertrauensbildenden Maßnahmen sein. Einiges davon richtet sich an den anderen Menschen, manches dient deiner eigenen Selbstvergebung. Wenn du dir einen Plan zurechtlegst und dich an ihn hältst, lernst du, dir wieder selbst zu vertrauen. Taten sind die besten vertrauensbildenden Maßnahmen und lindern das schlechte Gewissen und die Scham über das Geschehene. Der einzige Weg, sich von einer nicht beabsichtigten Vergangenheit zu lösen, liegt darin, sich mit Absicht eine Zukunft zu schaffen.
7. Diese Schritte werden nicht wie von Zauberhand alle Schuldgefühle löschen. Aber du hast dir eine Struktur geschaffen, auf die du jedes Mal, wenn sie nach oben schwappen, zurückgreifen kannst und die dir hilft, das Geschehen realistisch zu sehen, anstatt dich selbst zu geißeln.
8. Je nachdem, was geschehen ist, wie schwer es dir fällt, damit umzugehen, und welchen Schaden es weiterhin in deinem Leben anrichtet, kann es ratsam sein, sich – zumindest am Anfang – professionelle Hilfe zu suchen.

Zusammengefasst

- Die harte Wahrheit ist, dass wir genauso aus unseren Fehlern lernen, wer wir sein wollen, wie aus dem, was wir richtig machen. Gefühle wie Schuld, Reue und ein schlechtes Gewissen sind Zeichen, dass es etwas zu lernen gibt.
- Dein schlechtes Gewissen ist nicht das Problem. Aber was du daraus machst, könnte eins werden. Emotionen sind wie Stochern im Dunkeln, zuallererst solltest du dich also fragen, ob das Gefühl überhaupt berechtigt ist. Wenn du dazu neigst, dich ständig zu hinterfragen und dir über jede Entscheidung den Kopf zu zerbrechen, dann kann Reue ein Symptom dieses destruktiven Musters sein.
- Wenn du dir wirklich einen Fehltritt geleistet hast, kann deine Reue Gutes bewirken, wenn du den Mut hast, dich ihr zu stellen.
- Manches können wir nur durch Widrigkeiten lernen. Also lass sie zu. Sei willens, da hinzuschauen, wo es wehtut. Nicht als Quelle des Selbsthasses, sondern der Weisheit.
- Grübeln (unablässiges Nachdenken über das, wofür du dich am meisten schämst) wird dein Selbstwertgefühl aushöhlen. Dann wird es dir schwerfallen, loszulassen und weiterzugehen. Wenn wir in Scham versinken, können wir nicht klar denken und erst recht nichts lernen.

«Manches können wir nur durch Widrigkeiten lernen.»

Unbedingt lesen ...

KAPITEL 26
Wenn zu oft die Wut ausbricht

«Zorn, wenn nicht gezügelt, ist für uns häufig schädlicher als die Verletzung, die ihn auslöst.»
Lucius Annaeus Seneca

MEIN BRIEF AN DICH

In Phasen, in denen einem öfter der Geduldsfaden reißt, als einem lieb ist, fällt man leicht in tiefe Abgründe der Schuld und Scham, was die Rückkehr zum Normalzustand erst recht erschwert. Nichts scheint besser zu bestätigen, was für ein schrecklicher Mensch man doch ist, als ein Wutausbruch. Die Wut lenkt dich in eine Richtung, in die du gar nicht gehen willst, sie passt nicht zu dem, was du sein willst, und der daraus resultierende Schmerz quält dich nur noch mehr.

Du weißt eigentlich, wie du deine Mitmenschen behandeln möchtest. Aber in der Hitze des Augenblicks, wenn die Wut dir Kraft verleiht und dir den Sieg in Aussicht stellt, fällt es schwer, nicht auf sie zurückzugreifen. Wut verengt den Blick und aktiviert den Selbstverteidigungstrieb, sodass dein Selbstbild manchmal völlig aus der Fassung fällt und du einfach weitermachst und Dinge sagst und tust, die zutiefst verletzend sind, wie du genau weißt.

Aber so weit muss es nicht kommen. Wenn du lernst, dich in diesen Augenblicken wahrzunehmen und zu fokussieren, kannst du es schaffen, deiner Wut nicht freien Lauf zu lassen. Das schützt deine Beziehungen. Sollte sich deine Wut im Moment allerdings häufiger Bahn brechen als sonst, lohnt es sich, genauer hinzusehen.

Das ist nur dann möglich, wenn du dich für deine Gefühle nicht verurteilst. Die Wut gegen dich selbst zu richten, ist kein guter Umgang mit ihr, und wenn du dich für deine Wutausbrüche hasst, hilft dir das in Zukunft nicht, die Nerven zu behalten. Wenn dein Zorn in Situationen hochkocht, in denen du bisher entspannt geblieben bist, hast du die Chance zu lernen, wie du auch unter schwierigen Umständen dein Bestes geben kannst.

Das fällt leichter, wenn du dir klarmachst, dass Wut nicht kategorisch schlecht ist, sondern eine normale menschliche Emotion wie viele andere. Sie hat den Zweck, dich in bestimmten Situationen in die Lage zu versetzen, für dich einzustehen und dich zu verteidigen. Solange deine Wut dich nicht in Gefahr bringt (beispielsweise in einer toxischen Beziehung), ist es nicht erforderlich, sie zu unterdrücken. Nimm sie wahr, aber überlass ihr auf keinen Fall das Ruder. Und zwar deswegen, weil ein wütender Blick selten die Perspektive der anderen in Betracht zieht. Wenn uns das klar ist, können wir die Situation besser verstehen und angemessener reagieren.

Man könnte Wut als emotionales letztes Mittel bezeichnen. Sie taucht dann auf, wenn wir keinen anderen möglichen Umgang mit einer Situation mehr sehen. Manchmal liegt es daran, dass wir erst neue Kommunikationswege lernen müssen, um angemessen für uns einstehen zu können, manchmal ist einfach gerade so viel los, dass die Stressreaktion bereits eingesetzt hat und dein Körper schneller auf Impulse reagiert, als dein Hirn alle Details überblicken kann. Nach einem langen, anstrengenden Tag bleibt dann nur noch die Wut, du entscheidest dich für den Kampf anstatt für die Flucht. An besseren Tagen würde deine Reaktion maßvoller ausfallen. Du wärst in der Lage, den besten Umgang mit der Situation besser einzuschätzen.

Die gute Nachricht ist, dass du dich nicht als schlechten Menschen abhaken und für immer damit leben musst. Es gibt viele Möglichkeiten, den Mechanismus besser zu verstehen und in der Situation angemessen zu reagieren.

Toolkit

Vergiss nicht, dass deine Wut dir zwar mitteilt, wann du für dich einstehen musst, aber dass Klärung und Problemlösung erst dann geschehen können, wenn sie abgeflaut ist und du wieder zu sorgfältigem Abwägen in der Lage bist. Deine Aufgabe liegt darin, zu erkennen, wann die Wut aus dem Ruder zu geraten droht, dein Handeln zu steuern und dich, falls notwendig, aus der Situation zurückzuziehen und zu beruhigen, um den Schaden zu minimieren.

In diesem Kapitel stehen die Tools gleich am Anfang. Wenn du gerade vor Wut kochst, kannst du schnell diese Seite aufschlagen und dir bewusst machen, wie du dich beruhigen kannst, um die Situation mit Bedacht anzugehen, ohne dir oder anderen Schaden zuzufügen.

Einige der später aufgeführten Tools sind eher für den längerfristigen Gebrauch gedacht. Zu wissen, was in deinem Leben dich gerade so wütend werden lässt, ist die beste Basis für freudigere Zeiten, bessere Beziehungen und bessere Kommunikation.

Es ist nie leicht, die Momente unter die Lupe zu nehmen, in denen wir uns absolut unmöglich verhalten haben. Manchmal ist es geradezu erschreckend, dem Zerstörungsdrang noch einmal nachzuspüren und uns einzugestehen, welchen Schaden wir in unserer Rage anrichten können. Reflexhaft tendieren wir dazu, entweder uns und oder den anderen die Schuld zu geben. Weder das eine noch das andere hilft bei der Bearbeitung des

Problems, es macht die Lösung nur schwieriger. Wenn du zu beschreiben versuchst, was dich so austicken lässt, denk daran, dass es hier nicht um Schuldzuweisungen geht. Du wirfst einen Blick auf dein Leben. Je besser du verstehst, was das Problem schlimmer und was es besser macht, desto schneller bist du wieder wie an deinen guten Tagen.

Bring deinen Körper zur Ruhe

Um wieder in einen Zustand zu kommen, in dem du mit der Situation angemessen umgehen kannst, musst du die Kontrolle sowohl über deinen Körper als auch deine Gedanken übernehmen. Was den Körper angeht, ist der Atem das einfachste Mittel, um sich abzuregen. Der Atem lässt Ruhe einkehren.

Es gibt verschiedene Methoden. Manche Menschen zählen: einatmen auf eins, zwei, drei, vier, ausatmen auf eins, zwei, drei, vier. Andere nutzen eine der vielen Apps, die den Atem mit Bildern begleiten. Ziel ist immer, so langsam zu atmen, dass man sich wieder dem natürlichen Rhythmus annähert. Im Ruhezustand fällt ruhiges, entspanntes Atmen leicht. Diese Technik lässt sich überall anwenden, selbst in den Situationen, die einen in Rage bringen. Hier ein paar Tipps:

Probier's mal damit

- Zieh im Sitzen oder Stehen deine Schultern zurück und öffne deinen Brustkorb, sodass du tiefer einatmen kannst.
- Wenn dein Kiefer angespannt ist, lockere ihn. Lass die Schultern fallen und die Spannung los.
- Atme durch die Nase ein und durch den Mund aus. Das muss nicht völlig kontrolliert passieren, aber versuche, deinen Atem wieder dem natürlichen, entspannten Rhythmus anzugleichen. Nimm wahr, wie dein Körper dich unterstützt.

- Noch effektiver wird es, wenn du zwischen den Atemzügen bis drei oder vier zählst.
- Wenn du ein paar Minuten lang wieder in deinem natürlichen Rhythmus atmest, merkst du vielleicht, dass auch die Wut abgeflaut ist. Du nimmst das Gefühl und die Situation klarer wahr.
- Auch wenn dein Körper zur Ruhe gekommen ist, können deine Gedanken an die erlebte Situation die nächste Wutwelle triggern. Probiere daher auch die folgenden Tools aus.

Bring deinen Geist zur Ruhe

Kurz innezuhalten und dir einzugestehen, dass dieser Moment wirklich sehr schwierig ist, ist hilfreich, denn es gibt dir Kontrolle zurück. Wenn du deinen Körper zwar mithilfe des Atems beruhigt hast, aber die wütende Stimme im Inneren weiterbrüllt, wie ungerecht das Ganze doch ist, dann ist das, als würdest du Benzin auf ein Feuer gießen, das du eigentlich löschen möchtest.

Bring die innere Stimme zur Raison, indem du das Gefühl anerkennst, ohne ihm das Steuer zu überlassen. Hier sind einige Beispiele:

- «Das ist echt schwer. Es ist in dieser Situation völlig okay, wütend zu sein. Ich weiß aber, dass es mir nichts bringt, mich von der Wut leiten zu lassen.»
- «Wut führt selten zu Lösungen. Aber oft zu Reue.»
- «Wut zeigt mir nur meine Sichtweise, aber sie darf nicht mein Handeln bestimmen und mich schwächen.»
- «Wenn ich mich beruhigt habe, kann ich so reagieren, dass ich stolz auf mich bin.»
- «In diesem Zustand treffe ich selten die besten Entscheidungen, also halte ich jetzt inne, verlasse die Situation und

warte, bis der Nebel sich verzieht und die beste Strategie sichtbar wird.»
- «Das ist mein Zeichen, um innezuhalten und mich zu beruhigen.»

Solche Sätze sind viel hilfreicher als jeder Wutausbruch, ob gegen dich selbst oder andere gerichtet. Sie schreiben dir nicht vor, was du tun sollst, aber sie weisen dir die richtige Richtung. Manche Menschen legen beim Nachsprechen gern eine Hand auf ihre Brust. Eine mitfühlende Berührung, die die Aufmerksamkeit lenkt und aus der Wut in die Ruhe führt.

Du kannst auch andere Sätze verwenden. Schreib dir eigene auf und halte sie für den Notfall bereit. Wähle Worte, die in dir anklingen und deinen emotionalen Zustand verändern.

Vielleicht hilft dir auch folgendes Bild: Wut ist das Kreischen deines inneren Rauchmelders, der dich auffordert, schnell irgendetwas zu unternehmen. Aber Rauchmelder reagieren nur auf Anhaltspunkte. Sie jaulen los, wenn es brennt. Aber sie jaulen auch los, wenn der Toaster qualmt. Deine Aufgabe ist es, herauszufinden, was los ist, und angemessen zu reagieren: ruhig und maßvoll oder hektisch und dramatisch.

Sich einen Moment lang aus der Situation herauszunehmen und die Nebelschwaden abziehen zu lassen, heißt nicht, dass du bei jedem Aufblitzen von Wut dein Gegenüber automatisch vom Haken lassen oder sein Verhalten für angemessen halten sollst. Auch wenn du durchatmest und die Situation aus anderer Perspektive betrachtest, kann es gut sein, dass du danach die Position oder das Verhalten der anderen Person immer noch für inakzeptabel hältst. Aber in der Zwischenzeit kann sich die Riesenwut, die dir nicht dienlich wäre, ein wenig verziehen, und danach bist du viel besser in der Lage, den restlichen Zorn zu deinem Vorteil einzusetzen, im Rahmen einer gut durchdachten Reaktion, die deinen Werten und deinem Selbstbild entspricht.

Das Kissen kann nichts dafür

Entgegen der landläufigen Meinung, dass Wut ähnlich wie Dampf abgelassen werden müsse, trägt das wütende Einschlagen auf irgendein Kissen nicht dazu bei, deinen Ärger loszuwerden. Die altmodische Vorstellung, es sei kathartisch, Wut durch Gewalt auszudrücken, damit sie sich nicht aufstaut, ist in der Wissenschaft ausführlich untersucht worden und hat sich immer wieder nicht nur als falsch, sondern sogar als potenziell schädlich herausgestellt.

Wenn du also auf einen Boxsack einprügelst, während du an die Person denkst, auf die du wütend bist, löst das in dir noch mehr Wut und Hass aus. Aggressionsschübe nehmen zu, anstatt abzuflauen. Wenn du in Alltagssituationen nicht ständig an die Decke gehen willst, dann hilft nur, den verengten Blickwinkel zu erweitern, den die Wut mit sich bringt. Wenn du es schaffst, Körper und Geist zu beruhigen, dann fällt es viel leichter, die Situation als Ganzes von oben zu betrachten.

Beschreibe, was vor sich geht

Wenn du merkst, dass du dich oft über Dinge ärgerst, die dir normalerweise nicht viel ausmachen, dann solltest du innehalten und dich fragen, was eigentlich los ist. Wirf einen Blick auf den größeren Kontext deines Lebens.

Vergiss nicht, dass es hier nicht um Rechtfertigungen geht, nur um Überlegungen. Um Einsichten, die dir helfen, dich besser zu verstehen. Je öfter du reflektierst, desto schneller wirst du Muster in deinem Verhalten erkennen. Und das gibt dir die Möglichkeit, sie so früh zu sehen, dass du anders reagieren kannst.

Deine Antworten auf die unten stehenden Fragen werden ein Bild ergeben, das verdeutlicht, warum du immer wieder zu diesem emotionalen letzten Mittel greifst. Du wirst allmählich spüren, dass das Ausblenden deiner Grundbedürfnisse und das Betäuben oder Ignorieren von Stress ähnlich ist, wie eine Luftblase unter Wasser zu drücken. Irgendwann schießt sie an die Oberfläche, meistens, wenn man am wenigsten damit rechnet.

Wenn du verstanden hast, welche Faktoren zu dem Problem beitragen, kannst du überlegen, welche Veränderungen möglich und hilfreich sind. Du kannst präventiv entscheiden, was sich ändern muss. Manche Stressoren haben wir nicht im Griff. Andere schon, allerdings kann es sich unangenehm anfühlen, die Änderungen umzusetzen, selbst wenn sie gut für uns sind. Manchmal sind die schwierigsten Entscheidungen am Ende die besten für uns.

Probier's mal damit

Versuche, diese Fragen mit Fakten zu beantworten und nicht vorschnell Vermutungen anzustellen.

Liste alles auf, was zu deiner niedrigen Stressschwelle beitragen könnte.

- Wann hast du dich zum letzten Mal ausgeruht?
- Wann hast du zuletzt ausreichend geschlafen?
- Wann hast du zuletzt etwas getan, das dir einfach nur Spaß macht?
- Wann hast du zuletzt Freunde und Freundinnen getroffen?
- Rennst du ständig deinem Terminplan hinterher?
- Ernährst du dich gut?
- Trägst du viel Verantwortung, sogenannte *Mental Load*, entweder im Beruf und/oder in der Familie?
- Hast du die Möglichkeit, deine Batterien wieder aufzuladen?
- Was geht dir im Kopf herum?
- Worüber hast du dir in letzter Zeit Sorgen gemacht?

Als Nächstes schreib auf, was du in dem Moment gedacht hast, als die Wut hochgekocht ist, und warum du sie für die bestmögliche Reaktion gehalten hast. Hast du geglaubt, die andere Person hätte böse Absichten? Oder hast du erwartet, dass sie es besser hätte wissen müssen?

Dann überlege dir, wie die anderen Beteiligten die Situation gesehen haben könnten. Ist es möglich, dass du ihnen etwas unterstellt hast? Versuche, dich in ihre Gedanken und Sichtweisen hineinzuversetzen. Du musst keine Tatsachen darin sehen. Wir wollen lediglich in Erwägung ziehen, dass deine erste Deutung der Situation nur eine von mehreren möglichen ist. Was für Absichten deines Gegenübers hätten dich weniger wütend gemacht oder vielleicht sogar Mitgefühl ausgelöst?

Widmen wir uns jetzt deinem Gegenüber. Wenn du die Person kennst, überlege, welche guten Eigenschaften du an ihr schätzt oder vielleicht sogar bewunderst. Wäre es möglich, dass sie aktuelle Probleme hat, die die Situation verschärft haben? Kannst du dafür Mitgefühl empfinden? Manchmal hilft es, sich an Situationen zu erinnern, in denen man selbst mit Problemen zu kämpfen hatte und den Stress ungerechtfertigterweise an anderen ausgelassen hat.

Nachdem du die Situation von oben betrachtet und analysiert hast, schreib auf, was du daraus lernen kannst. Das hilft dir, dich weniger als Opfer unglücklicher Umstände zu fühlen und die nächsten Schritte besser zu kontrollieren.

Verstehe die Ursachen

Der Blick auf aktuelle Bedürfnisse und Umstände ist ein guter Anfang, aber falls dein Wutproblem schon länger besteht, sollte man sich auch weiter zurückliegende Erfahrungen ansehen. Das Gehirn greift zum Verständnis der Gegenwart auf frühere Erfahrungen zurück. Wenn du beispielsweise als Kind für jeden kleinen Wutausbruch bestraft wurdest, hast du vielleicht gelernt, deinen Zorn gut zu unterdrücken. Im Erwachsenenalter betäubst oder ignorierst du derartige Gefühle womöglich, und in dir stauen sich Bitterkeit und Groll auf. Sobald du den Griff lockerst, kann schon ein kleiner Trigger einen unkontrollierten Wutausbruch nach sich ziehen, der nicht im Verhältnis zum eigentlichen Geschehen steht.

Das verstärkt noch dein Gefühl, dass Wut nicht akzeptabel, sondern gefährlich und beschämend ist. Du empfindest sie als bedrohlich, kehrst zu der Gewohnheit zurück, sie zu leugnen und zu unterdrücken, und lächelst freundlich, obwohl du eigentlich für dich einstehen und deine Grenzen verteidigen solltest.

Wenn du meinst, dass mehr hinter deiner Wut steckt als die Niederungen des Alltags, dann greifen hier weniger die Notfalltools, sondern du solltest dich längerfristig mit den Ursachen auseinandersetzen. Therapeutische Beratung kann dir helfen, frühere Erfahrungen und ihre Auswirkungen auf den Wutkreislauf, in dem du heute festzustecken scheinst, sichtbar zu machen und zu hinterfragen.

Dieses Auseinandersetzen schafft die nötige Distanz zu unserer Wut, sodass wir uns leichter wieder beruhigen können. Zu einer Therapie gehört oft auch ein *Assertiveness Training*, das deine Selbstsicherheit stärken soll. Dies ist wichtig, um Wutausbrüche zu vermeiden, die unsere Beziehungen beschädigen würden. Je mehr Tools wir haben, um ruhig und effektiv zu kommunizieren, desto weniger geraten wir in Rage. Du bist dann in der Lage, ein schwieriges Thema schon anzusprechen, bevor du wütend wirst, und deine Grenzen zu schützen, bevor sie überhaupt verletzt werden. Über dieses Thema könnte man ein eigenes Buch schreiben, aber weitere Informationen findest du auch in Kapitel 5, «Wenn du immer wieder Ja sagst, obwohl du eigentlich Nein sagen willst».

Zusammengefasst

- Wenn du das Gefühl hast, dass die Wut immer stärker brodelt und sich auf deine Beziehungen auswirkt, dann kannst du etwas dagegen tun. Du bist dem nicht ausgeliefert.
- Die Wut gegen dich selbst zu richten, ist kein guter Umgang mit ihr – wenn du dich für deine Wutausbrüche hasst, hilft dir das in Zukunft nicht, die Nerven zu behalten.
- Wut ist der Kampf im Kampf-oder-Flucht-Reflex. Sie ist der Rauchmelder, dessen Aufgabe es ist, Alarm zu schlagen und dir zu sagen, dass es irgendwo qualmt. Aber der Rauchmelder kann sich nur nach Anhaltspunkten richten. Entscheiden musst du selbst. Deine Aufgabe ist es, ihn zu hören und herauszufinden, wie hektisch oder ruhig deine nächsten Schritte ausfallen sollten.
- Gewöhn dir an, selbstbewusst zu kommunizieren, damit du gar nicht erst auf das emotionale letzte Mittel zurückgreifen musst. Übe außerdem, deinen Körper und deinen Geist zu beruhigen, wenn die Wut dich zu überwältigen droht.
- Wenn du dich beruhigen willst, schlag nicht auf irgendein Kissen ein. Damit sinkt der Druck nicht, du fühlst dich im Gegenteil nur noch wütender.
- Wut wird in den meisten Fällen deinen Standpunkt schwächen und die Beziehung beschädigen. Deswegen ist Wutkontrolle das Gegenteil von Nachgeben. Du brauchst Zeit, um das Problem auf bestmögliche Weise anzugehen und zu lösen.

«Manchmal sind
die schwierigsten
Entscheidungen am Ende die
besten für uns.»

Unbedingt lesen ...

Im Verlauf dieses Buches habe ich dir verschiedenste Tools und praktische Übungen an die Hand gegeben, die du in schwierigen Momenten anwenden kannst. Auch wenn sie im Buch jeweils in Zusammenhang mit ganz bestimmten Situationen auftauchen, sind viele der genannten Techniken im Grunde übertragbar, und du findest sie vielleicht auch in anderen Szenarien oder bei anderen Herausforderungen genauso nützlich und hilfreich. Deshalb habe ich sie hier noch einmal zusammengestellt, damit du schnell und einfach darauf zurückgreifen und sie anwenden kannst, wann immer du sie brauchst.

Technik zur Entwicklung eines Mitgefühls mit dir selbst
(Aus Kapitel 8: Wenn du in deiner Elternrolle Fehler machst)

Dies ist eine Übung zur Selbstkontrolle, die du als Unterstützung bei der Bewältigung starker Emotionen ebenso nutzen kannst wie dazu, zu verhindern, dass selbstkritische Gedanken außer Kontrolle geraten und zu einer Gedankenspirale werden.

Probier's mal damit

Leg dir eine Handfläche auf den Brustkorb und lass sie da einen Moment lang liegen.

Lass deine Atmung zur Ruhe kommen und zu ihrem normalen Rhythmus zurückkehren.

Spüre, wie sich die Wärme deiner Hand über deinen Brustkorb ausbreitet.

Lass alles langsamer werden.

Sag dir dann die folgenden Sätze, sprich sie entweder laut aus oder sag sie dir still im Geiste:

Das ist hart.

Ich versuche mein Bestes zu geben mit dem, was ich im Augenblick zur Verfügung habe.

Wenn ich einen Fehler mache, tut das deshalb so weh, weil es mir so sehr am Herzen liegt.

Es ist Liebe, die mich befähigt, wieder in die Richtung zu steuern, in die ich gehen will, nachdem ich hingefallen bin.

Setz dich ruhig hin, atme langsam und wiederhole alles, was einen Nachhall in dir erzeugt hat, oder finde eigene Worte, bis du dich in der Lage fühlst, dich der Aufgabe, die du bewältigen willst, wieder zuzuwenden. Solche Momente der Rückbesinnung können ganz kurz sein: ein tiefer Atemzug und ein paar Worte an dich selbst in den anstrengendsten Situationen, die den Fokus deiner Aufmerksamkeit verlagern und dir eine klarere Vorstellung davon geben, wie du damit umgehen willst. Alternativ kannst du sie auch als Teil längerer Meditationen verwenden, die dir helfen können, eine Form des Mitgefühls mit dir selbst zu entwickeln. Für jene, die sich längere Meditationen unter Anleitung wünschen, sind diese kostenlos auf meinem YouTube-Kanal abrufbar.

Visualisierungstool zur Stärkung des Selbstvertrauens
(Aus Kapitel 14: Wenn du an dir zweifelst und selbstsicherer werden möchtest)

Hierbei kann es hilfreich sein, dir die Antworten aufzuschreiben, damit du sie hinterher parat hast.

Probier's mal damit

Stell dir bitte vor, du würdest morgen aufwachen und dein Selbstvertrauen wäre wie durch Zauberhand plötzlich so groß geworden, wie du es dir wünschst. Du machst die Augen auf –

woher weißt du in diesem Moment, was passiert ist? Konzentriere dich bei deiner Antwort weniger darauf, was sich anders *anfühlt*, sondern beschreibe, was du anders *machen* würdest und wie.

Wie wäre deine Körperhaltung? Wie würdest du dich bewegen? Würdest du anders mit deinen Mitmenschen umgehen? Wie würdest du die nächste Herausforderung angehen?

Stell dir alles detailliert vor und mach dir dann einen Aktionsplan.

Die meisten Menschen denken, dass sich entweder erst ihr Gefühl oder das Problem ändern müsste, bevor ihr Traum wahr werden kann. Aber ähnlich wie Motivation entsteht Selbstvertrauen nicht von sich aus. Aber alles, was auf deiner Liste steht: Das sind die Taten, die das Gefühl entstehen lassen. Einiges fühlt sich vielleicht machbarer an als anderes. Dann fang einfach damit an!

Erdungsübung

(Aus Kapitel 15: Wenn du dich überfordert fühlst)

Wenn du in einem Zustand der Überforderung feststeckst, hilft dir diese kurze Übung, dich wieder mit deinem Körper zu verbinden und dich auf das Hier und Jetzt zu konzentrieren.

Probier's mal damit

Stell als Erstes beide Füße auf den Boden.

Nimm wahr, was du sonst noch berühren kannst: deine Kleidung, die Wand oder den Stuhl, auf dem du sitzt. Nimm dir ein paar Minuten Zeit, alles so wahrzunehmen, als wäre es das erste Mal.

Beobachte und beschreibe im Stillen, wie sich das anfühlt: die Temperatur, die Textur, das Gewicht in deinen Händen.

Jetzt sieh dich um nach einem Gegenstand in deiner Umgebung, dem du in letzter Zeit wenig Beachtung geschenkt hast. Vielleicht, weil er wenig interessant ist und du oft gedankenlos an ihm vorbeigehst. Mach dich ein paar Minuten lang mit dem Gegenstand vertraut, beobachte und beschreibe ihn im Stillen. Vielleicht fällt dir auf, wie das Licht darauf fällt, du siehst Farben und Schatten, Beschaffenheit und Linien. Wie würdest du den Gegenstand beschreiben?

Jetzt erweitere dein Bewusstsein und achte auf die Geräusche in deiner Umgebung. Manche kommen vielleicht ganz aus der Nähe, andere sind weiter weg. Du willst nichts daran verändern, du bewertest nicht, du nimmst nur wahr, beobachtest und beschreibst im Stillen.

Mach so weiter, such dir Dinge in deiner Nähe aus, die du anfassen, sehen, hören kannst. Mit dieser Technik kehrst du in die Gegenwart zurück, und die Gedanken, die Stress und Überforderung ausgelöst haben, verschwinden.

Du kannst diese Technik auch mit *Self-Soothing*, Selbstberuhigung, verbinden – eine gute Methode, um in schwierigen Momenten mit großem Stress umzugehen. Auch dabei nutzt du deine Sinne, um dich auf Dinge zu konzentrieren, die für dich Sicherheit und Trost bedeuten. In England ist beispielsweise gemeinsames Teetrinken ein Ritual, das mit Nähe und Wärme verbunden ist, und wenn wir den Prozess verlangsamen, jeden Handgriff bewusst durchführen und darauf achten, was wir sehen, hören und riechen, während wir den Tee ziehen lassen und einschenken, dann kann das Überforderung und Anspannung lindern. Es gibt viele Dinge, die beruhigend wirken, der Duft eines geliebten Menschen, ein Familienessen, Fotos von glücklichen Momenten, entspannende Musik. Du kannst selbst wählen. Wichtig ist nur, dass du deine Sinne einsetzt, um ins Hier und Jetzt zu kommen und in schwierigen Momenten Ruhe zu finden, anstatt sie zu betäuben oder zu unterdrücken.

Finde heraus, was du wirklich bist

(Aus Kapitel 17: Wenn du Angst hast, die falsche Entscheidung zu treffen)

Eine Entscheidung zu treffen, fällt vor allem dann schwer, wenn wir uns in unterschiedliche, entgegengesetzte Richtungen gezogen fühlen. Also ist es sinnvoll, die verschiedenen Faktoren einzeln zu gewichten. Unsere Werte und Prioritäten ändern sich im Lauf des Lebens und sollten vor wichtigen Entscheidungen überprüft werden. Die Möglichkeiten dazu habe ich detailliert in meinem ersten Buch beschrieben (s. Kapitel 33 in *Aufstehen oder liegen bleiben?*). Damit stellst du sicher, dass deine Entscheidung sich darauf gründet, was dir an diesem Punkt in deinem Leben am wichtigsten ist.

Probier's mal damit

Mach dir eine Liste der unterschiedlichen Bereiche deines Lebens, die von deiner Entscheidung aller Wahrscheinlichkeit nach betroffen sein werden. Dazu gehören beispielsweise Familie, Kindererziehung, Freundschaften, enge Beziehungen, Beruf, Gesundheit, Ausbildung, persönliche Entwicklung, soziales Umfeld und Mitwirkung.

Schreib zu jedem Bereich eine kurze Antwort zu folgenden Fragen:

- Was ist dir in diesem Lebensbereich am wichtigsten?
- Welchen Beitrag möchtest du leisten, wie willst du dich einbringen?
- In welchem Verhältnis steht deine Entscheidung zu deinen Werten? Entspricht oder widerspricht sie ihnen eher?
- Wie fühlst du dich damit? Wird die Entscheidung dein Leben verbessern oder verschlechtern?

Je nach Bedeutung der Situation oder der Werte, die deine Entscheidung berührt, kannst du mehr oder weniger Zeit für diese Fragen aufwenden. Wichtig ist nur, dass du ehrlich zu dir selbst bist. Das klingt leichter, als es ist. Oft sind die Antworten nicht die, die wir hören wollen. Vor allem, wenn uns klar wird, wie schwierig die anstehende Entscheidung tatsächlich ist.

Bring dich dazu, den Sprung zu wagen

(Aus Kapitel 17: Wenn du Angst hast, die falsche Entscheidung zu treffen)

Wenn wir über Veränderung nachdenken, es aber nicht schaffen, sie umzusetzen, wägen wir oft die Vor- und Nachteile der Veränderung ab. Wir finden heraus, ob der Nutzen die Kosten übersteigt – und verstehen dann nicht, warum wir immer noch zögern. Diese allzu simple Analyse lässt nämlich etwas Entscheidendes außer Acht.

Was oft vergessen wird, sind die Vorteile des Nichthandelns. Was es uns bringt, die Entscheidung auszusitzen und mit ihren Konsequenzen nicht leben zu müssen. Erst wenn du diesen Mechanismus erkennst, kannst du dir ehrlich beantworten, was deine Tatenlosigkeit dich kostet, auch für den weiteren Verlauf deines Lebens.

Probier's mal damit

Hier eine gute Übung, wenn du die richtige Entscheidung schon kennst, aber ihre Umsetzung vermeidest. Die folgenden Fragen dienen als Gedankenanstoß.

- Welchen Vorteil hat es, die Entscheidung nicht umzusetzen?
- Was kannst du dadurch vermeiden?

- Welchen Preis hat das, jetzt und später?
- Bist du bereit, mit den Konsequenzen zu leben?

Finde die Willenskraft zur Veränderung

(Aus Kapitel 18: Wenn dir die Willenskraft fehlt)

Viele Menschen, die sich mehr Willenskraft wünschen, machen heutzutage den Fehler, auf Onlineratgeber zu hören, die Visualisierungen als Allheilmittel darstellen: Man malt sich aus, wie wunderbar alles sein wird, wenn man sein Ziel erreicht, stellt sich vor, man wäre schon dort, und sagt sich immer wieder, warum man dort hinwill. Das kann funktionieren, aber ich habe hier ein verlässlicheres, wenn auch weniger sanftes Tool.

Probier's mal damit

Als Erstes musst du dir zwei Dinge klarmachen:

1. Was das ständige Aufschieben dich kostet: Du bleibst stecken. Mach dir klar, dass du unnötig lange an einer Situation festhältst, in der du nicht mehr sein willst – nicht weil die Veränderung so schwierig wäre, sondern weil die Versuchung stark ist, alles beim Alten zu belassen. Wer Neues will, muss Altes möglicherweise aufgeben.
2. Was sind die wahren Konsequenzen, wenn alles beim Alten bleibt? Mach dir klar, dass auch das Aufschieben einer Veränderungsentscheidung eine Entscheidung ist. Dann kannst du dich mit den Konsequenzen deiner Tatenlosigkeit auseinandersetzen, anstatt dir einzureden, du würdest die Entscheidung nur verschieben.

Nimm dir für die folgenden Fragen ein paar Minuten Zeit. Sie können dir helfen, Klarheit in deinen inneren Konflikt zu bringen.

- Wovor soll dich dein Zögern schützen? Welche negativen Auswirkungen könnte das Vermeiden von Veränderung nach sich ziehen?
- Welche bisherigen Vorteile oder Annehmlichkeiten müsstest du aufgeben, wenn du handeln würdest?
- Welche Vorteile entgehen dir, wenn du nicht handelst?
- Was kostet es dich jedes Mal persönlich, wenn du entscheidest, alles beim Alten zu belassen?
- Was bedeutet es für dich, wenn du deine Entscheidung nicht umsetzt oder es nicht schaffst, den ersten Schritt zu machen?
- Wie wirkt sich das auf dein Selbstbild aus?
- Wie wirkt sich das auf die wichtigen Bereiche deines Lebens aus?

Rechne mit Herausforderungen

(Aus Kapitel 18: Wenn dir die Willenskraft fehlt)

Wenn wir positive Veränderungen zwar anstoßen wollen, aber dafür anderen Versuchungen widerstehen müssen und es nicht schaffen, aktiv zu werden, obwohl das unsere Zukunft verbessern würde, können wir viel von den Extremfällen in diesem Bereich lernen: Suchtkrankheiten. Eine Suchttherapie besteht zum größten Teil aus Rückfallvermeidung. Das bedeutet, sich für die schlimmsten Tage zu wappnen, alle denkbaren Hürden vorherzusehen und einen konkreten, detaillierten Plan für jede einzelne bereitzuhalten, und zwar von Anfang an. Denn sonst legt man seine Zukunft in die Hände seiner Impulse.

Probier's mal damit

Wenn uns irgendetwas so schwer fällt, dass wir dafür Willenskraft aufbringen müssen, handelt es sich mit großer Sicherheit um eine lohnende Sache. Liste alles auf, was deinen Erfolg vereiteln könnte. Endlich kannst du deine Selbstzweifel zu deinem Vorteil nutzen. Mal dir die schlimmsten Szenarien aus, aber nutze sie, um konstruktiv zu planen, anstatt in trübem Grübeln zu versinken. Wir werden diese Gedanken gleich einsammeln und in einen ausgefeilten und gut durchdachten Plan einbauen, damit sie deine Ziele nicht sabotieren können.

Diese Planung zur Risikominimierung kann dir unter Umständen ein paar schwierige Entscheidungen abverlangen. Vielleicht musst du Nein sagen zu Dingen, die dir bisher Spaß gemacht haben oder wichtig waren, und Ja zu einer Veränderung, die Angst und Unsicherheit mit sich bringt. Lass dich davon nicht abhalten, sondern führe dir immer wieder dein Ziel vor Augen. Mach dir bewusst, warum du es erreichen willst und warum du die Alternativen *nicht* willst.

- Welche Hürden und Hindernisse siehst du vor dir, die deinen Erfolg vereiteln könnten?
- Welche Momente, Orte oder Situationen fallen dir ein, die deinen Fortschritt plötzlich über den Haufen werfen könnten?
- Welche Erklärungen und Rechtfertigungen fallen dir ein, die ein Einknicken in diesen Momenten akzeptabler machen würden?

Dann mach dich daran, für jedes einzelne Hindernis auf deiner Liste einen Aktionsplan zu entwerfen.

Das ist keine angenehme Aufgabe, aber nicht vorbereitet zu sein, wäre viel schlimmer. Wenn du mit Karacho in die Hürden hineinrennst, weil du sie nicht kommen siehst, verringert das erheblich deine Chancen, am Ende ins Ziel einzulaufen. Aber wenn du den Mut hast, dich schon im Vorhinein mit möglichen Schwierigkeiten auseinanderzusetzen und dir zu überlegen, wie du mit ihnen umgehen willst, dann brauchst du am Ende deinem Plan nur noch zu folgen, ohne dass dir der Schwung allzu sehr genommen wird.

Verbinde dich mit deinem zukünftigen Ich
(Aus Kapitel 18: Wenn dir die Willenskraft fehlt)

Wer im Sumpf des Alltags steckt, denkt oft wenig über die Zukunft nach. Die ist ja noch weit weg und längst nicht so wichtig wie das, was gerade anliegt. Untersuchungen haben gezeigt, dass wir, wenn wir uns von unserem zukünftigen Ich abgekoppelt fühlen, dazu neigen, die Konsequenzen unseres jetzigen Handelns für die Zukunft zu ignorieren. Wir reagieren eher impulsiv und entscheiden danach, wie wir uns heute fühlen wollen, anstatt danach, was wir uns für die Zukunft wünschen.

Wenn du deinem Zukunfts-Ich nicht durch impulsive Entscheidungen von heute das Leben schwer machen willst, solltest du dir bewusst machen, dass du in der Zukunft nicht eine idealisierte Version deiner selbst ohne Probleme sein wirst. Auch dann noch werden sich Mühen und Anforderungen genauso anfühlen wie heute.

Probier's mal damit

Nimm dir ein bisschen Zeit, schließ die Augen und stell dir vor, wie du in einer Woche oder in einem Monat leben willst und wie du zurückblicken wirst auf deine Entscheidungen von heute.

Was hält dein Zukunfts-Ich von deinem Verhalten? Wie wird es sich auf deine Zukunft ausgewirkt haben?

Schreib deinem Zukunfts-Ich einen Brief und erkläre, was

du heute tun willst, um ihm das Leben leichter zu machen. Wie musst du heute handeln, damit du später stolz und dankbar zurückblicken und mit neuem Schwung vorangehen kannst?

Bring deinen Körper zur Ruhe

(Aus Kapitel 26: Wenn zu oft die Wut ausbricht)

Um wieder in einen Zustand zu kommen, in dem du mit der Situation angemessen umgehen kannst, musst du die Kontrolle sowohl über deinen Körper als auch deine Gedanken übernehmen. Was den Körper angeht, ist der Atem das einfachste Mittel, um sich abzuregen. Der Atem lässt Ruhe einkehren.

Es gibt verschiedene Methoden. Manche Menschen zählen: einatmen auf eins, zwei, drei, vier, ausatmen auf eins, zwei, drei, vier. Andere nutzen eine der vielen Apps, die den Atem mit Bildern begleiten. Ziel ist immer, so langsam zu atmen, dass man sich wieder dem natürlichen Rhythmus annähert. Im Ruhezustand fällt ruhiges, entspanntes Atmen leicht. Diese Technik lässt sich überall anwenden, selbst in den Situationen, die einen in Rage bringen. Hier ein paar Tipps:

Probier's mal damit

- Zieh im Sitzen oder Stehen deine Schultern zurück und öffne deinen Brustkorb, sodass du tiefer einatmen kannst.
- Wenn dein Kiefer angespannt ist, lockere ihn. Lass die Schultern fallen und die Spannung los.
- Atme durch die Nase ein und durch den Mund aus. Das muss nicht völlig kontrolliert passieren, aber versuche, deinen Atem wieder dem natürlichen, entspannten Rhythmus anzugleichen. Nimm wahr, wie dein Körper dich unterstützt.
- Noch effektiver wird es, wenn du zwischen den Atemzügen bis drei oder vier zählst.

- Wenn du ein paar Minuten lang wieder in deinem natürlichen Rhythmus atmest, merkst du vielleicht, dass auch die Wut abgeflaut ist. Du nimmst das Gefühl und die Situation klarer wahr.
- Auch wenn dein Körper zur Ruhe gekommen ist, können deine Gedanken an die erlebte Situation die nächste Wutwelle triggern. Probiere daher auch die folgenden Tools aus.

Verstehe deinen Ärger oder Stress
(Aus Kapitel 26: Wenn zu oft die Wut ausbricht)

Wenn du merkst, dass du dich oft über Dinge ärgerst, die dir normalerweise nicht viel ausmachen, dann solltest du innehalten und dich fragen, was eigentlich los ist. Wirf einen Blick auf den größeren Kontext deines Lebens.

Vergiss nicht, dass es hier nicht um Rechtfertigungen geht, nur um Überlegungen. Um Einsichten, die dir helfen, dich besser zu verstehen. Je öfter du reflektierst, desto schneller wirst du Muster in deinem Verhalten erkennen. Und das gibt dir die Möglichkeit, sie so früh zu sehen, dass du anders reagieren kannst.

Deine Antworten auf die unten stehenden Fragen werden ein Bild ergeben, das verdeutlicht, warum du immer wieder zu diesem emotionalen letzten Mittel greifst. Du wirst allmählich spüren, dass das Ausblenden deiner Grundbedürfnisse und das Betäuben oder Ignorieren von Stress ähnlich ist, wie eine Luftblase unter Wasser zu drücken. Irgendwann schießt sie an die Oberfläche, meistens, wenn man am wenigsten damit rechnet.

Wenn du verstanden hast, welche Faktoren zu dem Problem beitragen, kannst du überlegen, welche Veränderungen möglich und hilfreich sind. Du kannst präventiv entscheiden, was sich ändern muss. Manche Stressoren haben wir nicht im Griff. Andere schon, allerdings kann es sich unangenehm anfühlen, die Änderungen umzusetzen, selbst wenn sie gut für uns sind. Manchmal sind die schwierigsten Entscheidungen am Ende die besten für uns.

Probier's mal damit

Versuche, diese Fragen mit Fakten zu beantworten und nicht vorschnell Vermutungen anzustellen.

Liste alles auf, was zu deiner niedrigen Stressschwelle beitragen könnte.

- Wann hast du dich zum letzten Mal ausgeruht?
- Wann hast du zuletzt ausreichend geschlafen?
- Wann hast du zuletzt etwas getan, das dir einfach nur Spaß macht?
- Wann hast du zuletzt Freunde und Freundinnen getroffen?
- Rennst du ständig deinem Terminplan hinterher?
- Ernährst du dich gut?
- Trägst du viel Verantwortung, sogenannte *Mental Load*, entweder im Beruf und/oder in der Familie?
- Hast du die Möglichkeit, deine Batterien wieder aufzuladen?
- Was geht dir im Kopf herum?
- Worüber hast du dir in letzter Zeit Sorgen gemacht?

Als Nächstes schreib auf, was du in dem Moment gedacht hast, als die Wut hochgekocht ist, und warum du sie für die bestmögliche Reaktion gehalten hast. Hast du geglaubt, die andere Person hätte böse Absichten? Oder hast du erwartet, dass sie mehr über dich und die anderen hätte wissen und berücksichtigen müssen?

Dann überlege dir, wie die anderen Beteiligten die Situation gesehen haben könnten. Ist es möglich, dass du ihnen etwas unterstellt hast? Versuche, dich in ihre Gedanken und Sichtweisen hineinzuversetzen. Du musst keine Tatsachen darin sehen. Wir wollen lediglich in Erwägung ziehen, dass deine erste Deutung der Situation nur eine von mehreren möglichen ist. Was für Absichten deines Gegenübers hätten dich weniger wütend gemacht oder vielleicht sogar Mitgefühl ausgelöst?

Widmen wir uns jetzt deinem Gegenüber. Wenn du die Person kennst, überlege, welche guten Eigenschaften du an ihr schätzt oder vielleicht sogar bewunderst. Wäre es möglich, dass sie aktuelle Probleme hat, die die Situation verschärft haben? Kannst du dafür Mitgefühl empfinden? Manchmal hilft es, sich an Situationen zu erinnern, in denen man selbst mit Problemen zu kämpfen hatte und den Stress ungerechtfertigterweise an anderen ausgelassen hat.

Nachdem du die Situation von oben betrachtet und analysiert hast, schreib auf, was du daraus lernen kannst. Das hilft dir, dich weniger als Opfer unglücklicher Umstände zu fühlen und die nächsten Schritte besser zu kontrollieren.

DANK

Ich danke euch, Sienna, Luke und Leon, dafür, dass ihr mein Ankerpunkt seid und mich immer daran erinnert, was am allerwichtigsten ist. Danke, dass ihr immer so geduldig mit mir wart, wenn ich müde oder geistig abwesend war, während ich dieses Buch schrieb. Ich verspreche euch, euch bei der Entdeckung und Verwirklichung eurer Träume zu unterstützen, so wie ihr es für mich getan habt.

Matthew, mein Dank an dich ist größer als der Platz, ihn niederzuschreiben. Irgendwie haben wir uns auf dieser wilden und schönen Reise gefunden, und es gibt niemanden, mit dem ich sie lieber unternehmen würde als mit dir. Danke, dass du so viel und so schwere Verantwortung übernommen hast, damit ich mich auf dieses Buch konzentrieren konnte. Ich weiß nicht, wie du das schaffst. Danke für deine Geduld, mit der du mir immer genug Zeit gegeben hast, auch wenn du selbst schier geplatzt bist vor neuen Ideen für den Inhalt. Danke, dass du mir immer eine Quelle frischer Energie bist und meinen Schwung vervielfachst, und dafür, dass du allem Freude verleihst und immer einen Grund zur Dankbarkeit findest, auch in Zeiten, in denen es genug gibt, worüber du dich beschweren könntest. Und danke, dass du dem Gedanken dieses Buchs einen so fantastischen Titel gegeben hast.

Ein ganz besonderer Dank geht an Lucy, die mich bei YMU mit offenen Armen empfangen hat. Es war wunderbar, mit den Besten der Branche zusammenzuarbeiten, und deine Ideen und Ansichten werden immer großen Wert für mich behalten. Danke, Ellie, dass du nie gezögert und immer genau gewusst hast, wo ich stehen sollte, was ich tun sollte und wann, sowie dafür, dass du mich bei jedem Anlass unterstützt hast. Besonders dankbar bin ich euch beiden dafür, dass ihr mir die Außenwelt vom Leibe gehalten habt, damit ich schreiben konnte.

Danke, Guy, für deine Tapferkeit, unserem Team beizutreten, und dafür, dass du alles so selbstverständlich und locker angegangen bist. Danke vor allem dafür, dass du die ganze Arbeit wie durch Zauberhand verschwindet ließest, als ich schwere Zeiten durchmachen musste.

Ein großer Dank geht an meine Agentin Amanda Harris, für ihren unerschöpflichen Vorrat an Hilfe und Ermutigung während des Schreibens; von den ersten Ansätzen auf einem Papierfetzen bis zum Buch im Glanzumschlag in den Regalen warst du immer da, um mir zu helfen, wenn ich es brauchte.

Vielen Dank an meine Lektorin Ione Walder, die geduldig in den Startlöchern saß, mich unterstützte und ermutigte, während ich versuchte, etwas zu schaffen, das gut genug wäre, um es ihr zu zeigen. Danke für deine Hilfe, dies zu einem Buch zu machen, das wir gerne vorzeigen. Ich bin so dankbar, dass ich mit dir zusammenarbeiten durfte.

Und großen Dank auch an Daniel Bunyard für seine freundliche Unterstützung während der gesamten Zeit und seine immerwährende Inspiration durch die Breite und Tiefe seines Wissens über Bücher. Es gibt noch so viel, was ich von dir lernen muss.

Danke an Louise Moore dafür, dass sie das Potenzial in meinen Entwürfen erkannt und dieses Buch möglich gemacht hat. Ein besonderer Dank an Ciara Berry. Es ist immer so angenehm, mit dir zusammenzuarbeiten, und durch deine harte Arbeit hat mein erstes Buch mehr Menschen erreicht, als ich mir je hätte vorstellen können. Machen wir uns bereit für die zweite Runde.

Mein Dank geht an die gesamte Familie von Penguin Michael Joseph. Es ist wirklich ein Privileg, mit euch allen zu arbeiten, und ich bin so stolz, dass das MJ-Logo auf meinen Büchern prangt.

Danke an Judith Curr von Harper One in den USA dafür, dass sie das Potenzial dieses Buchs erkannt hat.

Danke an Rachel Mills und ihr großartiges Team, Alexandra und Charlotte. Ihr seid wirklich ein Dream-Team.

Mum und Dad, euch verdanke ich alles. Danke für eure unablässige Unterstützung während dieser Reise. Die Arbeitsmoral, die ihr mir beigebracht habt, hat sich offenbar gelohnt, und auch heute noch ermöglicht ihr mir das alles, indem ihr immer für die Kinder da seid, wenn ich arbeiten muss. Und Mum, danke, dass du mir die Geschichte der Tochter deiner Freundin erzählt hast, die schließlich zu der Idee für dieses Buch geführt hat.

Ich danke meinen Schwestern Claire und Sarah. Ihr beide habt mir mehr beigebracht, als euch bewusst ist. Danke für euer Verständnis, wenn ich manchmal nicht anwesend sein konnte, und für eure Ermutigung, nach den Sternen zu greifen. Danke auch, dass ihr in schweren Zeiten immer da wart.

Danke an Pat und David. Ihr seid eine ewige Quelle der Inspiration und Unterstützung, und Matthew und ich sind jeden Tag dankbar dafür, dass es euch gibt. Ohne Matthew wäre nichts von alldem Wirklichkeit geworden, und ich hoffe, wir beide haben euch stolz gemacht.

Vielen Dank, Jackie, dafür, dass du immer Verständnis zeigst und mich nie für das Durcheinander nach einer anstrengenden Woche verurteilst. Ohne dich wäre ich ein zitterndes Häuflein Elend inmitten eines völligen Chaos.

Danke an Ben Garner für all die harte Arbeit hinter den Kulissen und seinen unverwüstlichen Enthusiasmus, selbst dann noch, wenn ich mich zum Schreiben eingesperrt hatte und außerstande fühlte, neuen Inhalt zu produzieren.

Danke, Sean, dafür, dass du immer da bist, um die Stellung zu halten, und Matthew in allem unterstützt. Wir sind zutiefst dankbar und froh, dass es dich gibt.

Ich danke allen, die mein erstes Buch gelesen und dann ihren Freund:innen und Familienmitgliedern empfohlen und/oder wohlwollende Besprechungen geschrieben haben. Für eure standhafte Unterstützung bin ich euch allen für immer dankbar. Ohne sie hätte ich vielleicht nicht den Mut gehabt, noch ein Buch zu schreiben. Ich hoffe, dieses Buch wird sich den Platz in euren Bücherregalen verdienen und sich auf eurem Lebensweg als nützlich erweisen.

Von immenser Bedeutung für die Entstehung dieses Buchs war die Arbeit jenes Heers aus klinischen Ärzten und Ärztinnen sowie Forscher:innen, von denen ich im Lauf der Jahre gelernt habe. Bitte akzeptieren Sie meine Entschuldigung für etwaige Fehler oder Auslassungen im Verständnis Ihrer Arbeit.

Ich danke meinen Klient:innen dafür, dass sie mir einige ihrer schmerzlichsten und quälendsten Erfahrungen anvertraut haben. Ich frage mich oft, wie jeder und jede von ihnen wohl zurechtkommt. Auch wenn es in diesem Buch um die Worte geht, die wir vielleicht hören müssen, haben sie alle mich doch gelehrt, wann man aufhören sollte, nach den richtigen Worten zu suchen, und einfach nur zulassen muss, dass die Stille den Raum zwischen uns füllt.

ANMERKUNGEN

1
Wenn dir das Zusammensein mit anderen Menschen schwerfällt

Kapitel 1: Wenn du dich mit anderen vergleichst und schlecht dabei wegkommst

Das durch diesen ganzen Prozess erzeugte psychische Gift wird entweder nach innen, in Form von Selbsthass und Depression, gegen uns selbst gewendet oder durch böswillige Beschädigung jener anderen Personen, mit denen wir uns vergleichen, in Form von Missgunst und Bitterkeit nach außen getragen: M. Pemberton und C. Sedikides, «When do individuals help close others improve? The role of information diagnosticity», *Journal of Personality and Social Psychology, 81*(2), 2001, S. 234–46.

Die nützlichsten Aufwärtsvergleiche: L. Festinger, «A theory of social comparison processes», *Human Relations, 7*(2), 1954, S. 117–40.

Mit solchen Extremen bombardiert zu werden, löst wahrscheinlich eher Minderwertigkeitsgefühle und Depressionen bei dir aus: H. W. Marsh und J. W. Parker, «Determinants of student self-concept: Is it better to be a relatively large fish in a small pond even if you don't learn to swim as well?», *Journal of Personality and Social Psychology, 47*, 1984, S. 213–31.

Es kann sogar dazu führen, dass du darin eine Rechtfertigung zur Selbstsabotage siehst: J. A. Shepperd und K. M. Taylor, «Ascribing advantages to social comparison targets», *Basic and Applied Social Psychology, 21*(2), 1999, S. 103–17.

Nur wenige Erfolge sind schwerer erträglich als die unserer engsten Freunde: Alain de Botton, *StatusAngst*, S. Fischer, 2004.

Erhöhtes Risiko für Depressionen, Ängste, Sucht, Narzissmus und den ganzen Rest: Oliver James, *Affluenza: A contagious middle class virus causing depression, anxiety, addiction and ennui*, Vermilion, 2007.

Kapitel 2: Wenn deine Freunde nicht deine Freunde sind

Persönliche Erfolge ernten Blicke, die töten könnten: Robert Greene, *Power: Die 48 Gesetze der Macht*, Hanser, 2013.

Widersteh der Opferrolle: Eric Berne, *Spiele der Erwachsenen. Psychologie der menschlichen Beziehungen*, Rowohlt, 1967.

Für weitere Ausführungen siehe Stephen B. Karpman, M. D., *A Game Free Life: The definitive book on the Drama Triangle and Compassion Triangle by the originator and author*, Drama Triangle Publications, 2014.

Kapitel 3: Wenn du dich in Gesellschaft nicht mehr so unwohl fühlen willst

Wir können den Austausch so gestalten, dass unser Gegenüber mit dem Gefühl davongeht, mindestens zehn Zentimeter gewachsen zu sein: Geoffrey L. Cohen, *Belonging: The Science of Creating Connection and Bridging Divides*, W. W. Norton & Company, 2022.

Du musst nicht interessant sein: John Gottman, zitiert in: Bernardo Carducci, «Shyness: The New Solution», *Psychology Today*, 1. Januar 2000, Psychologytoday.com.

Mindestens 90 % der befragten Studierenden berichten davon, dass sie sich schon irgendwann einmal verschüchtert gefühlt haben: P.G. Zimbardo, P.A. Pilkonis und R.M. Norwood, «Social disease called shyness», *Psychology Today, 8*(12), 1975, S. 69.

48 % der befragten Erwachsenen geben zu Protokoll, dass sie sich selbst für schüchtern halten: Bernardo Carducci, «Shyness: The New Solution», *Psychology Today,* 1. Januar 2000, Psychologytoday.com.

Achte auf Gedanken, Erfahrungen und Werte, die du teilen kannst: David Brooks, *How to Know a Person: The Art of Seeing Others Deeply and Being Deeply Seen,* Penguin Books, 2023.

Schieb der Grübelei nach sozialen Interaktionen einen Riegel vor: Lynne Henderson, *Improving Social Confidence and Reducing Shyness: Using Compassion Focused Therapy,* Constable, 2010.

Kapitel 4: Wenn du dich nicht willkommen fühlst, aber dazugehören möchtest

Wie zugehörig wir uns sowohl zu Hause als auch in unseren unterschiedlichen Umfeldern fühlen, hat einen großen Einfluss auf unsere seelische Gesundheit: Geoffrey L. Cohen, *Belonging: The Science of Creating Connection and Bridging Divides,* W.W. Norton & Company, 2022.

Finde Gemeinsamkeiten: David Brooks, *How to Know a Person: The Art of Seeing Others Deeply and Being Deeply Seen,* Penguin Books, 2023.

Für weitere Ausführungen siehe Iain McGilchrist, *The Master and His Emissary: The Divided Brain and the Making of the Western World,* Yale University Press, 2009, S. 133.

Kapitel 5: Wenn du immer wieder Ja sagst, obwohl du eigentlich Nein sagen willst

Gefühle entstehen nicht nur aus dem Moment heraus. Sie sind auch Echos aus der Vergangenheit: Lisa Feldman Barrett, *Siebeneinhalb Lektionen über das Gehirn*, Rowohlt, 2023.

Durchsetzungsfähigkeiten: Marsha M. Linehan, *Dialektisch-Behaviorale Therapie (DBT) der Borderline-Persönlichkeitsstörung: DBT Therapiebuch*, CIP-Medien, 2008.

Kapitel 6: Wenn du es mit passiv-aggressiven Menschen zu tun hast

Du kannst passiv-aggressives Verhalten daran erkennen, dass eine Person ihre negativen Gefühle indirekt über eine Art stumme Feindseligkeit ausdrückt: E. McIlduff und D. Coghlan, «Understanding and contending with passive-aggressive behaviour in teams and organizations», *Journal of Managerial Psychology*, Band 15, Nr. 7, 2000, S. 716–36.

Für Menschen mit einer Tendenz zu verstecktem Narzissmus sind ein passiv-aggressives Kommunikationsmuster und die Darstellung der eigenen Person als Opfer geradezu klassisch-typische Verhaltensweisen: Ramani Durvasula, *It's Not You: How to Identify and Heal from Narcissistic People*, Vermilion, 2024.

Wie aber soll man mit passiv-aggressivem Verhalten umgehen?: Scott Wetzler, *Warum Männer mauern. Wie Sie Ihren passiv-aggressiven Mann besser verstehen und mit ihm glücklich werden*, Goldmann, 2013.

Kapitel 7: Wenn deine Eltern Fehler gemacht haben

Dem nachtrauern, was wir früher gebraucht, aber nicht bekommen haben: Jasmin Lee Cori, *Wenn die Mutterliebe fehlte. Wie wir das ungeliebte Kind in uns entdecken und heilen*, Kösel, 2018.

Vermeide Dramen: Eric Berne, *Spiele der Erwachsenen. Psychologie der menschlichen Beziehungen*, Rowohlt, 1967.

Für weitere Ausführungen siehe Stephen B. Karpman, M. D., *A Game Free Life: The definitive book on the Drama Triangle and Compassion Triangle by the originator and author*, Drama Triangle Publications, 2014.

Realistische Erwartungen an eure Beziehung: Ramani Durvasula, *It's Not You: How to Identify and Heal from Narcissistic People*, Vermilion, 2024.

Für weitere Ausführungen siehe Daniel J. Siegel und Mary Hartzell, *Gemeinsam leben, gemeinsam wachsen. Wie wir uns selbst besser verstehen und unsere Kinder einfühlsam ins Leben begleiten können*, Arbor-Verlag, 2004.

Für weitere Ausführungen siehe Jonice Webb, *Running on Empty: Overcome Your Childhood Emotional Neglect*, Morgan James, 2014.

Kapitel 8: Wenn du in deiner Elternrolle Fehler machst

Du musst deine Gefühle nicht unterdrücken, um gute Erziehungsarbeit zu leisten: Becky Kennedy, *Good Inside – Das Gute sehen. Wie wir die Eltern werden, die wir sein wollen*, Kösel, 2023.

Meditationsübung: Für weitere Ausführungen zum Mitgefühl mit uns selbst siehe Chris Irons, Elaine Beaumont, *The Compassionate Mind Workbook: A step-by-step guide to compassion focused therapy*, Robinson, 2017.

Für weitere Ausführungen siehe Daniel J. Siegel und Mary

Hartzell, *Gemeinsam leben, gemeinsam wachsen. Wie wir uns selbst besser verstehen und unsere Kinder einfühlsam ins Leben begleiten können*, Arbor-Verlag, 2004.

Stell dir einmal vor, deine Eltern wären zu dir gekommen: Becky Kennedy, *Good Inside – Das Gute sehen. Wie wir die Eltern werden, die wir sein wollen*, Kösel, 2023.

Kapitel 9: Wenn du nicht zurückgeliebt wirst

Psychologe Guy Winch: Guy Winch, *Emotionale Erste Hilfe. Wie wir mit seelischen Verwundungen im Alltag umgehen können*, Junfermann, 2016.

Nur ein Teil des Puzzles: Esther Perel, *Was Liebe aushält. Untreue überdenken. Ein Buch für alle, die jemals geliebt haben*, HarperCollins, 2020.

Kapitel 10: Wenn du geliebt wirst, aber niemanden an dich heranlassen willst

Zweifellos gab es eine Zeit in deinem Leben, wo dieses Verhalten vermutlich sinnvoll für dich war: Jasmin Lee Cori, *Wenn die Mutterliebe fehlte. Wie wir das ungeliebte Kind in uns entdecken und heilen*, Kösel, 2018.

Für weitere Ausführungen siehe Jonice Webb, *Running on Empty: Overcome Your Childhood Emotional Neglect*, Morgan James, 2014.

Der mächtige positive Einfluss in einer Beziehung mit einer Person mit sichererem Bindungsstil: O. Gillath, E. Selcuk und P. R. Shaver, «Moving Toward a Secure Attachment Style: Can Repeated Security Priming Help?», *Social and Personality Psychology Compass*, 2/4, 2008, S. 1651–66.

Schreiben ist enorm hilfreich, um aus jeder Erfahrung zu ler-

nen: Chiara Ruini und Cristina Mortara, «Writing Technique Across Psychotherapies – From Traditional Expressive Writing to New Positive Psychology Interventions: A Narrative Review», *Journal of Contemporary Psychotherapy, 52,* 2022, S. 23–34.

Anleitung, wie du das Schreiben nutzen kannst, um dir durch diese selbstbestimmte Veränderung deines Lebens zu helfen: James Pennebaker und Joshua Smyth, *Opening Up by Writing It Down: How Expressive Writing Improves Health and Eases Emotional Pain,* Guilford Press, 2016.

Um den Mut aufzubauen, nach und nach anderen zu vertrauen, müssen wir uns erst einmal selbst vertrauen: Linda Hill, *Avoidant Attachment Recovery: Break Free from Avoidant Habits to Build Secure and Long Term Relationships,* printed in Great Britain by Amazon, 2023.

Erkenne die Fallstricke: Amir Levine und Rachel Heller, *Warum wir uns immer in den Falschen verlieben. Beziehungstypen und ihre Bedeutung für unsere Partnerschaft,* Goldmann, 2015.

Kapitel 11: Wenn du den Streit gewinnen willst

Beurteile deine Handlungen nach der Langzeitwirkung, die sie auf andere haben: Robert Greene, *Power: Die 48 Gesetze der Macht,* Hanser, 2013.

Das Fundament zur Bewältigung von Konflikten mit einem geliebten Menschen liegt daher in der Akzeptanz seiner Individualität: Julie Schwartz Gottman und John M. Gottman, *5 Konflikte, die jedem Paar begegnen ... und wie die Liebe daran wachsen kann,* Ullstein, 2024.

Schwing dich nicht zum Richter über die Erfahrungen anderer auf: A. G. Grimmer, *The nine-part model: A tool for sharing dyadic formulations,* 2013, aus: www.bristolcbt.co.uk/publications/the-nine-part-model-dyadic-formulation, 15. 01. 2020.

Kapitel 12: Wenn es dir schwerfällt, um Hilfe zu bitten

Der Drang, niemanden zu brauchen: Jonice Webb, *Running on Empty: Overcome Your Childhood Emotional Neglect,* Morgan James, 2014.

Schnelligkeit ist das oberste Gebot: Phil Stutz, *Lessons for Living. Warum Schwierigkeiten das Leben leichter machen,* Goldmann, 2024.

Gegenseitige Abhängigkeiten innerhalb von Familien und anderen Gemeinschaften sind ganz natürlich und erhöhen unsere Chancen, zu überleben und erfolgreich zu sein: John Bowlby, *Bindung als sichere Basis. Grundlagen und Anwendung der Bindungstheorie,* Ernst Reinhardt Verlag, 2024.

2

Wenn du dich selbst schwer erträgst

Kapitel 13: Wenn deine innere Stimme dich ständig kritisiert

Übertriebenes Verallgemeinern: Paul Gilbert, *Overcoming Depression: A self-help guide using Cognitive Behavioural Techniques*, Constable & Robinson, 2009.

Verächtliche Sprache: Julie Schwartz Gottman und John M. Gottman, *5 Konflikte, die jedem Paar begegnen ... und wie die Liebe daran wachsen kann*, Ullstein, 2024.

Ehrlichkeit mit Mitgefühl: Lynne Henderson, *Finde den Mut, du selbst zu sein. Wie die Compassion Focused Therapy dabei helfen kann, Schüchternheit zu überwinden und soziales Vertrauen zu stärken*, Arbor-Verlag, 2012.

Je mehr wir über uns nachdenken, desto schlechter geht es uns: T. Brockmeyer, J. Zimmermann et al., «Me, Myself, and I: Self-referent word use as an indicator of self-focused attention in relation to depression and anxiety», *Frontiers in Psychology*, 6, 2015, Frontiersin.org/journals/psychology.

Kapitel 14: Wenn du an dir zweifelst und selbstsicherer werden möchtest

Das Rezept für mehr Selbstvertrauen: Russ Harris, *Der Weg zu echtem Selbstvertrauen. Von der Angst zur Freiheit*, Arbor-Verlag, 2014.

Kapitel 15: Wenn du dich überfordert fühlst

«Der beste Weg hinaus sei der hindurch»: aus: Robert Frost, *Promises to keep*, München 2016, Deutsch von Lars Vollert.

Nicht-Tun: Jon Kabat-Zinn, *The Healing Power of Mindfulness: A New Way of Being*, Hachette, 2018.

Kapitel 16: Wenn du hasst, was aus dir geworden ist

Sich selbst zur Seite stehen: Kristin Neff, *Kraftvolles Selbstmitgefühl für Frauen. Klar für sich selbst einstehen, engagiert handeln und Erfüllung finden*, Kailash, 2022.

Verstecke Selbsthass nicht hinter Perfektionismus: Tipps, um Perfektionismus langfristig anzugehen: Roz Shafran, Sarah Egan et al., *Overcoming Perfectionism: A self-help guide using scientifically supported cognitive behavioural techniques*, Robinson, 2010.

Vermeide emotionale Schlussfolgerungen: Paul Gilbert, *Overcoming Depression: A self-help guide using Cognitive Behavioural Techniques*, Constable & Robinson, 2009.

Kontrolliere deine Gedanken: Chris Irons, Elaine Beaumont, *The Compassionate Mind Workbook: A step-by-step guide to compassion focused therapy*, Robinson, 2017.

Verstecke Selbsthass nicht hinter Perfektionismus: Mark Williams, John Teasdale et al., *Der achtsame Weg durch die Depression*, Arbor-Verlag, 2009.

Kapitel 17: Wenn du Angst hast, die falsche Entscheidung zu treffen

Wir können nur versuchen, so zu wählen, dass wir mit den Konsequenzen leben können: Christopher Hitchens, Interview mit Andrew Anthony im *Guardian*, 14. November 2010.

Kapitel 18: Wenn dir die Willenskraft fehlt

Der eigentliche Kampf ist der gegen die eigenen inneren Widerstände: Steven Pressfield, *The War of Art. So durchbrechen Sie innere Blockaden und gewinnen kreative Energie*, Autorenhaus, 2021.

Untersuchungen haben gezeigt, dass wir, wenn wir uns von unserem zukünftigen Ich abgekoppelt fühlen, dazu neigen, die Konsequenzen unseres jetzigen Handelns für die Zukunft zu ignorieren: H. Ersner-Hershfield, D. G. Goldstein, W. F. Sharpe, J. Fox, L. Yeykelis, L. L. Carstensen und J. N. Bailenson, «Increasing Saving Behaviour Through Age-Progressed Renderings of the Future Self», *Journal of Marketing Research*, 48, 2011, S. 23–37.

Siehe auch: G. Stadler, G. Oettinger und P. Gollwitzer, «Physical activity in women. Effects of self-regulation intervention», *American Journal of Preventive Medicine*, 2007.

Siehe auch: Kelly McGonigal, *Bergauf mit Rückenwind. Willenskraft effizient einsetzen*, Goldmann, 2012.

Kapitel 19: Wenn du auf Knopfdruck dein Bestes geben musst

Reframing in der Praxis: C. N. Orson und R. W. Larson, «Helping Teens Overcome Anxiety Episodes in Project Work: The Power of Reframing», *Journal of Adolescent Research, 36*(2), 2020, S. 127–53.

Tipps für wirkungsvolle Affirmationen und weitere Anmerkungen zu Herausforderungen unter großem Stress: Dave Alred, *The Pressure Principle: Handle Stress, Harness Energy, and Perform When It Counts*, Penguin Life, 2016.

Ruhiger Körper, ruhiger Geist: M. A. Russo, D. M. Santarelli und D. O'Rourke, «The physiological effects of slow breathing in the healthy human», *Breathe* 13, 2017, S. 298–309.

3

Wenn es dir schwerfällt, deine Gefühle auszuhalten

Kapitel 20: Wenn du dir immer zu viele Gedanken machst

Lerne zu schätzen, was dein Gehirn tut: Lisa Feldman Barrett, *Wie Gefühle entstehen. Eine neue Sicht auf unsere Emotionen*, Rowohlt, 2023.

Erkenne Gedanken als das, was sie sind: Russ Harris, *Der Weg zu echtem Selbstvertrauen. Von der Angst zur Freiheit*, Arbor-Verlag, 2014.

Kognitive Verzerrungen, die dir beim Grübeln auffallen könnten: Kevin Meares und Mark Freeston, *Overcoming Worry: A Self-help Guide Using Cognitive Behavioural Techniques*, Little Brown, 2021.

Kapitel 21: Wenn die Angst auftaucht

Wo deine Angst ist, da ist deine Aufgabe: C.G. Jung, *Briefe II: 1946–1955*, Walter Verlag, 1998.

Reframing: C.N. Orson und R.W. Larson, «Helping Teens Overcome Anxiety Episodes in Project Work: The Power of

Reframing», *Journal of Adolescent Research, 36*(2), 2020, S. 127–53.

Dein Gehirn erzählt dir pausenlos, was in deinem Körper vor sich geht: Lisa Feldman Barrett, *Siebeneinhalb Lektionen über das Gehirn*, Rowohlt, 2023.

Kapitel 22: Wenn dich Trauer überwältigt

Trauerschmerz gehört genauso zum Leben wie Liebesfreude: Colin Murray Parkes, Holly G. Prigerson, *Bereavement. Studies of Grief in Adult Life*, London, Penguin, 2010.

Schmerz ist der Motivator für Veränderung: Julia Samuel, *Grief Works: Stories of Life, Death and Surviving*, Penguin Life, 2018.

Wir wissen, dass jede Form von Bewegung, die die Herzfrequenz erhöht, die Atmung vertieft und die Muskeln fordert, sich auf die Gehirnchemie auswirkt: Kelly McGonigal, *The Joy of Movement: How Exercise Helps Us Find Happiness, Hope, Connection and Courage*, Avery, 2019.

Kapitel 23: Wenn dir alles sinnlos vorkommt

Wer Sinnlosigkeit empfindet, ist anfällig für Depressionen: I. D. Boreham und N. S. Schutte, «The Relationship between purpose in life and depression and anxiety: A meta-analysis», *Journal of Clinical Psychology, 79*(12), 2023, S. 2736–67.

Bewegung ist das beste Mittel zur Veränderung des Grundzustands: G. M. Cooney, K. Dawn et al., «Exercise for depression», *Cochrane Database of Systematic Reviews*, 9, 2013, Art Nr. CD004366.

Kapitel 24: Wenn du dich wie ein Hochstapler fühlst

Der Spotlight-Effekt: T. Gilovich, V. H. Medvec und K. Savitsky, «The spotlight effect in social judgement: An egocentric bias in estimates of the salience of one's own actions and appearance», *Journal of Personality and Social Psychology, 78*(2), 2000, S. 211–22.

Selbstmitgefühl ist wichtiger als Selbstbewusstsein: J. M. Twenge, «The Evidence for Generation Me and Against Generation We», *Emerging Adulthood, 1*(1), 2013, S. 11–16.

Aber Selbstbewusstsein ist nicht unbedingt der Pfad zum Glück: J. M. Twenge und W. K. Campbell, *The Narcissism Epidemic: Living in the Age of Entitlement,* Free Press, 2009.

Kapitel 25: Wenn du etwas getan hast, das du bereust

Grüble unter keinen Umständen über deine Fehler nach: Aldous Huxley, *Schöne neue Welt,* 11. Auflage, Fischer, 2014.

Manches kannst du nur durch Widerstände lernen: Phil Stutz, *Lessons for Living. Warum Schwierigkeiten das Leben leichter machen,* Goldmann, 2024.

Schuld hat eine unglaubliche Fähigkeit: Guy Winch, *Emotionale Erste Hilfe. Wie wir mit seelischen Verwundungen im Alltag umgehen können,* Junfermann, 2016.

Sechs Merkmale einer effektiven Entschuldigung: Guy Winch, *Emotionale Erste Hilfe. Wie wir mit seelischen Verwundungen im Alltag umgehen können,* Junfermann, 2016.

Das Aufschreiben der Gedanken über eigene Fehler ist immer hilfreich: James Pennebaker und Joshua Smyth, *Opening Up by Writing It Down: How Expressive Writing Improves Health and Eases Emotional Pain,* Guilford Press, 2016.

Kapitel 26: Wenn zu oft die Wut ausbricht

Aber in der Hitze des Augenblicks, wenn die Wut dir Kraft verleiht und dir den Sieg in Aussicht stellt, fällt es schwer, nicht auf sie zurückzugreifen: Russell Kolts, *Schließe Freundschaft mit deiner Wut. Wie Achtsamkeit und Mitgefühl dabei helfen können, besser mit Ärger und Wut umgehen zu können*, Arbor-Verlag, 2014.

Das Kissen kann nichts dafür: B. J. Bushman, «Does Venting Anger Feed or Extinguish the Flame? Catharsis, rumination, distraction, anger and aggressive responding», *Personality and Social Psychology Bulletin, 28*(6), 2002, S. 724–31.

Hrund Gunnsteinsdóttir
Die Kunst des InnSæi

Der isländische Weg zu Intuition und innerer Mitte

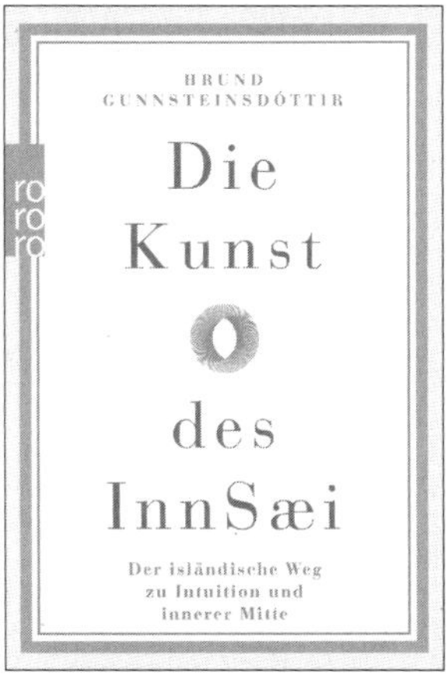

256 Seiten

Ein Liebesbrief an die faszinierende Kraft, die wir alle in uns tragen: unser InnSæi

Wir alle haben InnSæi; es gehört zum Menschsein und zum Leben dazu, unabhängig von Alter, Geschlecht und Herkunft. InnSæi ist immer da, in uns, und schärft unseren inneren Kompass. Die Isländerin Hrund Gunnsteinsdóttir zeigt, wie wir unsere Intuition aktivieren können, diesen inneren Guide, der ohne den logischen Verstand auskommt, vergleichbar mit einem Flow-Zustand, in dem wir die tiefste Form von Aufmerksamkeit erreichen, zu der Menschen fähig sind. Eine Gemütslage, in der wir uns einfach nur gut fühlen.
Zugänglich und pointiert erfahren wir, wie wir InnSæi erreichen und in unser tägliches Leben integrieren können, um ein ausgeglicheneres, glückliches Leben zu führen.
Mit vielen praktischen Anregungen und Inspirationen aus dem Land mit den weltweit glücklichsten Einwohnern.

Weitere Informationen finden Sie unter **rowohlt.de**